JN233986

日本エム・イー学会編
ME 教科書シリーズ D-2

# X線イメージング

工学博士 飯沼　　武
医学博士 舘野 之男
　　　　編　著

コロナ社

日本エム・イー学会
教科書編纂委員会

| 委員長 | 佐藤　俊輔（大阪大学） |
| 委　員 | 稲田　紘（東京大学） |
| （五十音順） | 金井　寛（東京電機大学） |
| | 神谷　瞭（日本大学） |
| | 北畠　顕（北海道大学） |
| | 楠岡　英雄（国立大阪病院） |
| | 戸川　達男（東京医科歯科大学） |
| | 鳥脇純一郎（名古屋大学） |
| | 野瀬　善明（九州大学） |
| | 半田　康延（東北大学） |

（所属は編纂当時のものによる）

# 刊行のことば

医療は理工学領域で開発された技術を導入し,めざましい発展をとげた。いまから100年ほど前1895年に,レントゲンによって発見されたX線は人体内部の透視に応用され診断に大いに役立った。1900年代にはいってハンス・ベルガーは人の頭皮上で脳の電気現象が記録できることを発見した。これらは20世紀の医療の性格を象徴する発見であった。さらに生体材料の開発,X線CTやMRIなどの計測・診断機器や,各種治療機器の導入により,診断や治療技術は急激な発展をとげた。医療はME機器の支援なくしては成立しえない状況にある。理工学でも医学から発掘されたテーマが重要な研究対象になってきている。この分野には新技術のシーズが豊富なことが認識されてきたのである。

日本エム・イー学会設立に時を同じくして,大学でも医用生体工学の教育や研究がさかんになってきた。最近になって,理工系学部・大学院を中心に,医用生体工学を専門とする専攻や学科が設立されはじめた。これらの学部,学科や大学院専攻で行われている教育・研究は医学部での工学技術の教育とともに,MEの将来を支える人材を育成し,技術を開発するために極めて重要である。

日本エム・イー学会では,教育の一貫として,臨床工学技士のための教科書として「臨床工学シリーズ」を監修し,コロナ社から刊行中である。ところが,理工系大学あるいは医学部の学部,大学院の学生向けのMEに関する適当な参考書や教科書は,以前コロナ社から刊行された「ME選書」や「医用工学シリーズ」を除けば皆無である。それらもすでに品切れになって入手できないものや,または内容が古くなっているものもある。大学・大学院の教育の現場では,適切なMEの教科書がないために,教官が経験から講義や演習をしている状態である。日本エム・イー学会の教育委員会が同評議員に対して行った講義に関するアンケートからも,横断的かつ基礎的な教科と,最新の発展に関する部分とを適当にミックスした教科書シリーズの編纂が期待されている。この期待に応えるために日本エム・イー学会では,教科書シリーズを編纂することになった。

この教科書シリーズは,大きく分けて

　　生体計測関係
　　生体システム・バイオメカニクス関係
　　生体情報処理関係
　　医用画像関係
　　生体物性・材料,機能代行関係
　　医療機器・情報システム関係

からなる。各巻とも基礎から最近の研究の状況までを簡潔に教科書としてまとめたもので,大学高学年から大学院修士課程での半期(半年)の講義で教える程度の内容にしてある。もちろん,参考

書としても使える．内容はなるべく視覚的に理解できるようにつとめた．この企画は，現時点でのME教育あるいは学習に必要な内容を網羅するようにつとめた結果であり，国際的にみてもこれに匹敵するものはない．できるだけ多くの教育の現場で使っていただければ幸いである．

1999年3月

日本エム・イー学会教科書編纂委員会

# まえがき

　放射線医学は1895年のレントゲン博士によるX線の発見にその明確な起源を持つ医学の一分野である。したがって，わずか100年余の歴史しかない新しい分野でもある。しかし，放射線医学のなかで最大の役割を担っているX線診断学は，いまや臨床医学のなかでなくてはならない手法となり，X線診断なしに臨床医学は成り立たないといっても過言ではない。

　もちろん，X線診断の基礎はX線画像工学であり，放射線物理工学で最も長い伝統を持っている。本書はX線診断の物理工学的な側面を網羅した本格的なテキストである。まず，放射線医学の100年の歴史から始まり，基礎としてX線診断の物理，続いてX線画像形成の要となる画像センサに入り，その後は直接撮影，間接撮影，循環器撮影，消化器撮影などの装置の解説を行う。

　さらにこれらのX線診断装置の発展として必然的に出現したと思われるディジタルラジオグラフィ（DR）といわれる装置について詳述する。これは前述の画像センサとも深く関係している。X線診断の一部ではあるが，それまでの装置とは根本から異なるのがX線コンピュータ断層撮影（CT）である。X線の発見につぐ第二の革命ともいわれるCTは，1972年イギリスのEMI社の技師ハンスフィールドによって発明されたことはよく知られている。CTのその後の発展は著しく，いまや画像医学のなかでなくてはならないものに成長している。これについても詳しく述べる。

　最後に，X線装置の特殊な応用分野としての検診領域への応用と，将来の新しいX線診断の光源としての放射光利用のシステムについて記述する。

　X線画像工学はX線の発見以降，いくつかの大きな物理工学上の発展を遂げてきたが，そのうちの最大のものがCTとDRであろう。特にCTの発明はその他の画像診断装置の新しい開発を促し，超音波画像診断装置，核医学画像診断装置や磁気共鳴画像診断装置などが続々と参入し，臨床医学の一分野として画像医学と称せられる領域を形成した。これは20世紀後半の医学の歴史のなかでも特筆されるものとなるであろう。まさに1975年以後の画像診断，それを支えている医用画像工学の進歩は画期的なものであるといってよい。

　編者らはこの画像医学の大発展の最中に現役として研究開発に従事し，画像工学の進歩にわずかではあっても貢献し得たことはまことに幸運であった。

　しかも20世紀末のここ10年間においてX線画像工学に限っても大きな発展があった。一つはDRの基礎技術としてのX線画像センサ，特にフラットパネル検出器（FPD）といわれるもので，富士フイルムの開発したイメージングプレート（IP）とともにディジタルX線画像装置の入力センサとなるものである。これについては本書の画像センサの章で詳しく述べられるが，21世紀のX線診断装置はディジタル型に完全に置き換えられる可能性を秘めている。X線画像は医用画像のなかでも現時点では圧倒的なシェアを占めており，それがすべてディジタル方式に置き換えられれば医用画像のトータルディジタル化が実現し，医用画像管理システム（PACS）が実用になることを意味している。

　二つめは，多重検出器CT（マルチスライスCT）の登場である。これはCTの最新技術であり，

現在のシングルスライスCTの延長線上にあるとはいえ，それが提供する数mmの100スライス近くに及ぶ横断像は画像診断学を一気に変えるだけでなく，時間軸を加えた4次元画像工学への道を開いたものといえる。

このように，X線イメージングの最新の情報を加えたテキストを21世紀の最初に出すことができたのは幸いである。執筆者にはこの分野で活躍中のメーカの第一線の研究者を中心に選択した。なぜなら，この領域はわが国では大学や研究所には研究者がほとんどいないためである。

本書の刊行を機会に，編者の願いは医用画像工学を集中的に研究する大学や研究所が開設されることを期待したい。このことは日本の医用機器産業にとっても重大な課題であると同時に大きな期待でもある。

2001年3月

飯沼　武・舘野　之男

## 編著者・執筆者一覧

**編著者**

飯沼　武　　（放射線医学総合研究所）
舘野　之男　（放射線医学総合研究所）

**執筆者**（執筆順）

舘野　之男　（放射線医学総合研究所，1章）
飯沼　武　　（放射線医学総合研究所，2章）
加藤　二久　（都立保健科学大学，2章）
青木　雄二　（化成オプトニクス，3.1節）
高橋　健治　（富士写真フイルム，3.2～3.4節）
山根　勝敏　（富士写真フイルム，3.2節）
山下　清司　（富士写真フイルム，3.3節）
細井　雄一　（富士写真フイルム，3.4節）
髙橋　良　　（GE横河メディカル，3.5～3.7節）
中川　浩三　（東芝，4～7，9章）
土屋　明　　（東芝，4,5章）
大江　光雄　（東芝，6章）
高畑　英夫　（東芝，7章）
石川　謙　　（日立メディコ，8章）
関　泰宏　　（東芝，9章）
小池　功一　（日立メディコ，10章）
植田　健　　（日立メディコ，11章）

（2001年3月現在）

# 目　　　次

## 1．X線イメージング技術の歴史

1.1　X線の発生と性質 …………………………………………………………………… 1
  1.1.1　レントゲンの論文 ……………………………………………………………… 1
  1.1.2　X線の電離作用 ………………………………………………………………… 2
  1.1.3　X線発生のための白金陽極 …………………………………………………… 2
  1.1.4　硬いX線管と軟らかいX線管 ………………………………………………… 3
  1.1.5　X線の散乱 ……………………………………………………………………… 3
  1.1.6　X線の本質 ……………………………………………………………………… 3
1.2　X線発生装置 …………………………………………………………………………… 3
  1.2.1　ガス管球 ………………………………………………………………………… 3
  1.2.2　熱陰極高真空X線管 …………………………………………………………… 4
  1.2.3　小焦点，大出力へ ……………………………………………………………… 5
  1.2.4　安全に ……………………………………………………………………………… 5
  1.2.5　高電圧の発生 …………………………………………………………………… 6
  1.2.6　整流器 …………………………………………………………………………… 6
1.3　画像センサ ……………………………………………………………………………… 7
  1.3.1　写真乾板からX線乾板へ ……………………………………………………… 7
  1.3.2　X線フィルム …………………………………………………………………… 7
  1.3.3　増感紙 …………………………………………………………………………… 8
  1.3.4　蛍光板とX線透視 ……………………………………………………………… 9
  1.3.5　視力の限界とイメージインテンシファイア ………………………………… 10
1.4　透視像から断層像への3次元像 ……………………………………………………… 11
  1.4.1　立体視 …………………………………………………………………………… 11
  1.4.2　ぼかし断層 ……………………………………………………………………… 11
  1.4.3　同時多層断層法，曲面断層法，回転横断撮影法 …………………………… 12
  1.4.4　コンピュータ断層 ……………………………………………………………… 12
  1.4.5　医用画像のディジタル化，3次元化 ………………………………………… 13

## 2. 人体イメージングから見たX線

2.1 X 線 の 発 生 ........................................................ 15
  2.1.1 X線発生装置 ................................................. 15
  2.1.2 制動放射線 ................................................... 16
  2.1.3 特 性 X 線 ................................................... 17
2.2 X 線 の 性 質 ........................................................ 19
  2.2.1 X線と物質の相互作用 ......................................... 19
  2.2.2 X線の減弱と吸収 ............................................. 25
  2.2.3 X線画像の形成過程 ........................................... 31

## 3. 画像センサと画像増強

3.1 蛍 光 板 ........................................................... 42
  3.1.1 蛍光板の歴史 ................................................. 42
  3.1.2 蛍光板の構造 ................................................. 43
  3.1.3 蛍 光 体 ..................................................... 43
  3.1.4 蛍光板の性能 ................................................. 44
  3.1.5 蛍光板の用途と種類 ........................................... 44
3.2 増 感 紙 ........................................................... 49
  3.2.1 増感紙の役割 ................................................. 49
  3.2.2 増感紙の基本構成 ............................................. 49
  3.2.3 増感紙蛍光体 ................................................. 50
  3.2.4 増感紙の構成と感度,鮮鋭度 ................................... 52
  3.2.5 増感紙の性能向上 ............................................. 53
  3.2.6 保護層の役割と取扱い性 ....................................... 54
3.3 X線フィルム ....................................................... 57
  3.3.1 X線フィルムの分類 ........................................... 57
  3.3.2 直接撮影用フィルム ........................................... 59
  3.3.3 レーザ記録用フィルム ......................................... 63
3.4 イメージングプレート ............................................... 65
  3.4.1 イメージングプレートによるディジタルX線画像 ................. 65
  3.4.2 イメージングプレートによるX線画像形成の原理 ................. 65
  3.4.3 コンピューテッドラジオグラフィシステム ....................... 67
  3.4.4 輝尽性蛍光体のメカニズム ..................................... 68

3.4.5　輝尽性蛍光体の特性 …………………………………………………… 70
　3.4.6　イメージングプレートの構造 ………………………………………… 71
　3.4.7　イメージングプレートの特性 ………………………………………… 72
　3.4.8　最近のイメージングプレートの技術動向 …………………………… 75
3.5　X線イメージインテンシファイア …………………………………………… 77
　3.5.1　構造と原理 ……………………………………………………………… 77
　3.5.2　種　　類 ………………………………………………………………… 78
　3.5.3　特　　性 ………………………………………………………………… 79
　3.5.4　X線診断装置への適用 ………………………………………………… 81
　3.5.5　最近の動向 ……………………………………………………………… 81
3.6　スキャニングセンサ …………………………………………………………… 82
　3.6.1　扇ビームを用いる方法 ………………………………………………… 82
　3.6.2　点ビームを用いる方法 ………………………………………………… 84
3.7　フラットセンサ ………………………………………………………………… 86
　3.7.1　構造と原理 ……………………………………………………………… 87
　3.7.2　画素データの読み出し方法 …………………………………………… 88
　3.7.3　フラットセンサの性能を表すパラメータ …………………………… 89
　3.7.4　フラットセンサによる効果 …………………………………………… 90

# 4．直接撮影装置

4.1　呼吸器系診断システム ………………………………………………………… 94
4.2　骨格系診断システム …………………………………………………………… 95
4.3　泌尿器・産婦人科用装置 ……………………………………………………… 96
4.4　外科用装置 ……………………………………………………………………… 99
4.5　回診用X線装置 ………………………………………………………………… 101
　4.5.1　コンデンサ式X線装置 ………………………………………………… 101
　4.5.2　インバータ式回診装置 ………………………………………………… 103
4.6　歯科用装置 ……………………………………………………………………… 104
　4.6.1　口内法撮影用X線装置(デンタル) …………………………………… 104
　4.6.2　全顎総覧X線撮影装置(パノラマ) …………………………………… 105
　4.6.3　セファロX線撮影装置 ………………………………………………… 106
4.7　乳房用X線装置 ………………………………………………………………… 107

## 5. 間接撮影

5.1 ミラー間接撮影方式 …………………………………………………………… 111
5.2 X線イメージインテンシファイア間接撮影方式 …………………………… 112
5.3 モニタ面間接撮影方式 ………………………………………………………… 112

## 6. 循環器撮影装置

6.1 循環器撮影とは ………………………………………………………………… 113
6.2 心臓血管撮影システム ………………………………………………………… 113
 6.2.1 冠動脈造影 ………………………………………………………………… 113
 6.2.2 PTCA ……………………………………………………………………… 114
 6.2.3 左心室造影 ………………………………………………………………… 114
 6.2.4 冠動脈撮影で要求される撮影角度 ……………………………………… 115
 6.2.5 心血管撮影システム ……………………………………………………… 115
 6.2.6 心血管撮影バイプレーンシステム ……………………………………… 116
6.3 全身血管撮影システム ………………………………………………………… 117
 6.3.1 DSA ………………………………………………………………………… 117
 6.3.2 回転DSA …………………………………………………………………… 118
 6.3.3 3次元再構成画像 ………………………………………………………… 119
 6.3.4 頭部IVR …………………………………………………………………… 120
 6.3.5 ロードマップ ……………………………………………………………… 120
6.4 X線発生装置 …………………………………………………………………… 121
 6.4.1 X線高電圧発生装置 ……………………………………………………… 121
 6.4.2 X線管 ……………………………………………………………………… 121
6.5 画像検出装置 …………………………………………………………………… 122
 6.5.1 I.I. …………………………………………………………………………… 122
 6.5.2 平面検出器 ………………………………………………………………… 122
6.6 画像収集装置 …………………………………………………………………… 123
6.7 画像レビュー装置 ……………………………………………………………… 124
 6.7.1 シネフィルムからディジタル画像へ …………………………………… 124
 6.7.2 画像交換に関する標準化 ………………………………………………… 124
 6.7.3 CD-R ……………………………………………………………………… 125
 6.7.4 カーディアックネットワーク …………………………………………… 125

6.8 臨床解析 ……………………………………………………………………… 126
　6.8.1 冠動脈解析 ……………………………………………………………… 126
　6.8.2 心容積解析 ……………………………………………………………… 127

## 7. 消化器撮影装置

7.1 概　　　要 …………………………………………………………………… 129
7.2 装　置　構　成 ………………………………………………………………… 129
　7.2.1 透視撮影台 ……………………………………………………………… 130
　7.2.2 天　　板 ………………………………………………………………… 131
　7.2.3 スポット撮影装置(速写撮影装置) …………………………………… 131
　7.2.4 イメージングシステム ………………………………………………… 133
　7.2.5 X線管球およびX線可動絞り ………………………………………… 133
7.3 透視撮影装置の分類 …………………………………………………………… 133
　7.3.1 遠隔操作式透視撮影装置 ……………………………………………… 133
　7.3.2 近接操作式透視撮影装置 ……………………………………………… 135
7.4 透視撮影装置のおもな動作 …………………………………………………… 135
7.5 多方向診断装置 ………………………………………………………………… 137
7.6 断層撮影装置 …………………………………………………………………… 138
7.7 今後の展望 ……………………………………………………………………… 140

## 8. ディジタルラジオグラフィ装置

8.1 ディジタルラジオグラフィとは何か ………………………………………… 141
8.2 画　像　収　集 ………………………………………………………………… 142
　8.2.1 画像収集プロセスと各種のDR ……………………………………… 142
　8.2.2 信号変換 ………………………………………………………………… 143
　8.2.3 標　本　化 ……………………………………………………………… 145
　8.2.4 量子化，各種補正 ……………………………………………………… 148
　8.2.5 高精細I.I.-DR装置の画像収集 ……………………………………… 151
8.3 画　像　処　理 ………………………………………………………………… 155
　8.3.1 画面の向き，大きさの操作 …………………………………………… 156
　8.3.2 コントラストの操作 …………………………………………………… 157
　8.3.3 画像間演算 ……………………………………………………………… 160
8.4 画像の出力，保管，ネットワーク上での利用 ……………………………… 161

xii　目　次

8.4.1　画像の出力 …………………………………………………… *161*
8.4.2　画像の電子保管 ………………………………………………… *162*
8.4.3　DR 装置のネットワーク ……………………………………… *163*
8.4.4　画像データ圧縮 ………………………………………………… *164*

## 9.　X線コンピュータ断層撮影装置

9.1　X 線 CT 装置の歴史と原理 …………………………………………… *166*
　9.1.1　X 線 CT 装置の歴史 ……………………………………………… *166*
　9.1.2　X 線 CT 装置の原理 ……………………………………………… *168*
9.2　システム仕様と性能 ……………………………………………………… *174*
　9.2.1　概　　説 …………………………………………………………… *174*
　9.2.2　空間分解能(高コントラスト分解能) …………………………… *175*
　9.2.3　密度分解能(低コントラスト分解能) …………………………… *175*
　9.2.4　スループット ……………………………………………………… *176*
　9.2.5　被曝線量 …………………………………………………………… *176*
　9.2.6　性能評価 …………………………………………………………… *177*
9.3　アーチファクト …………………………………………………………… *178*
　9.3.1　CT の原理から発生するアーチファクト ……………………… *178*
　9.3.2　CT 装置の故障・調整不良によるアーチファクト …………… *180*
9.4　CT のハードウェア ……………………………………………………… *180*
　9.4.1　CT のハードウェア構成 ………………………………………… *180*
　9.4.2　X 線発生装置 ……………………………………………………… *181*
　9.4.3　検出器とデータ収集系 …………………………………………… *183*
　9.4.4　ガントリーと寝台 ………………………………………………… *186*
　9.4.5　コンピュータシステム …………………………………………… *187*
9.5　ヘリカル CT (らせん CT) ……………………………………………… *193*
　9.5.1　ヘリカルスキャン ………………………………………………… *193*
　9.5.2　リアルタイム技術 ………………………………………………… *196*
9.6　マルチスライス CT ……………………………………………………… *198*
　9.6.1　マルチスライス CT の特長 ……………………………………… *198*
　9.6.2　マルチスライス用検出器 ………………………………………… *199*
　9.6.3　マルチスライス用再構成法 ……………………………………… *199*
　9.6.4　新しい臨床応用 …………………………………………………… *200*
9.7　3 次 元 画 像 ……………………………………………………………… *200*
　9.7.1　立体的な画像表示 ………………………………………………… *201*

9.7.2　輝度による画像表示 …………………………………………………… 202
9.7.3　断面画像表示 ………………………………………………………… 202
9.8　X線CTの臨床応用 ………………………………………………………… 203
9.8.1　体積測定 ……………………………………………………………… 203
9.8.2　密度測定 ……………………………………………………………… 203
9.8.3　ダイナミックCT ……………………………………………………… 203
9.8.4　CTを用いたインプラントの設計 …………………………………… 204
9.8.5　CT誘導定位脳手術 …………………………………………………… 205
9.9　X線CTの応用システム …………………………………………………… 205
9.9.1　X線CTの応用分野 …………………………………………………… 205
9.9.2　放射線治療へのX線CT装置の応用 ………………………………… 205
9.9.3　IVRへのX線CT装置の応用 ………………………………………… 206
9.9.4　脳外科手術へのX線CT装置の応用 ………………………………… 207

# 10. 検診用装置

10.1　検診システムの概要 ……………………………………………………… 208
10.2　消化器検診（胃集検）システム ………………………………………… 208
10.2.1　システムの概要 ……………………………………………………… 208
10.2.2　I.I.＋スポットカメラ（I.I.間接）方式 …………………………… 209
10.2.3　実時間ディジタルラジオグラフィ装置 …………………………… 209
10.3　胸部CT検診システム ……………………………………………………… 210
10.3.1　要求される性能 ……………………………………………………… 210
10.3.2　CT検診車の構成と運用例 …………………………………………… 211
10.4　検診システム ……………………………………………………………… 212

# 11. 放射光

11.1　放射光とは ………………………………………………………………… 213
11.2　単色X線撮影：吸収コントラスト法 …………………………………… 214
11.3　蛍光X線，散乱X線利用CT ……………………………………………… 216
11.4　位相差X線撮影および位相差X線CT …………………………………… 216
11.5　放射光利用の将来 ………………………………………………………… 217

引用・参考文献 …………………………………………………………………… 218
索　　引 …………………………………………………………………………… 222

# 1

# X線イメージング技術の歴史

技術は時々刻々発展する。教科書としても技術の発展に関する時系列的な視点がほしい。この章はその役割を意識したものである。

## 1.1 X線の発生と性質

### 1.1.1 レントゲンの論文

X線の発生と性質に関する記述で重要なのはX線の発見者レントゲン（Roentgen）の論文である。

1895年12月28日付の第1報は，つぎのように始まる。

「Hittorfの真空管，または真空度をよくしたLenard管，Crookes管，あるいは同様の真空管に大きなRuhmkorffコイルからの放電を通す。真空管は薄手の黒いカートン紙できっちりと覆っておく。そして部屋をまっ暗にしてシアン化白金バリウムを塗ったカートン紙を管球に近づけると，カートン紙は塗った側を管球に向けようと反対側を向けようと同じように放電のたびに明るく輝き，蛍光を放つ。この蛍光は管球から2m離れてもなお認められる。蛍光の原因は放電装置にあって，他の所にあるのではないことは容易にわかる」。

第2節では，黒いカートン紙を通り抜けて蛍光体を発光させるこの光線をいままでに知られた諸々の線と区別してX Strahlen（光）と呼び，透過力を紙，アルミニウム，木，ガラス，鉛ガラス，エボナイト，水，銅，銀，鉛，金，白金について調べた結果を記している。

第3節では，以上からX線の透過度は主として物体の密度に依存すると思われるが，ガラス，アルミニウム，蛍石は密度がほぼ等しいのに透過度が異なることに注目している。

第4節では，厚さと透過度との関係を論じ，スズ箔階段を使用したことを記述している。

第5節では，白金，鉛，亜鉛，アルミニウムの密度と厚さと透過度との関係を論じている。

第6節では，X線による蛍光はシアン化白金バリウムだけでなく，リンやウランガラス，普通のガラス，岩塩などでも認められるといい，続けてつぎのように述

べる。

「多くの点から見て特に重要なのは，写真乾板がX線に感じることが明らかになったことである。蛍光板で眺めた多くの現象を固定することができて，錯覚を避けられる。そこで私は，蛍光板で観察したことで重要なものは可能な限りすべて写真撮影をして確かめた。その際，この光線が，薄い木や紙や錫箔を容易に通過するという性質が役に立った。乾板をケースに入れるか，紙で覆いをしてやれば，明かりをつけた部屋の中で撮影ができる」。

しかし，X線の乾板に対する効果は直接的なのか，ガラス板に生じた蛍光による2次的なものかはまだわからないと述べ，乾板と同じくフィルムでもX線の影響をうけると言っている。この節ではさらに，X線が被照射体の温度を上げる効果があるかどうかを調べたが実験的にははっきりできなかったこと，また眼はX線に対してまったく感じないことなどを記述している。

第7節ではプリズムによるX線の屈折は明らかでないとし，第8節ではX線は反射しないと述べ，第9節では分子の配列による影響に言及し，第10節ではX線の強さはほぼ距離の2乗に反比例するが，空気による吸収は陰極線よりずっと少ないと述べている。

第11節では磁場によってX線が曲げられることはないと述べ，第12節ではX線が発生するのは陰極線がガラス管壁にあたったその場所からだといっている。磁石を用いて陰極線のあたるところを変えると，X線は新しく陰極線があたっているところから出ると述べている。さらに第13節ではX線の発生はガラスだけでなく，アルミニウムでも起こると述べている。

第14節ではX線が直進すると述べ，X線の発生源のピンホール写真を撮影したことを記述している。第15節ではX線の干渉を探したが強度が弱くて結果が得られなかったといい，第16節では静電気のX線に対する影響を調べてまだ結果が得られないと述べている。

第17節はまとめで，X線が陰極線や紫外線とは異なることを主張し，影を作ること，蛍光作用，化学作用のあることなどの点でX線は可視光線に似ているとしている。

### 1.1.2　X線の電離作用

1896年3月9日付の第2報では，験電器がX線によって放電されるという実験を記述し，空気がX線によって電離されることを確認している。

### 1.1.3　X線発生のための白金陽極

第2報はまた，電極の材質と形に関する実験報告を含み，X線の発生には陰極に対して45度傾けた白金の陽極が適当で，その場合X線はガラス壁でなく陽極から出ると述べている。この論文には，水素その他のガスを封入した管での放電実験

についても記述がある。

### 1.1.4 硬いX線管と軟らかいX線管

第3の論文では真空度の相違によって管の働きが異なることを報じ，管の状態を記述するのに軟らかい（真空度が低い），硬い（真空度が高い）の語を使っている。さらにX線が波長も種々で透過力も種々なものの集合体であることを明らかにしている。

### 1.1.5 X線の散乱

X線イメージングは原理的には被写体各部のX線吸収の差の記録である。しかし，被写体をX線束中に置くこと自体のためにX線の散乱を引き起こし，データを劣化させる。

この問題を系統的に研究した最初の人物はドイツのAlbers-Schoenbergで，彼は1902年の特許でX線管球に筒状の装置を取り付け，この筒でもって，X線束の範囲を限定すると同時に患者の体を圧迫して薄くするという二つの効果で，散乱線を減じようとした。

1912年，ドイツのBuckyはX線透視の際，被写体と蛍光板の間に金属性の円筒を入れると像が明瞭になることを発見した。彼はその後この現象をX線写真に応用し，円筒の代わりに金属板を格子状に組み合わせたものを作成した。この散乱線除去装置を被写体とフィルムの間においてX線写真を撮影した結果，予想どおりの明瞭なX線像が得られた。

この方法では，格子の影がX線写真に写るが，曝射中に格子を運動させて影を消す方法や，影が残っても実際上診断の邪魔にならない細かい格子を使う方法が発展し，これらの散乱線除去法は現在に至るもX線イメージングで欠かせないものになっている。

### 1.1.6 X線の本質

X線が電磁波の一つであることを確認したのは，1912年Von LaueによるX線回折現象の発見である。この発見によってX線の波長は原子と同程度であること，すなわち，可視光線よりずっと短かいことが確定された。

## 1.2 X線発生装置

### 1.2.1 ガス管球

X線発見に使われたのは「真空度をよくした」Crookes管などである。とはいえその真空度はあまり高くなく，いくらかのガスが入っている状態で作動する。

のちにガス管球と呼ばれたこのタイプのX線管では，電圧をかけると管内にわ

ずかに存在する陽イオンが陰極に衝突して電子を発生させ，その電子が電圧の影響で直進して陰極と反対側のガラス管壁に衝突し，そこでX線を発生する。したがってこの管球では，電子発生源は円板型のアルミの陰極であり，X線の発生源はガラス壁そのものであった。

電子が衝突してX線発生の場となるターゲットは，Roentgenの第2報のとおりガラスから白金になり，また熱の流出を早め電極の熱容量を増すために大きな銅塊で裏打されるようになった。ターゲット物質はさらに後には，融点が高く，熱伝導度が高く，蒸気圧が低いなどの性質を兼ね備えたタングステンが採用された。

ガス管球では安定性も問題であった。使用につれて，発生するX線の透過度が変ってしまううえに，X線の発生点の位置や大きさも変動した。管球の使用で，発生する熱のためにガラス壁や電極に吸着されていたガスが放出されて圧を高めるように働く一方で，イオンが消費されて圧が減る方向への動きもあり，その方向が一定していなかったからである。

管内ガス圧の推定は放電の色調から行われ，また管内ガス圧の調節にもさまざまな工夫がこらされた。が，この方式のX線管で管内ガス圧を望みどおりに保つことは不可能であった。

なお，ガス管球で発生するX線は9kVpくらいで，人体イメージングという観点からは，透過力は小さなものであった。

### 1.2.2 熱陰極高真空X線管

ガス管球のトラブル源であるガスなしで陰極から電子が取り出せればよい。これは今世紀初めRichardsonが機構を研究して熱電子放出と呼んだ現象を利用することで解決した。

1913年Langmuirはタングステン-フィラメントの熱電子現象を研究し，電子の放出は真空度がきわめて高度になった状態で安定で再現性のあるものになることを報告している。

これをX線管に利用したのは，1913年アメリカのCoolidgeである。彼のX線管はガス管球よりずっと高い真空度を持ち（10～6mmHg以下），陰極にはタングステン-フィラメントを用いて，フィラメントに流す電流を選択することによって陰極から放出される電子の量すなわち管電流を調節することができた。この形式のX線管はその特徴をとって熱陰極高真空管と呼ばれ，また発明者の名をとってCoolidge管とも呼ばれた。これは従来のガス管球と比べると安定性も再現性もずっとよく，さらに出力も大きくできたので，間もなく医療用X線管の主力となった。

この型のX線管はX線の利用分野の拡大に応じてさまざまに分化した。大きさだけでも，歯科X線撮影用の長さ10cm足らずのものから，1940年アメリカ標準局に設置された長さ7m20cm，直径3m60cmという巨大なものまである。用途

別にいえば，X線診断専用のもの，X線治療専用のもの，さらには体腔内に挿入して照射するものなどがある。

人体イメージング専用のX線管の原型を確立したのは1918年，Coolidgeが発表したラジエータタイプといわれる管球である。この管球では交流電源を直接使ってもターゲットから電子が発生しないよう，ターゲットの冷却に特に注意を払って銅の裏打をし，これを管球の外側につけた放熱器まで導いて熱の放出をよくしている。

### 1.2.3 小焦点，大出力へ

X線イメージングで精細な画像を得るには，できるだけ小面積からできるだけ多量のX線を発生させることが望ましい。このために開発された技術が線状焦点と回転陽極である。

線状焦点はGoetze（1918）の考案で，焦点を細長い矩形状にして面積を大きくし，かつターゲット面に角度をつけてX線写真を撮る方向から見ると焦点の形が小さな正方形になるようにしたものである。ターゲットの角度は，一般の診断用X線管で20度が実用的で，これで45度の場合の約3倍の利得がある。

回転陽極のアイデアはすでに早く1897年に提案されているが，1929年のRotalix（フィリップス社）ではじめて実用化された。これは，ターゲットを速く回転させることによって比較的に冷たい部分がつぎつぎと焦点になり，静止ターゲットに比べ何倍もの負荷に耐えられるようにしたものである。その利得は回転速度と撮影時間とに関係するが，ふつう静止ターゲットの7～8倍である。

### 1.2.4 安　全　に

X線管はまた高電圧を使用するので，しばしば感電事故死の原因ともなった。これの防止に関しては1919年WaiteとBartlettが油浸型の装置を作ったあたりが原型である。

X線の防護も重要な問題で，この対策を十分に講じたX線管は1924年オランダのBouwersにより発表され，1927年Metalix（フィリップス社）として発売された。MetalixではX線防護と感電防止の両方の観点から，X線管球を油を満した金属箱に入れて接地し，高圧電源との接続は厳重に防護したケーブルで行う方法をとっている。この形は，目的を達したうえに管球部分が重くならずに操作が便利であるので，その後の装置の標準となった。

X線障害防止に関してはまた，X線管球から人体までの距離を23cm以上離して使用すること，1mmAl以上のフィルタを付けることなど，使用にかかわる規制も始められた（ドイツ放射線医学会，1913年）。

### 1.2.5 高電圧の発生

X線管に供給する高電圧は，X線の発見後10年ほどの間，電源そのものが定まらなかったこともあって，さまざまな方法が用いられた。

静電装置を用いる方法は，ガラス，ゴムあるいは雲母の円板を回転させて摩擦で得た静電気を利用するものであるが，円板の回転は多くの場合手で行われ，100 kV，1 mA 程度が得られた。出力を増すためにある装置では円板を50枚も使っていたというし，円板の大きさも，ボストン市病院のものは直径6フィートあったという。この方法はしかし，電流量が少なく出力電圧・電流とも安定しなかった。

感応コイルを用いる方法はレントゲンの実験にも使われたが，当時は電源として電池が用いられることが多く，また電力会社の供給する電源も直流であることが多かったので，この方法は電流断続装置に依存していた。

初期に使われた断続器は，薄い鉄片が一次電流による磁場のために振動して回路を開閉し電流を断続させる仕組みのものである。この鉄片はスムーズに動くためには小さくて軽くなければならなかったが，小さいと流せる電流もごく限られるという欠点があった。

1901年出力の大きい水銀断続器が導入された。これはモータで回転する羽根が水銀に断続的に接触するのを利用するが，使用につれて水銀が酸化されるのが欠点であった。

1906年頃から電解断続器（Wehneltの断続器）が普及した。この断続器は酸性電解質溶液の中に電極を浸けてあり，電極間に電流が流れると電極に水素の泡が形成されて電流が止まり，泡が消えるとまた電流が流れるという動作を繰り返す。この断続器は白金の電極1個で10 mA の出力が出せたといわれ，最大のものは，200 kV，20 mA が可能だったという。

この頃からアメリカでは市販電力に交流が使われ始めたこともあり，1907年 Snook は，交流電源を一次電源にし変圧器を用いて高い二次電源を得る装置を作った。彼の装置は interruptorless transformer と呼ばれ，フィラデルフィアに作られた最初の装置は 110 kV，20 mA あったという。この出力は当時のガス管球には十分すぎるほどで，Snook の装置は Coolidge 管が導入されて後も標準的な電力供給源として使われた。

### 1.2.6 整流器

これらの高圧電源をX線管に使うには整流する必要があった。ごく初期の整流器には1897年 Lemp の発明した rotating rectifier switch がある。これはシンクロナスモータで回転するスイッチで，交流1サイクルごとに正確に1回転する。この種の機械式整流器はのちにさまざまに発展してディスクタイプのもの，クロスアームタイプのものなどが作られた。しかし整流器は長い間，X線装置全体のなかの弱い輪であった。

真空管式整流器の可能性を明らかにしたのは1915年DushmanによるKenotronの発明である。しかしKenotronは実用までに長い年月を要し，1926年に至ってようやく市販された。1931年頃のKenotron 4本を使った装置で，85 kV，1 000 mAの能力があったという。

こうして1920年代末までには，さまざまな種類のCoolidge管，Kenotron管が出そろい，安全対策も確実になって，X線発生装置は一応の完成を見るに至った。

## 1.3 画像センサ

### 1.3.1 写真乾板からX線乾板へ

X線写真の発端となったRoentgenの実験では，写真乾板をそのまま用いているが，X線がどのような機序で写真乾板に作用するかについてはまだ明確でなかった。彼はその論文で「写真乾板の銀塩に起こる化学変化がX線によって直接引き起こされるものであるかどうかはまだ疑問である。この影響はガラス板あるいはゼラチン膜に起きた蛍光によるものである可能性もある。ガラス乾板のほかにフィルムも使って見るべきであろう」と記している。

X線の写真効果が蛍光を介してではなくX線自体のハロゲン化銀還元作用によって発現すること，したがって乳剤の支持体がガラス板であれフィルムであれ，紙であれX線写真が得られることは1897年頃までにドイツのLevyらによって明らかにされた。

しかし，ふつう写真用乳剤はX線に対して鋭敏でなかった。X線に対する感度を上げた，乳剤層の厚い，かつ銀量の多いX線写真専用の乾板は1896年Carbuttが"Roentgen X-Ray Plate"として売り出した。このX線専用乾板はX線に対する感度が従来の写真乾板の3倍ほど高くなり，それまで1時間かかっていた手のX線写真の撮影が20分に短縮された。

X線写真の感度をより一層高めるために，写真乳剤に対するX線の直接作用だけでなく，X線の蛍光作用をも利用することが試みられた。このアイデアに最も早く言及したのはイギリスのSwintonで，彼は1896年1月，蛍光物質を乳剤内に混入するか，蛍光物質の層を乳剤面に密着させておけばX線の曝射時間を減らすことが可能であろうといっている。

1896年5月頃イギリスで売り出された"Cathodal Plate"という名のX線用乾板では，写真乳剤の中へ蛍光物質を混入する方法がとられており，かなり高い感度が得られていた。しかしこの製品は値段も高かったうえに画質もよくなかったので，ほとんど普及しなかった。

### 1.3.2 X線フィルム

これに対して，増感紙を乳剤面に密着させる方向へ進んで，現在のX線フィル

ムの原型を作ったのはドイツの Levy（1898 年）である。彼は蛍光の利用を効率的に行うため，2 枚の増感紙の間に写真乳剤をはさむことにし，そのために乳剤支持体はフィルムを推奨している。彼はさらに，乳剤をフィルムの両面に塗って，でき上りの黒化度を高める工夫もしている。

この型は，現在のものに近いきわめて進んだものであったが，当時の技術水準では，フィルムのベースおよび蛍光剤に満足のいくものがなく，普及しなかった。

乳剤支持体のうち，初期に人気のあったのはガラスプレートであった。フィルムは折れたりしわがよったりすることが多く，一般には敬遠されていた。フィルムとガラスの地位が逆転したのは，第一次世界大戦で乾板用ガラスの主産地であったベルギーからの供給が止まったのがきっかけである。現在使われている型の両面乳剤の X 線フィルムがイーストマンコダック社から売り出されたのは 1916 年のことである。

当時利用できたフィルムのベースには，1889 年頃導入された硝酸セルロースと，1906 年頃導入された酢酸セルロースがあった。硝酸セルロースは発火しやすく，かつ燃焼時有毒ガスを多量に発生するので，きわめて危険な物質であるが，1920 年代初めまでの X 線フィルムにはもっぱら硝酸セルロースが用いられていた。

酢酸セルロースの X 線フィルム（不燃性フィルム）は 1924 年に発売されているが品質が悪く，その後も硝酸セルロースフィルムの使用が続けられ，大きな災害を呼んだ。火薬同様である X 線フィルムについて取扱い上の注意がしばしば論ぜられ，また種々な火災予防措置がとられていたにもかかわらず，X 線写真フィルムの火災が頻発した。なかでも最大，最後の大火災として有名なのは，1929 年アメリカのクリーブランドの病院で起こったもので，X 線写真保存室から出火し，124 人の焼死者と 80 人以上の負傷者を出したという。

この火災をきっかけに硝酸セルロースフィルムの使用は禁止され，酢酸セルロースフィルムの時代になり，さらに 1950 年代以降は石油化学の時代になる。

### 1.3.3 増　感　紙

増感紙に用いる蛍光物質としては，シアン化白金バリウムあるいはカリウム，タングステン酸カルシウム，ケイ酸亜鉛などが好まれた。タングステン酸カルシウムを用いた増感紙はドイツで "Kahlbaum" の名で売り出されたし，ケイ酸亜鉛を用いた増感紙は "Astral Fluorescent Screen" の名で売られた。しかし当時の増感紙は after glow がきわめて大きく，また蛍光体の結晶も大きかったので，写真の質も依然として悪いものであった。そのため利用範囲はきわめて限られ，消化管や脊椎，股関節など黒化を少しでも多く欲した部位の撮影に用いられたにすぎなかった。

増感紙に用いられた数多くの蛍光物質のうち，タングステン酸カルシウムは青紫の蛍光を発して感光乳剤を効率よく感光させたので，この物質の結晶製造法が改良

されるにつれて，タングステン酸カルシウムは増感紙用蛍光物質の主流となった。1910年頃発売されたドイツの"Gehler Folie"は粒子の細かいタングステン酸カルシウムを用い，蛍光面に傷やゴミのつくのを保護するための透明膜も付けられていて，性能のよい増感紙として名高かった。

乾板時代の増感紙は1枚でX線の吸収をよくするために厚く蛍光塗料が塗られていたが，両面乳剤フィルムの時代に入ると増感紙も現代と同じスタイルのものが登場する。1918年両面乳剤のフィルム用にアメリカのPatersonが売り出した二重増感紙がそれで，これはやや薄い前面増感紙とやや厚い後面増感紙とからなっていた。このような形になったのは，前面の増感紙がX線を吸収しすぎて，後面の増感紙の蛍光をさまたげ，結果として全体の蛍光量が少くなるという事態を避けるためであった。

### 1.3.4 蛍光板とX線透視

X線の発見が公表されて以来，透視用具の製作は一種の流行となり，1896年には，さまざまな名称を冠した道具が発表された。いずれも手持式で，円錐状ないし四角錐状の暗箱の大きい端に蛍光板を取り付け，他端から覗く方式のものである。

エジソンも透視用具の製作に熱中した。"Fluoroscope"という名で1896年3月25日発売された商品の宣伝で，彼はつぎのようにいっている。「……photographあるいはshadowgraphあるいはradiograph（いずれも今日の言葉でいえばX線写真）を撮るようなことはもうない。私はもうずっと前から撮っていない。Fluoroscopeなら自分で見られるし，仕事が一遍で片づいてしまうから」。

X線透視のその後の進歩の一つは，手持式の透視用具による明室内透視から暗室透視に変わったことである。これは眼の暗順応を考慮してのことで，眼の暗順応はきわめて長い時間を要し，錐体の暗順応が一応完成して視力が10倍ほどに上るのに約10分，その後桿体の暗順応が進んでさらに7000倍ほど視力が上るのに40分，計50分も要する。したがって，明室内で暗箱を覗いての透視では暗順応が十分に行われるはずもなかったからである。

もう一つの進歩は透視用蛍光板の蛍光体である。初期に用いられていたシアン化白金バリウムの蛍光板はX線の照射に対して不安定で，透視を何回も繰り返すと蛍光体の結晶水が失われて変色し，蛍光力が極度に落ちてしまう欠点があった。

1914年Patersonが導入したタングステン酸カドミウムは使用したり放置したりしても劣化が少なかったので，その後約20年にわたって標準的な蛍光板に用いられた。しかし，これの発する蛍光は青色で，人間の眼で見やすい色というわけにはいかなかった。

この欠点を改良するものとして1933年Patersonは硫化亜鉛カドミウムを用いた透視板を発表した。これの蛍光は波長5300Å附近にピークを持ち，これは人間の眼（特に桿状体）が一番敏感に感じる波長に近いものであった。

X線透視に関しては，このほか，X線防護の設備，電撃防止の設備が整い，また検査の便のために透視台が動かせるようになるなどいくつかの改良があった。しかし全体としてはX線写真法の発達と比較して，停滞はかくせなかった。したがって，消化管のように透視検査が必要不可欠の手段と認められていた分野でさえ，X線写真法が長足の進歩を示すにつれて"透視とは的確な写真撮影のための前処置"とする意見が強くなった。

### 1.3.5 視力の限界とイメージインテンシファイア

X線透視のこのような行きづまりが，人間の眼の生理そのものに原因があることがわかったのは，1920年代終りから1930年代にかけての視覚生理学の発達のおかげである。

ヒトの眼は適当な明るさでX線写真を見るときは1～2%の差を見分けることができる。その同じ眼が暗室透視の条件では20～40%の差がないと見分けられなくなってしまう。そのうえ，暗いところでは視力（眼の分解能）そのものも大幅に落ちる。例えば30 millilambertという明るさの読影の条件では視力が1.5～1.7程度あったとしても，0.1～1 microlambertという暗室透視の条件では0.1程度に低下してしまう。

この絶対的な制約を克服しようとする努力は，第二次世界大戦後，二つの方向から行われた。一つは当時発展の著しかったテレビ技術の応用であり，もう一つは電子顕微鏡の技術に端を発し，後にイメージインテンシファイアと呼ばれることになる電子管の開発である。

テレビ自体は1937年イギリスのBBCが，また1939年アメリカのNBCが放送を開始したが，当初はまだ撮像管の感度が悪かったので，蛍光板像の輝度増強には使えなかった。第二次世界大戦後，高感度の撮像管が発明されて状況が変わり，1948年にはアメリカのMorganらがイメージオルシコンで蛍光板の像を撮影する方式を取り上げ，1951年までには透視に，X線映画撮影に利用できるまでになっている。1949年にはドイツのJankerも蛍光板とスーパーイノスコープの組合せで，X線像をテレビに乗せている。

1934年Holstらはイメージインテンシファイアの先祖となった"イメージコンバータ"を発表した。これは光電面からの電子を加速して像を得るものである。

イメージコンバータに電子線の拡散，収束を行えるようにして蛍光像の増強を図った電子管がイメージインテンシファイアで，この装置では被験体を通り抜けたX線は入力蛍光面に蛍光像を作り，蛍光面の裏面にある光電膜からこの蛍光像の各点の光量に比例して光電子が発生する。この電子は電極によって加速され，濃淡の分布はそのままに出力蛍光面に衝突して，そこに入力面と相似の蛍光像を作る。この際，電子管内で電子の加速が行われる結果，出力面の蛍光板の輝度は入力面のそれの何倍にも増強される。

Coltman（1948年）はこの電子管にイメージアンプリファイアという名をつけて発表し，この電子管を装備したX線透視装置は1952年Fluorexの名でウェスチングハウス社から売り出された。この最初の装置は入力蛍光面の大きさ5インチ径で200倍の光量利得があった。出力蛍光面の像はさらに光学系で拡大され，鏡を通して観察するようになっていた。Tevesら（1952年）の電子管もほとんど同様なものでイメージインテンシファイアの名で呼ばれ，1953年フィリップス社から売り出された。

　X線テレビとイメージインテンシファイアを装備した透視装置については，しばらくの間，優劣論争が活発に行われた。イメージインテンシファイアの利点として数えられたのは，理論的にはX線の光子を100%近く利用できて画質のよい像が得られること，構造が簡単で比較的コストが安いことなどであった。

　X線テレビの利点は，輝度利得が高いこと（最大5万倍，イメージインテンシファイアではやや後の装置でさえ500～1500倍），必要な大きさの蛍光板を全域一度に観察できること（イメージインテンシファイアでは当初視野は5インチ径であった），コントラストが高くまたその調節が可能であること，像を観察する際イメージインテンシファイアのようにレンズ，鏡などの光学装置を必要とせず，また任意の位置（必要とあらば遠隔の地でも）に受像器を置いて観察できることなどであった。

　両方の欠点をたがいに相補うような方式も，当然の成行きとして検討された。この型の装置ではイメージインテンシファイアで蛍光像を得，それをさらにX線テレビで輝度を高めて観察するという方式をとる。この種のX線テレビは1955年頃から実験され，1959年頃からイメージインテンシファイアの口径が9インチ程度に大きくなって，視野の大きさの問題が事実上解決されると，X線テレビの標準的な方式となった。

## 1.4　透視像から断層像への3次元像

### 1.4.1　立　体　視

　X線が発見された翌年にはすでに，X線写真での前後の重なりを分けて観察しようという努力が始まっている。その一つが深さ方向の情報を得るために角度を変えて複数方向から撮影するという方法で，それがやがて立体撮影になり，あるいは断層撮影になってくる。

### 1.4.2　ぼかし断層

　断層撮影が初めて明確な形になったのはぼかし断層で，その原理は1921年フランスのBocageが特許にしている。Bocageの特許はポイントが2点ある。第一が断層撮影で，「厚い被写」体の特定の一面を明瞭に，ほかの面はぼかして撮影する

ように，感光板とX線管球を協調させて動かす方法である．第二は補助器具によって二次線を除去し，またX線の見かけ上の焦点を小さくすることができるようにする方法である．彼は断層の方法を三つ提案している．すなわち，直線断層，円軌道断層，曲面断層である．

断層撮影を初めて実行したのは1930年イタリアのVallebonaである．彼は台の上に頭蓋骨を置いて，支点を中心にぐるっと動かしながら撮影して断層像を得ている．臨床例の最初はオランダのZiedses des Plantesで，脳下垂体を狙った矢状断である．

断層撮影装置が実用化されたのはドイツのGrossmamの丹念な研究の結果である．彼の研究に基づいてSanitas社が作った装置は，1935年トモグラフという名前で発売された．これは直線断層の原理によるもので，商品として最初の断層装置となった．

### 1.4.3 同時多層断層法，曲面断層法，回転横断撮影法

断層撮影では同時多層撮影も大事な技術的な発展である．この原理はZiedses des Plantesが1931年に提案しており，屍体での撮影も行っている．これが実用化されたのは1947年，間接撮影法の開拓者として名高いde Abreuの功績である．

断層撮影法で大事なもう一つの技術，曲面断層の原理はBocageの特許（1921年）にもその萌芽があるが，商品化されたのはずっと遅れて，1949年のPaateroのパントモグラフである．回転横断は高橋信次が昭和21年（1946年）装置を作り上げているが，同じ頃前述のVallebonaも回転横断の装置を作っている．

### 1.4.4 コンピュータ断層

コンピュータ断層（CT）には前史ともいうべきものがある．それはいわば計算抜きの単純な逆投影法を使って断面を得ようと努力した時代である．その例はトランスミッション型では高橋信次の論文（1951年），Oldendorfの仕事（1961年）がある．エミッション型では，これはあまり知られていないことであるが，梅垣洋一郎の単純逆投影法の実験がある（1958年）．1963年から始まったKuhlの有名なマークシリーズの研究もこれに属している．

CTが本当の意味のCTになるのは立体復元理論の導入によってである．立体復元理論はあとから振り返ってみると1917年にRadonがすでにその種の理論を完成していたといわれる．またこれと同じことは種々の分野で起こっていて，いろいろな人が少しずつ異なった方法で立体復元理論を再発見している．そのうちの一つが，1979年度ノーベル医学生理学賞をとったCormackの仕事（1963年）である．1967年にはBracewellらが太陽面から出る電波の強度分布を測定するのに同種の理論を導入した．

X線CTを実用的な装置に仕立て上げたHounsfieldの論文は1973年の発表であ

るが，そのときに使われた復元法は逐次近似法である。逐次近似法は1970年Gordonらが走査型電子顕微鏡で画像を作ることを目的に発展させたものである。1971年にはRamachandranらがいまのCTで使われている方法とまったく同じ重畳積分法を作った。

　X線CTが最初に商品化されたときは，頭部専用装置で，撮影時間は1回転約5分，画像は80×80マトリックスであった。その後の撮影時間の短縮，画質の向上はめざましい。

　CTの技術は，X線での成功をきっかけに他の分野にもすさまじい勢いで広がり，核医学関係ではPET，SPECTを発展させ，また，1973年にはNMRといったそれまで画像とは縁のなかった分野にも導入されて，MRIを生んだ。

### 1.4.5　医用画像のディジタル化，3次元化

　技術史の観点から見たX線イメージングのつぎの話題はディジタル化と3次元化であるが，これについては次章以降に譲る。

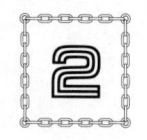

# 2 人体イメージングから見た X 線

## キーワード

**電子ボルト eV**（エネルギーの単位）

電子や原子のミクロな現象でのエネルギーを表すときに使う単位。電子は $e=1.6022\times10^{-19}$〔C〕の電荷を持つ。真空中で電子を電位差 $V$ で加速すると，$E=eV$ の運動エネルギーを得る。$eV$ はこの加速電位でエネルギーを表す単位で，1〔eV〕$=1.6022\times10^{-19}$〔J〕である。

**光子**（電磁波の粒子性）

X線は波長がおよそ 1 nm 以下の電磁波である。物質による電磁波の吸収は，ミクロ的には物質中の原子，電子にエネルギーを与える現象である。周波数 $\nu$ の電磁波が電子 1 個に与えるエネルギー $E$ は，$\nu$ に比例する量である。

$$E = h\nu \tag{2.1}$$

比例定数 $h$ をプランク定数といい，$6.6262\times10^{-34}$ Js の値を持つ。この事実は電磁波のエネルギーは $h\nu$ を単位として空間を伝播すると解釈できる。このエネルギーの塊を粒子の一種と考えて，光子（photon）という。電磁波の波長 $\lambda$ と光子エネルギーとの関係は

$$E = \frac{ch}{\lambda} \tag{2.2}$$

となる。ここで $c$ は光速（$2.9979\times10^8$ m/s）である。$E$ を keV 単位で，$\lambda$ を nm 単位で表すと，定数 $ch$ の値は 1.239 87 keV·nm となる。

$$E\text{〔keV〕} = \frac{1.23987}{\lambda\text{〔nm〕}} \tag{2.2'}$$

光子は電子や原子と 1 対 1 で相互作用する。赤外線以下の $\nu$ では，光子 1 個のエネルギーは非常に小さいので，粒子性はまったく目立たない。電磁波の粒子性が観察可能になるのは，1 回の相互作用で変換されるエネルギーが大きくなる，可視光の $\nu$ 以上である。$h\nu$ が 1 keV 以上の X 線領域では粒子として解釈できる現象が多くなり，波動としての性質は薄れる。

光子は運動量 $p$ を持ち，その方向は伝播の方向で，大きさは式(2.3)で表される。

$$p = \frac{h}{\lambda} = \frac{h\nu}{c} \tag{2.3}$$

## 2.1 X線の発生

### 2.1.1 X線発生装置

X線の発生機序説明のため，X線管の構造を図 2.1[1]† に示す（実際のX線管の構造に関する詳細は4章に記載）。X線管は，陰極（cathode）と陽極（anode）を持つ真空管である。陰極には収束カップ（focusing cup）と呼ばれる窪みの中にコイル状フィラメントがある（図(d)）。陽極は銅塊の表面にターゲット（target）を貼り付けた構造である。フィラメントが数百度以上に加熱されると，表面から熱電子が湧き出し，陽極の正電位により加速されてターゲットに衝突する。このとき電子は運動エネルギーを失い，そのうちの1％以下がX線として放出され，残りの99％以上は熱となる。通常のX線管ではターゲットに高融点のタングステンを使い，ターゲット支持体には高熱伝導率の銅を使って放熱効率をよくする。

鮮明なX線画像を得るためには，X線源は小さいほうがよい。フィラメントで

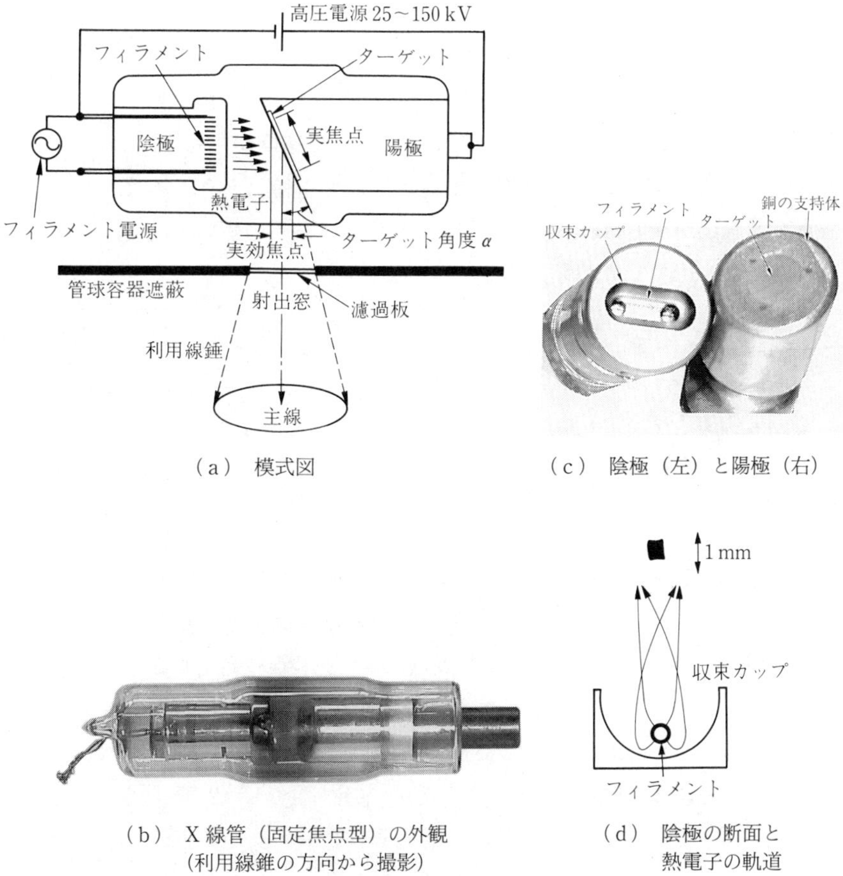

(a) 模式図

(c) 陰極（左）と陽極（右）

(b) X線管（固定焦点型）の外観
（利用線錐の方向から撮影）

(d) 陰極の断面と熱電子の軌道

図 2.1 X線管の構造

---
† 肩付数字は巻末の引用・参考文献番号を示す。

発生した熱電子は，収束カップの作用により，図（d）に示すような軌道でターゲットの細い長方形の領域に衝突する。電子が衝突する領域を焦点（focal spot）という。焦点で発生したX線のうち，射出窓以外の方向は管球容器で遮蔽される。取り出された線束を利用線錐（useful beam）といい，その中心を主線（central ray）という。ターゲット表面と主線がなす角$\alpha$をターゲット角度（target angle）という。実際の焦点（実焦点；actual focal spot）は長方形であるが，主線の方向からは，その長さは$\sin \alpha$だけ縮まり，X線は正方形に近い領域で発生しているように見える。この焦点を実効焦点（apparent focal spot）という。この効果は，電子の衝突で発熱する面積を$(1/\sin \alpha)$倍に広げ，相対的に小さな焦点から強いX線を発生させることを可能にしている。

焦点から発生するX線には，透過性が低いX線も多く含まれるので，被写体を透過し得ないX線をあらかじめ取り除くため，射出窓には濾過板（filter）が設けられている。

### 2.1.2 制動放射線

ターゲットに入射した電子は，運動エネルギーの99％以上をターゲットの原子を励起，電離することで失うが，電子がまれに原子核の近くを通過すると，核の強い電気力を受けて鋭く曲がる（**図2.2**）。すなわち，電子に大きな加速度が生じる。マクスウェル（Maxwell）の電磁波理論によれば，電荷が加速度を持つとき，その2乗に比例する強度の電磁波が放射される。このように発生する波長の短い電磁波を制動放射線（bremsstrahlung）または阻止X線という。

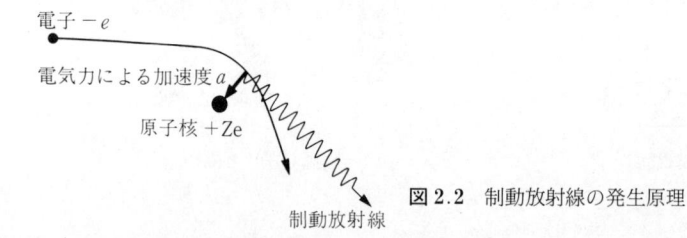

**図2.2** 制動放射線の発生原理

運動エネルギー$T_1$の電子が1回の相互作用で光子エネルギー$E$の制動放射光子を発生する確率は，$E$に反比例し，ターゲットの原子番号$Z$に比例する。したがって，たかだか1回の相互作用しか起きないような薄いターゲットから発生する$E$から$E+dE$までのX線の強度$I_E dE$（$E$×光子数$n$）は，**図2.3**（a）の細線のように一定となる。このスペクトルは式(2.4)で表される。

$$I_{E1}dE = KZdE \quad (E \leq T_1, \; K：比例定数) \tag{2.4}$$

厚いターゲットで発生するX線のスペクトルは，上記の薄いターゲットを重ねたものと考えることができる。厚さ$dx_1$のターゲット第一層を透過した電子は励起，電離で運動エネルギー$\delta T$を失い，$T_2$となって第二層に入る。ここで発生するX線のスペクトルは同様に

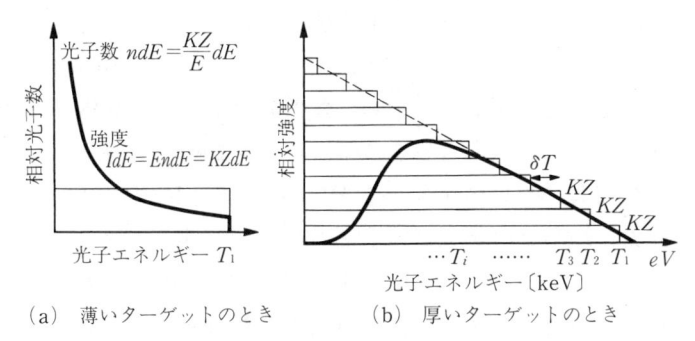

(a) 薄いターゲットのとき　　(b) 厚いターゲットのとき

**図2.3** 制動放射X線のスペクトル

$$I_{E2}dE = KZdE \quad (E \leq T_2) \tag{2.4'}$$

である。電子の運動エネルギーが $T_2$ に低下すると単位厚さ当りに失う運動エネルギー $dT/dx = S(T)$（阻止能）は大きくなるが，$\delta T$ が一定になるように第二層の厚さを $dx_2 = \delta T/S(T_2)$ と薄くして考える。第三層以降，同様に平坦なスペクトルを電子が静止するまで順次加え合わせると，図2.3（b）の細線のような階段状のスペクトルが得られる。$\delta T \to 0$ の極限を考えれば，管電圧 $V$ のときのスペクトルはクラマース（Kramers）の式と呼ばれる式(2.5)で表される。

$$I_E dE = KZ(eV - E)dE \quad (E \leq V) \tag{2.5}$$

実際のX線管では，ターゲット内部，X線管の壁，濾過板で吸収が起きる。エネルギーが低い光子ほど吸収されやすく，10 keV以下の光子はほとんど射出窓の外には出てこない。このため，実線で示すような，$eV$ の1/3～1/2のエネルギーで最大値を持つスペクトルになる。

### 2.1.3 特性X線

管電圧がターゲット原子の内殻電子のエネルギー準位よりも高いときには，発生した制動放射X線はこれらの電子と光電効果を起こす（**図2.4**（a））。ターゲットに入射した電子もまた，内殻電子を電離する（図（b））。この空席に外殻電子が遷移し，そのエネルギー準位の差が光子エネルギーとして放射される（図（c））。これを特性X線（characteristic X-rays）あるいは蛍光X線（fluorescent X-rays）という。その光子エネルギー $h\nu_c$ は，空席と遷移する軌道のエネルギー準位

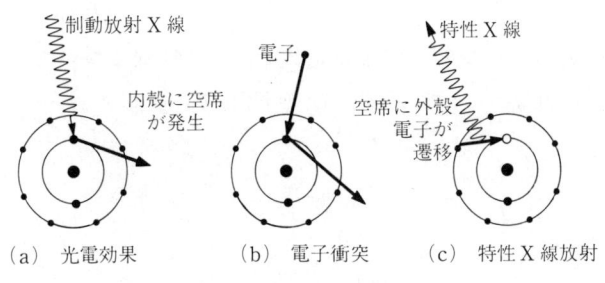

(a) 光電効果　　(b) 電子衝突　　(c) 特性X線放射

**図2.4** 特性X線の発生

をそれぞれ $E_v$, $E_t$ とすると, 式(2.6)のような元素固有の値となる.

$$h\nu_c = E_v - E_t \tag{2.6}$$

K殻の空席への遷移による特性X線をK特性線といい, **図2.5（b）**のような線スペクトルを示す. K特性線のうち, 低エネルギーのスペクトル群は $K_\alpha$ 線と呼ばれ, L殻からの遷移で発生する. M, N, O殻からの遷移によるX線は $K_\beta$ 線と呼ばれ, K殻のエネルギー準位 $E_K$ よりもわずかに低い領域に分布する. 各スペクトル線の相対強度は原子番号により異なるが, $K_{\alpha 1} : K_{\alpha 2} : K_{\beta 1} : K_{\beta 3}$ の光子数比はおよそ 10:5:2:1 である. L殻への遷移による特性X線をL特性線といい, 図(a)のように, L殻のエネルギー準位よりも低い領域に分布する. $K_\alpha$ 線放出に伴いL殻に空席が生じてL特性線が発生する. このときの $L_{\alpha 1}$ の光子数は, $K_{\alpha 1}$ の約5%である.

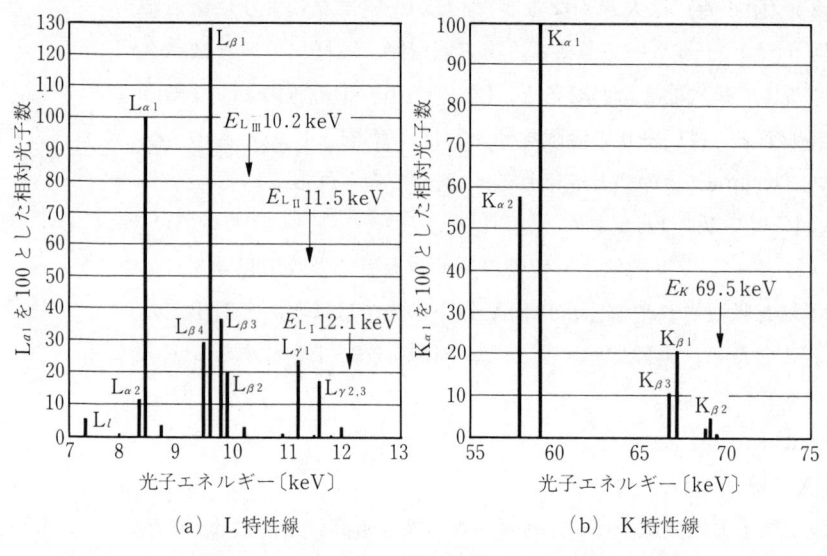

図2.5 タングステン特性X線のスペクトル

特性X線のスペクトル線は, 空席と遷移する軌道の組合せに対応し, **表2.1**に示すような全元素に共通して用いる名前が付けられている.

各スペクトル線の光子エネルギーは, 原子番号Zで決まるが, 同じ名前 $i$ の特性線については

$$\sqrt{h\nu_i} = K_i(Z - s_i) \tag{2.7}$$

なる関係がある. ここで $K_i$ と $s_i$ は $i$ について定まる定数で, K特性線については, $s \simeq 1$, L特性線については $s \simeq 7.4$ である. この関係式をモズリー（Moseley）の法則という.

**表 2.1** 特性 X 線のスペクトル線名と遷移準位

| 遷移前の軌道 | 空席の軌道 | | | |
|---|---|---|---|---|
| | K | $L_I$ | $L_{II}$ | $L_{III}$ |
| $L_I$ | $K_{\alpha 3}$ | | | |
| $L_{II}$ | **$K_{\alpha 2}$** | | | |
| $L_{III}$ | **$K_{\alpha 1}$** | $CK_{13}$* | | |
| $M_I$ | | $L_{\beta 5/1}$ | $L_\eta$ | $L_l$ |
| $M_{II}$ | $K_{\beta 3}$ | **$L_{\beta 4}$** | $L_{\gamma 11/7}$ | $L_t$ |
| $M_{III}$ | $K_{\beta 1}$ | **$L_{\beta 3}$** | $L_{\gamma 17/1}$ | $L_{s1}$ |
| $M_{IV}$ | $K_{\beta 5/1}$ | $L_{\beta 10}$ | **$L_{\beta 1}$** | **$L_{\alpha 2}$** |
| $M_V$ | $K_{\beta 5/2}$ | $L_{\beta 9/1}$ | $L_{\beta 17/2}$ | **$L_{\alpha 1}$** |
| $N_I$ | | $L_{\beta 9/2}$ | $L_{\gamma 5}$ | $L_{\nu 1}$ |
| $N_{II}$ | $K_{\beta 2/1}$ | **$L_{\gamma 2}$** | $L_{\beta 17/3}$ | $L_{s2}$ |
| $N_{III}$ | $K_{\beta 2/2}$ | **$L_{\gamma 3}$** | $L_{\beta 17/4}$ | $L_{s3}$ |
| $N_{IV}$ | $K_{\beta 4/1}$ | $L_{\beta 9/2}$ | **$L_{\gamma 1}$** | $L_{\beta 15}$ |
| $N_V$ | $K_{\beta 4/2}$ | $L_{\gamma 11/1}$ | $L_{\beta 17/5}$ | **$L_{\beta 2}$** |
| $N_{VI}$ | | $L_{\gamma 11/2}$ | $L_{\nu 1}$ | $L_{u1}$ |
| $N_{VII}$ | | $L_{\gamma 11/3}$ | | $L_{u2}$ |
| $O_I$ | | $L_{\gamma 11/4}$ | $L_{\gamma 8}$ | $L_{\beta 7}$ |
| $O_{II}$ | $K_{\beta 2/3}$ | $L_{\gamma 4/1}$ | $L_{\nu 2}$ | $L_{u3}$ |
| $O_{III}$ | $K_{\beta 2/4}$ | $L_{\gamma 4/2}$ | $L_{\nu 3}$ | $L_{u4}$ |
| $O_{IV}$ | | $L_{\gamma 11/5}$ | $L_{\gamma 6}$ | $L_{\beta 5/1}$ |
| $O_V$ | | $L_{\gamma 11/6}$ | | $L_{\beta 5/2}$ |

\* コースター-クレーニッヒ遷移と呼ばれる副準位間遷移に伴う放射。
太字は特に強いスペクトル線を表す。

## 2.2 X 線 の 性 質

### 2.2.1 X 線と物質の相互作用

**〔1〕 相互作用断面積**

人体の撮影に用いる X 線のエネルギー領域では,光子と物質との相互作用は,光電効果,コンプトン効果,レーリー散乱の 3 種類である。光子が原子や電子と相互作用を起こす確率は,断面積(cross section)によって表される。

図 2.6(a)のような面積 $S$,厚さ $\Delta x$ の単体物質の箔に $N/cm^2$ の光子が入射したとき,透過した光子数が $N'/cm^2$ に減弱したとする。この減弱は $\Delta N = N - N'/cm^2$ の光子が原子によって遮られた結果である。原子 1 個が遮る"影"の面積を $\sigma$ とすると,体積 $S\Delta x$ 中の原子数を $M$ とすれば,影の総面積は $\sigma M$ である(図(b))。相互作用する光子の割合 $\Delta N/N$ は,$\sigma M$ の $S$ に対する比に等しい。アボガドロ数を $N_A$,原子量を $A$,密度を $\rho$ として $M$ を計算すれば

$$M = N_A \frac{\rho S \Delta x}{A} \tag{2.8}$$

$$\therefore \frac{\Delta N}{N} = \sigma \frac{M}{S} = \sigma \frac{N_A}{A} \rho \Delta x \tag{2.9}$$

と,原子の"影"の面積 $\sigma$ は原子 1 個当りの相互作用の確率を表すことが示され

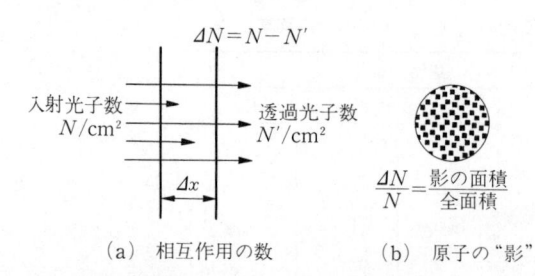

```
         ΔN = N − N'
入射光子数 →   → 透過光子数
 N/cm²    →   →  N'/cm²
          ↓ Δx
                          ΔN   影の面積
                          ── = ──────
                           N    全面積

  （a） 相互作用の数        （b） 原子の"影"
```

**図 2.6　作用断面積と減弱の関係**

る。この $\sigma$ を原子衝突断面積といい、単位には barn（バーン：$10^{-28}\,\mathrm{m}^2$）が使われる。同様に電子1個の衝突断面積 $_e\sigma$ を電子衝突断面積という。

　入射光子のエネルギーは相互作用の結果、散乱X線や蛍光X線などの二次X線と、相互作用で発生する二次電子の運動エネルギーに変換される。二次X線は依然高い透過を持つので、相互作用した点の近傍にはほとんど吸収されない。二次電子は発生点近傍の媒質を励起、電離して、その近傍にエネルギーを与え、発熱、蛍光、化学反応などの放射線効果を起こす。媒質に吸収されるエネルギーを評価するためには、入射した光子のエネルギー $h\nu$ のうち、二次電子の運動エネルギーに転移する割合 $\sigma_{tr}$ を評価する必要がある。図2.6において、単位面積当りの入射線束のエネルギーは $Nh\nu$〔J/cm²〕であり、相互作用で入射線束から除かれるエネルギーは、$\Delta Nh\nu$ である。このうち $f_{tr}$ の割合が二次電子の運動エネルギーに転移するなら、その総量は、$\Delta Nh\nu f_{tr}$ である。式(2.9)から $\sigma_{tr}$ を計算すると

$$\sigma_{tr} = \frac{\Delta Nh\nu}{Nh\nu} = f_{tr}\sigma \tag{2.10}$$

となる。これをエネルギー転移断面積（energy transfer cross section）という。同様に、1回の散乱で散乱光子のエネルギーに変化する割合を $f_{scatt}$ とすれば

$$\sigma_{scatt} = f_{scatt}\sigma \tag{2.11}$$

を散乱断面積（scattering cross section）という。また、特定の方向の単位立体角当りに散乱する散乱線のエネルギーの割合、$d\sigma_{scatt}/d\Omega$ を微分散乱断面積（differential scattering cross section）という。

〔2〕 **光電効果**

　光電効果（photoelectric effect）とは、入射光子のエネルギー $h\nu$ をすべて電子に与えて原子から弾き出す現象で、放出される電子を光電子（photoelectron）という（図2.7）。電子の束縛エネルギーが $W$ のとき、光電子の運動エネルギー $T$ は式(2.12)で表される。

$$T = h\nu - W \tag{2.12}$$

　内殻電子が光電効果を起こすと、その空席に外殻電子が遷移する。この遷移には、蛍光放射とオージェ効果（Auger effect）の2種類がある。オージェ効果は、蛍光の代わりに外殻電子を放出する現象である。放出される電子をオージェ電子と

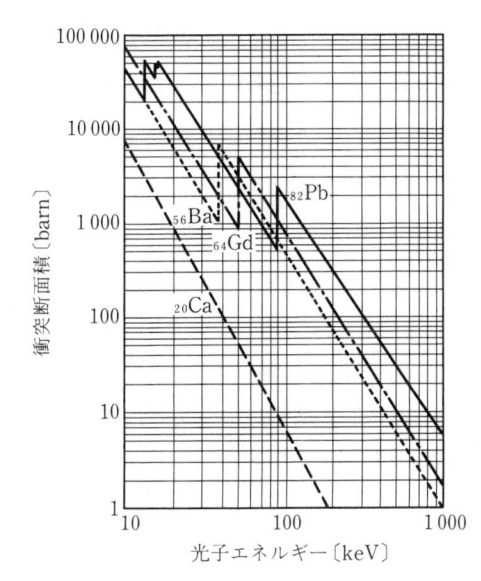

**図2.7** 光電子効果断面積

いう。オージェ電子の運動エネルギー $T_A$ は，空席，遷移電子，放出電子の各軌道のエネルギー準位をそれぞれ $E_v$, $E_t$, $E_j$ とすると，式(2.13)で与えられる。

$$T_A = E_v - E_t - E_j \tag{2.13}$$

光電効果の電子衝突断面積 $_e\tau$ は，$h\nu$ と $Z$ および電子軌道により変化する。$h\nu$ が $W$ よりも大きくないと光電効果は起きない。$W$ は吸収端ともいわれる。吸収端以上のエネルギー領域では，$_e\tau$ は $h\nu$ のおよそ3.5乗に反比例し，$Z$ の4～5乗に比例する。

光電効果の結果発生する二次電子の運動エネルギーに転移する割合は，蛍光のエネルギーにならない割合である。内殻の空席1個当りの蛍光放出確率 $\omega$ を蛍光収率という。蛍光X線の平均エネルギーを $h\bar{\nu}$ とすれば，エネルギー転移断面積 $\tau_{tr}$ は

$$\tau_{tr} = \left(1 - \frac{\omega h\bar{\nu}}{h\nu}\right)\tau \tag{2.14}$$

となる。$h\nu$ が吸収端に近い領域では，$\tau_{tr}$ は $\tau$ よりも数十％小さな値となるが，吸収端よりも十分に大きな $h\nu$ では，$\tau_{tr}$ は $\tau$ にほぼ一致する。

〔3〕 レーリー散乱

電磁波に曝された自由電子はその電磁気力によって振動する。その振動エネルギーは，入射波と同じ周波数の電磁波として周囲に放出される。この現象はトムソン散乱（Thomson scattering）と呼ばれ，可視光などの低振動数の電磁波で一般的な現象である。一つの入射波に曝された媒質中の電子はみな同じ位相で振動する。したがって個々の電子が発生する散乱波も同位相となるのでたがいに干渉する。このことから干渉性散乱（coherent scattering）ともいわれる。

トムソン散乱の微分散乱断面積は，式(2.15)で表される。

$$\frac{d\sigma_0}{d\Omega} = \frac{r_0^2}{2}(1+\cos^2\theta) \tag{2.15}$$

ただし，$r_0$ は電子の古典半径 $2.8179 \times 10^{-15}$ m である。これを全方向にわたって積分すると，電子衝突断面積が計算できる。

$$\sigma_0 = \oint \frac{r_0^2}{2}(1+\cos^2\theta)\,d\Omega = \pi r_0^2 \int_0^\pi (1+\cos^2\theta)\sin\theta\,d\theta = \frac{8}{3}\pi r_0^2$$
$$= 0.66525 \,\text{[barn]} \tag{2.16}$$

この値は，トムソンの古典散乱係数（classical scattering coefficient）といわれる。

X線の干渉性散乱の場合，原子に強く束縛された $n$ 個の電子は電荷 $ne$ の双極子振動として振る舞い，その散乱波の強度は自由電子の $n^2$ 倍となる。この干渉性散乱はレーリー（Rayleigh）散乱と呼ばれ，原子微分断面積は式(2.17)となる。

$$\frac{d_a\sigma_{coh}}{d\Omega} = \frac{r_0^2}{2}(1+\cos^2\theta)[F(x, Z)]^2 \tag{2.17}$$

ただし，$x = \dfrac{\sin(\theta/2)}{\lambda}$ （$\lambda$：波長）

$F(x, Z)$ は原子構造因子（atomic form factor）と呼ばれる関数で，電子の原子への束縛の程度を表す。図2.8に $F(x, Z)$ の例を示す。$x$ は散乱角が大きいほど大きく，$F(x, Z)$ は $x$ の増加に伴い減少する。したがって散乱光子の角度分布は図2.12に示すように前方に偏る。式(2.17)を全方向にわたって積分すると，原子衝突断面積 $_a\sigma_{coh}$ が得られる。$x \to 0$ の極限では $F(x, Z) \to Z$ となるので，$h\nu \to 0$ の極限では $_a\sigma_{coh} \to \sigma_0 Z^2$ である。また高エネルギー領域では，$_a\sigma_{coh}$ は $h\nu$ のほぼ1.5乗に反比例して減少する。図2.9に $_a\sigma_{coh}$ の $h\nu$ による変化を示す。

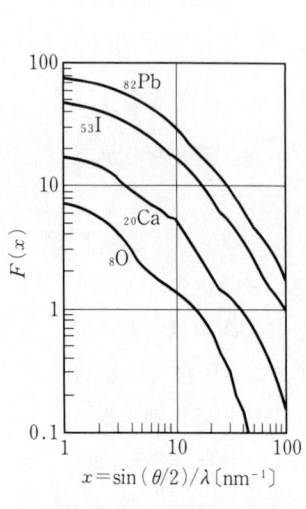

図2.8　原子構造因子

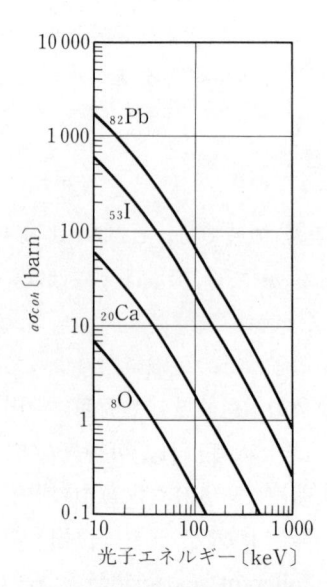

図2.9　干渉性散乱原子断面積

### 〔4〕 コンプトン効果

散乱のもう一つの形態に,物質中の電子に運動エネルギーを与え,散乱X線の波長が長くなる現象がある(**図2.10**)。この散乱をコンプトン散乱(Compton scattering)あるいは非干渉性散乱(incoherent scattering)といい,飛び出す電子を反跳電子(recoil electron)という。これは,光子と電子が完全弾性衝突をする相互作用である。

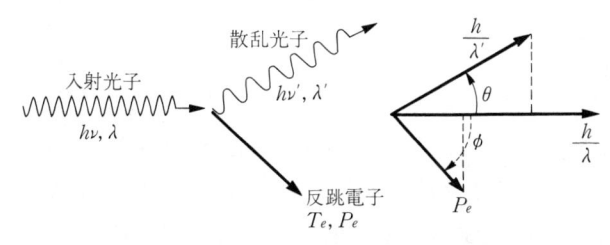

**図2.10** コンプトン効果の模式図

すなわち,散乱光子のエネルギー,波長および散乱角をそれぞれ $h\nu'$, $\lambda'$, $\theta$,反跳電子の運動エネルギー,運動量および反跳角をそれぞれ $T_e$, $P_e$, $\phi$ とすると

$$h\nu = h\nu' + T_e \tag{2.18}$$

$$\frac{h}{\lambda} = \frac{h}{\lambda'} \cos\theta + P_e \cos\phi \tag{2.19}$$

$$0 = \frac{h}{\lambda'} \sin\theta + P_e \sin\phi \tag{2.20}$$

が成り立つ。式(2.18)はエネルギー保存則を,式(2.19),(2.20)は運動量保存則を表す。これらの連立方程式を解くと,波長の変化が $\theta$ のみの関数となることが示される。

$$\lambda' - \lambda = \frac{h}{m_0 c}(1-\cos\theta) \tag{2.21}$$

ただし,$m_0$ は電子の静止質量である。散乱角が90°では波長の変化は $h/m_0c = 2.42 \times 10^{-12}$ [m] である。これをコンプトン波長という。式(2.21)から $h\nu'$ と $T_e$ を求めると

$$h\nu' = \frac{h\nu}{1+\alpha(1-\cos\theta)} \tag{2.22}$$

$$T_e = h\nu - h\nu' = \frac{h\nu\alpha(1-\cos\theta)}{1+\alpha(1-\cos\theta)} \tag{2.23}$$

ただし,$\alpha = \dfrac{h\nu}{m_0 c^2} = \dfrac{入射光子エネルギー}{電子の静止エネルギー}$

となる。反跳角と散乱角の間にはつぎの関係がある。

$$\cot\phi = (1+\alpha)\tan\frac{\theta}{2} \tag{2.24}$$

自由電子のコンプトン効果衝突断面積はクライン-仁科(Klein-Nishina)の式で計算できる。

$$\frac{d_e\sigma_{KN}}{d\Omega} = \frac{r_0^2}{2}(1+\cos^2\theta)\left[\frac{1}{1+\alpha(1-\cos\theta)}\right]^2$$
$$\times\left[1+\frac{\alpha^2(1-\cos\theta)^2}{\{1+\alpha(1-\cos\theta)\}(1+\cos^2\theta)}\right] \quad (2.25)$$

最初の因子はトムソン散乱と同じで，$\alpha \to 0$ の極限，すなわち $h\nu$ が電子の静止エネルギー $m_0c^2$ よりも十分に小さいときはトムソン散乱に移行し，$h\nu$ が大きいほど後方散乱が減少する。$h\nu$ が電子の束縛エネルギーに近いときは，原子微分断面積は式(2.26)で表される。

$$\frac{d_a\sigma_{incoh}}{d\Omega} = \frac{d\sigma_{KN}}{d\Omega}S(x,\ Z) \quad (2.26)$$

ここで，$S(x,\ Z)$ は非干渉性散乱関数 (incoherent scattering function) と呼ばれる関数である。$S(x,\ Z)$ の値は**図2.11**のように，$x \to 0$ の極限では $S(x,\ Z) \to 0$ であり，$x \to \infty$ では $S(x,\ Z) \to Z$ である。散乱角の角度分布は**図2.12**のように前方散乱がクライン-仁科の式よりも少なくなる。また**図2.13**のように，$h\nu$ が低いときに束縛エネルギーの影響がより顕著に現れる。

式(2.25)を全方向にわたって積分すると，自由電子の衝突断面積が計算できる。

$$\sigma_{KN} = \iint \sigma_{KN}d\phi d\theta = 2\pi\int_0^\pi \sigma_{KN}\sin\theta d\theta$$

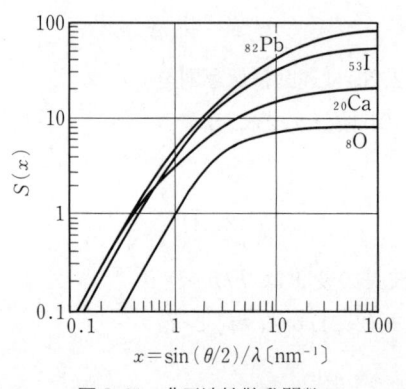

**図2.11** 非干渉性散乱関数

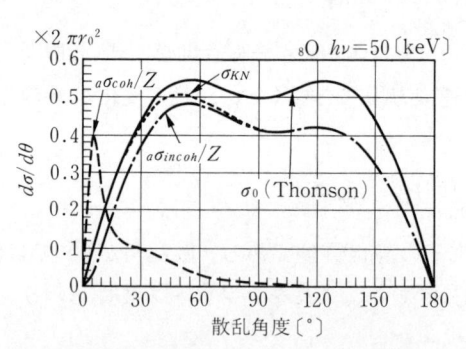

**図2.12** 単位角度当りの散乱微分断面積

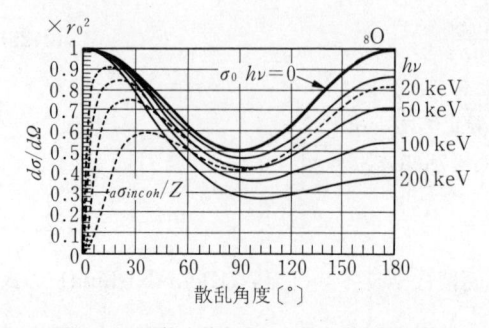

**図2.13** 単位立体角当りの散乱微分断面積

$$= \frac{3}{4}\sigma_0 \left[ \left(\frac{1+\alpha}{\alpha^2}\right) \left\{ \frac{2(1+\alpha)}{1+2\alpha} - \log_e \frac{1-2\alpha}{\alpha} \right\} \right.$$
$$\left. + \log_e \frac{1+2\alpha}{2\alpha} - \frac{1+3\alpha}{(1+2\alpha)^2} \right] \tag{2.27}$$

ここで，$\sigma_0$ はトムソンの古典散乱係数である．また，式(2.25)に式(2.23)による $T_e/h\nu$ を乗じて全方向にわたって積分すると，自由電子のエネルギー転移断面積が計算できる．

$$_e\sigma_{tr} = \frac{3}{4}\sigma_0 \left[ \left( \frac{2(1+\alpha)^2}{\alpha^2(1+2\alpha)} \right) - \frac{1+3\alpha}{(1+2\alpha)^2} + \frac{(1+\alpha)(1+2\alpha-2\alpha^2)}{\alpha^2(1+2\alpha)^2} - \frac{4\alpha^2}{3(1+2\alpha)^3} \right.$$
$$\left. - \left( \frac{1+\alpha}{\alpha^3} - \frac{1}{2\alpha} + \frac{1}{2\alpha^3} \right) \log_e(1+2\alpha) \right] \tag{2.28}$$

束縛電子を含む原子の断面積は式(2.26)を全方向にわたって数値積分して計算される．

$$_a\sigma_{incoh} = 2\pi \int_0^\pi \sigma_{KN} S(x, Z) \sin\theta d\theta \tag{2.29}$$

図 2.14 と図 2.15 に原子衝突断面積と原子エネルギー転移断面積の例を示す．

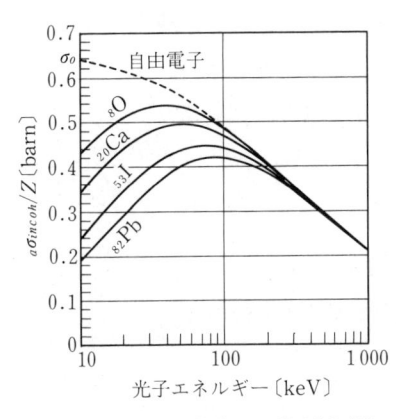

**図 2.14** 非干渉性散乱原子衝突断面積

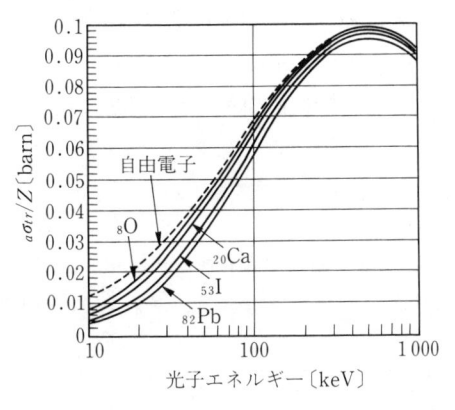

**図 2.15** 非干渉性散乱原子エネルギー転移断面積

### 2.2.2 X線の減弱と吸収

**〔1〕減弱の法則**

図 2.16 のように，細い平行な線束が厚さ $x$ の物質を透過したとき，線束中の光子数を $N(x)$ とする．厚さが $x+\Delta x$ となったときは，$\Delta x$ のなかで $\Delta N$ 個の光子が相互作用で線束から除かれて $N(x+\Delta x)$ となる．$\Delta N$ は式(2.9)で表され，その原子断面積は3種類の相互作用断面積の和となる．$\Delta x$ にかかる因子を

$$\mu = \frac{N_A}{A} {}_a\sigma_{tot}\rho = \frac{N_A}{A}({}_a\tau + {}_a\sigma_{coh} + {}_a\sigma_{incoh})\rho \tag{2.30}$$

とまとめて書けば，$N(x+\Delta x)$ は式(2.31)で表される．

$$N(x+\Delta x) = N(x) - \Delta N = N(x) - N\mu\Delta x \tag{2.31}$$

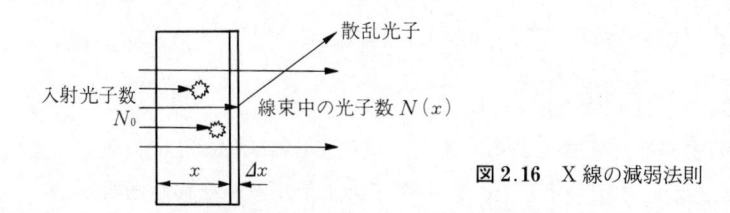

**図2.16** X線の減弱法則

これを変形して $\Delta x \to 0$ の極限をとれば

$$\lim_{\Delta x \to 0} \frac{N(x+\Delta x) - N(x)}{\Delta x} = \frac{dN}{dx} = -N\mu \tag{2.32}$$

と，$N(x)$ が満たすべき微分方程式が得られる．これを解くと

$$\log_e N(x) = C - \mu x \quad (C：積分定数)$$
$$\therefore N(x) = e^C \cdot e^{-\mu x} \tag{2.33}$$

となる．$x=0$ での $N$ は入射光子数 $N_0$ であるから，$e^C = N_0$ となる．以上からX線の減弱法則

$$N(x) = N_0 e^{-\mu x} \tag{2.34}$$

が導かれる．これをX線減弱の指数関数則（exponential low）といい，$\mu$ を線減弱係数（linear attenuation coefficient；単位は $m^{-1}$）という．線減弱係数は物質の密度に比例するが，これを密度で除すと，密度に依存しない量となる．式(2.30)から

$$\frac{\mu}{\rho} = \frac{N_A}{A} {}_a\sigma_{tot} \tag{2.35}$$

これを質量減弱係数（mass attenuation coefficient；単位は $m^2 \cdot kg^{-1}$）という．質量減弱係数は各相互作用ごとに定義され，それらの総和の式(2.35)がX線の減弱

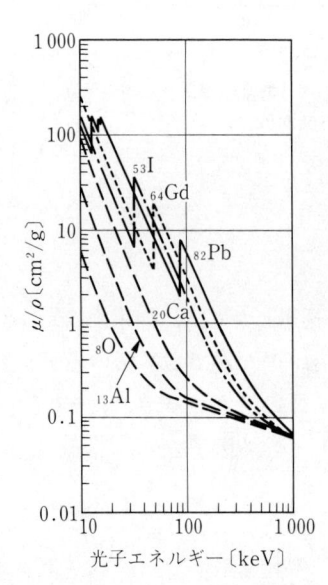

**図2.17** 全質量減弱係数の例

を特徴づける。これを全質量減弱係数という。図 2.17 に全質量減弱係数の例を示す。

$$\frac{\mu_\tau}{\rho}=\frac{N_A}{A}{}_a\tau \qquad 質量光電減弱係数$$

$$\frac{\mu_{coh}}{\rho}=\frac{N_A}{A}{}_a\sigma_{coh} \qquad 質量干渉性散乱減弱係数$$

$$\frac{\mu_{incoh}}{\rho}=\frac{N_A}{A}{}_a\sigma_{incoh} \qquad 質量非干渉性散乱減弱係数$$

〔2〕 化合物・混合物の減弱係数

式(2.30)中の $N_A/A$ は単位質量中の原子数である。したがって，質量減弱係数は単位質量当りの衝突断面積の総和である。このことから，元素 $i$ の原子組成比が $Q_i$ である化合物の $\mu/\rho$ は，単体の質量減弱係数から計算できる。1 mol の原子衝突断面積の総和を分子量 $M$ で除すと

$$\left(\frac{\mu}{\rho}\right)_{mix}=\frac{N_A\sum_i Q_i{}_a\sigma_i}{\sum_i Q_iA_i}$$

となる。式(2.30)から ${}_a\sigma_i$ を質量減弱係数で表して代入すると

$$\left(\frac{\mu}{\rho}\right)_{mix}=\frac{\sum_i Q_iA_i(\mu/\rho)_i}{M}=\sum_i P_i(\mu/\rho)_i \tag{2.36}$$

$$ただし \quad P_i=\frac{Q_iA_i}{M} \quad （質量含有率）$$

が得られる。この式は混合則（mixture rule）と呼ばれ，混合物に対しても使える。

低原子番号元素の化合物や混合物の全質量減弱係数 $\mu/\rho$ を近似計算で求める方

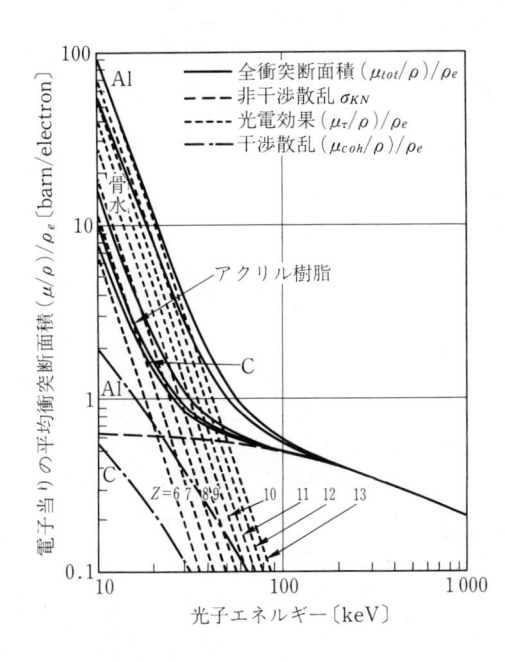

図 2.18 化合物・混合物の電子衝突断面積

法がある．図 2.18 に示すように，$\mu_{coh}$ は小さく近似計算では無視できる．高エネルギー領域では $\mu_{incoh}$ が主体となる．このとき，$_a\sigma_{incoh}$ は $\sigma_{KN}$ の $Z$ 倍で近似できる．$S(x, Z)$ が問題となる低エネルギー領域では $\mu_\tau/\rho$ が主体となるので，近似計算では無視できる．したがって $\mu_{incoh}$ は

$$\frac{\mu_{incoh}}{\rho} = \frac{N_A}{A} {}_a\sigma_{incoh} \approx N_A \frac{Z}{A} \sigma_{KN}$$

と $Z/A$ のみに依存する．この値は水素以外の元素では $Z/A$ の値はほぼ $1/2$ であり，元素による差異はほとんどない．$\mu/\rho$ の計算では，元素組成から計算される単位質量当りの電子数 $\rho_e$ を使う．

$$\left(\frac{\mu_{incoh}}{\rho}\right)_{mix} \approx \rho_e \sigma_{KN}(h\nu) \tag{2.37}$$

ただし  $\rho_e = N_A \dfrac{\sum_i Q_i Z_i}{\sum_i Q_i A_i}$

低原子番号元素では，原子光電断面積は $Z$ のおよそ 4 乗に比例し，$h\nu$ のおよそ 3.2 乗に反比例する．その比例定数を $C_\tau$ として，電子当りの平均断面積 ${}_e\tau$ を

$$\frac{(\mu_\tau/\rho)}{\rho_e} = {}_e\tau \approx C_\tau \frac{Z^3}{(h\nu)^{3.2}}$$

と近似すると，元素 $i$ に属する電子数の割合を $q_i$ として，化合物の質量光電減弱係数は

$$\left(\frac{\mu_\tau}{\rho}\right)_{mix} \approx \rho_e C_\tau (h\nu)^{-3.2} \sum_i q_i Z_i^3 \tag{2.38}$$

表 2.2 化合物，混合物の実効原子番号

| | 元素 | 空気 | 水 $H_2O$ | 筋肉 | 骨 | 脂肪 | ポリスチレン $C_8H_8$ | アクリル樹脂 $C_5H_8O_2$ |
|---|---|---|---|---|---|---|---|---|
| 組成　質量百分率 | $_1$H | | 11.2 | 10.20 | 6.4 | 11.20 | 7.74 | 8.05 |
| | $_6$C | | | 12.30 | 27.8 | 57.32 | 92.26 | 59.98 |
| | $_7$N | 75.5 | | 3.50 | 2.7 | 1.10 | | |
| | $_8$O | 23.2 | 88.8 | 72.89 | 41.0 | 30.31 | | 31.96 |
| | $_{11}$Na | | | 0.08 | | | | |
| | $_{12}$Mg | | | 0.02 | 0.2 | | | |
| | $_{15}$P | | | 0.20 | 7.0 | | | |
| | $_{16}$S | | | 0.20 | 0.2 | 0.006 | | |
| | $_{18}$Ar | 1.3 | | | | | | |
| | $_{19}$K | | | 0.30 | | | | |
| | $_{20}$Ca | | | 0.007 | 14.7 | | | |
| $\rho_e \times 10^{26}$ [$g^{-1}$] | | 3.006 | 3.343 | 3.480 | 4.270 | 3.180 | 3.238 | 3.248 |
| $Z_{eff}$* | | 7.63 | 7.42 | 7.42 | 11.1 | 6.30 | 5.70 | 6.47 |
| $\rho$ [$g \cdot cm^{-3}$] | | 0.0012 | 1.00 | 1.05 | 1.330 | 0.950 | 1.044 | 1.18 |

＊ $Z$ の指数を 2.94 として計算した値

ただし $q_i = \dfrac{Q_i Z_i}{\sum_i Q_i Z_i}$

となり，$\mu/\rho$ は式(2.39)で近似できる。

$$\left(\dfrac{\mu}{\rho}\right)_{mix} \approx \rho_e \left\{\sigma_{KN}(h\nu) + C_\tau \dfrac{Z^3_{eff}}{(h\nu)^{3.2}}\right\} \tag{2.39}$$

ただし $Z_{eff} = \sqrt[3]{\sum_i q_i Z_i^3}$ (2.40)

式(2.40)で定義される $Z_{eff}$ を実効原子番号という。生体を構成する $_{20}$Ca までの元素については，式(2.39)，(2.40)における $Z$ の指数 3 を，2.94 とするとよりよい近似になるといわれている。**表 2.2** に実効原子番号の例を示す。水は実効原子番号が近い筋肉とほぼ同じ減弱を呈する。同様に，アクリル樹脂は脂肪と，そしてアルミニウムは骨と等価な減弱と散乱を呈する。密度の違いは，それに反比例する厚さで補正すればよい。減弱や散乱の実験では，正確な組成が既知の物質を使うほうが再現性の点で好ましい。生体の代わりに用いる，入手しやすく取り扱いが容易な物質で作った被照射体をファントム（phantom）という。

〔3〕 **放射線の量**

**光子フルエンス**（photon fluence） 光子の空間的密度を表す量である。**図 2.19**（a）のように，面積 $S$ の平面に $N$ 個の光子が入射したとき，$N/S$ を面フルエンス（planner fluence）という。単位は m$^{-2}$ である。面フルエンスは図（b）のように面の角度で値が異なる。光子が多方向から入射するときは，図（c）のように，半径 $r$ の球に入射した光子数 $N$ を球の大円の面積 $S$ で除した，球フルエンス（spherical fluence）$\bar{\phi} = N/S$ を使う。有限の大きさの球では，$\bar{\phi}$ は球内の平均値を表す。空間内の点 P の球フルエンス $\phi$ は，P を含む球の半径を無限小にする極限値で定義される。

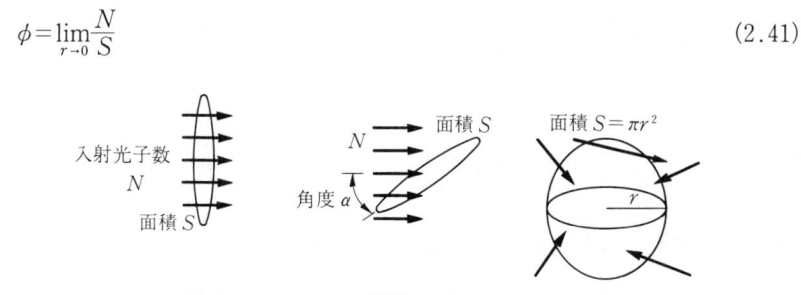

$$\phi = \lim_{r \to 0} \dfrac{N}{S} \tag{2.41}$$

(a) 面フルエンス $\phi = N/S$
(b) 垂直入射でないとき $\phi = N/S\cos\theta$
(c) 球フルエンス

**図 2.19** 光子フルエンス

**エネルギーフルエンス**（energy fluence） 上記と同様に，球に入射した光子エネルギーの総和を $S$ で除した量である。

$$\phi_e = \lim_{r \to 0} \dfrac{\sum_i h\nu_i}{S} \quad (i はすべての入射光子についてとる) \tag{2.42}$$

入射光子エネルギー $h\nu$ が単一のとき（単色X線）は，エネルギーフルエンスは光子フルエンスに $h\nu$ を乗じた値となる。単位は $Jm^{-2}$ である。エネルギーフルエンスの時間微分をエネルギーフルエンス率といい，単位は $Jm^{-2}s^{-1}$ である。通常X線強度という場合，このエネルギーフルエンス率を意味する。

**カーマ**（kerma）　媒質中の体積要素 $dV$ 内で発生した二次電子の運動エネルギー $T_i$ の総和を，$dV$ 内の媒質の質量 $m$ で除した量である。

$$K = \lim_{dV \to 0} \frac{\sum_i T_i}{m} \quad (i \text{ はすべての二次電子についてとる}) \tag{2.43}$$

kerma は <u>k</u>inetic <u>e</u>nergy <u>r</u>eleased in <u>ma</u>terial の頭文字をとった造語である。単位は $Jkg^{-1}$ である。この特別単位として Gy（グレイ）を使う。カーマの時間微分をカーマ率といい，単位は $Gys^{-1}$ である。単色X線のとき，カーマとフルエンスの間にはつぎの関係がある。

$$K = \frac{N}{S} h\nu \frac{\mu_{tr}}{\rho} = h\nu \phi \frac{\mu_{tr}}{\rho} = \phi_e \frac{\mu_{tr}}{\rho} \tag{2.44}$$

光子フルエンスが同じでも，カーマは媒質によって異なるので，媒質を明記して使う。

**吸収線量**（absorbed dose）　媒質中の体積要素 $dV$ 内で吸収されるエネルギーの総和 $E$ を，$dV$ 内の媒質の質量 $m$ で除した量である。

$$D = \lim_{dV \to 0} \frac{\sum_i E_i^{in} - \sum_j E_j^{out} - Q}{m} \tag{2.45}$$

ここで，$i$ は $dV$ に入射するすべての粒子（近傍で発生した二次電子も含む）についてとり，$j$ は $dV$ から出ていくすべての粒子についてとる。$Q$ は相互作用で生じた静止エネルギーの変化の総和（診断X線ではゼロ）である。単位は $Jkg^{-1}$ で，特別単位として Gy（グレイ）を使う。

診断X線によって発生する二次電子の組織中の飛程はたかだか $100\,\mu m$ なので，$dV$ 中で発生した二次電子はすべて $dV$ 中で静止すると考えても支障はない。このとき，吸収線量はカーマに等しくなる。放射線作用の程度は，ほとんどの現象において吸収線量に比例する。したがって，吸収線量の評価は，放射線を利用する技術の研究では最も基礎的な事項である。

**照射線量**（exposure）　X線，$\gamma$ 線についてのみ使われる量で，乾燥空気の体積要素 $dV$ 内で発生した二次電子がすべて空気中で運動エネルギーを失って静止したとき，発生するイオンの正または負どちらか一方の電荷の総和 $q$ を，$dV$ 内の空気の質量 $m$ で除した値と定義される。

$$X = \lim_{dV \to 0} \frac{q}{m} \tag{2.46}$$

単位は $Ckg^{-1}$ である。照射線量の時間微分を照射線量率といい，単位は $Ckg^{-1}s^{-1}$ である。SI単位系が施行される前は，照射線量の特別単位として R（レントゲン）

が使われていた。1 R は $0.258\,\mathrm{mCkg^{-1}}$ である。

乾燥空気が電離して一対のイオンを生成するのに費やす平均エネルギー（$W$ 値）は，二次電子の運動エネルギーによらず，$33.85\,\mathrm{eV}$ と一定である。このことから，照射線量と空気カーマ，フルエンスの間には，つぎの関係式が成り立つ。

$$X = \frac{e\Delta E}{W\Delta m} = \frac{e}{W}K_{air} = \frac{e}{W}\left(\frac{\mu_{tr}}{\rho}\right)_{air}\phi_E \tag{2.47}$$

単色X線のとき，式(2.47)から場のエネルギーフルエンスが計算できる。この値を式(2.44)に代入すれば，照射線量を測定した点に任意の媒質 med を置いたときの吸収線量は

$$D_{med} = \frac{(\mu_{en}/\rho)_{med}}{(\mu_{tr}/\rho)_{air}}\frac{W}{e}X = \frac{(\mu_{en}/\rho)_{med}}{(\mu_{tr}/\rho)_{air}}K_{air} \tag{2.48}$$

と計算される。この式は，電離箱などの実用的な測定器で実測される照射線量から吸収線量を評価するときに使う重要な式である。

**図 2.20** に $(\mu_{en}/\rho)_{med}/(\mu_{tr}/\rho)_{air}$ の例を示す。実効原子番号が空気のそれに近い物質はほぼ一定の値となるが，高原子番号物質では，光電効果が主要な低エネルギー領域では大きな値となり，空気よりも実効原子番号が小さな物質では小さな値となる。高原子番号の元素を含む蛍光体の発光量を照射線量当りの値で測定すると，K吸収端の存在により，複雑な光子エネルギーに対する依存性が観察される。

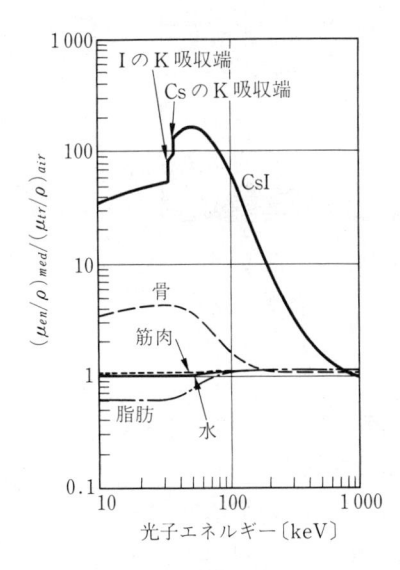

図 2.20 対空気質量エネルギー吸収係数比

### 2.2.3 X線画像の形成過程

〔1〕 X線撮影に用いるX線場の性質

通常のX線診断では，X線管で発生させる連続スペクトルの制動放射線を使う。管電圧がターゲットのK吸収端（タングステンでは $69.51\,\mathrm{keV}$）よりも高いときは，特性X線の線スペクトルが重なる。このスペクトルを決める主要な因子は，

管電圧 $V$ とその波形，濾過物質とその厚さ $x$，ターゲット物質とその角度 $\alpha$（図 2.1（a）参照）である。**図 2.21** に X 線スペクトルの例を示す。線束内の 1 点における mAs 当りの光子フルエンススペクトルを $\phi(E)$ とすると，mAs 当りの空気カーマ $K$ は，管電圧を V として

$$K=\int_0^{eV} \phi(E) E\left(\frac{\mu_{en}(E)}{\rho}\right)_{air} dE \tag{2.49}$$

である。この X 線束に厚さ $x$ の濾過板を挿入すると，**図 2.22** に示すようにスペクトルは変化し，空気カーマは

$$K(x)=\int_0^{eV} \phi E\left(\frac{\mu_{en}}{\rho}\right)_{air} \exp\{-\mu(E)x\} dE \tag{2.50}$$

に減弱する。減弱前後の空気カーマの比 $A(x)=K(x)/K_0$ を減弱率（attenuation factor）という。

$$A(x)=\frac{1}{K_0}\int_0^{eV} \phi E\left(\frac{\mu_{en}}{\rho}\right)_{air} \exp(-\mu x) dE \tag{2.51}$$

ただし，$K_0=\int_0^{eV} \phi E\left(\frac{\mu_{en}}{\rho}\right)_{air} dE$

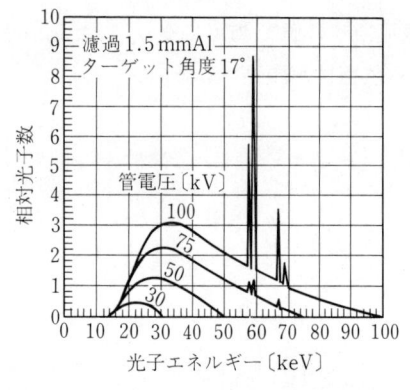

タングステン焦点，定管電圧
**図 2.21** X 線スペクトルの例

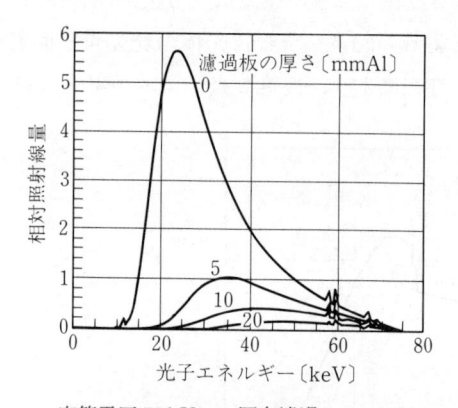

定管電圧 75 kV　　固有濾過 1.5 mmAl
**図 2.22** X 線減弱に伴うスペクトルの変化
タングステン焦点 17°

$A(x)$ の変化をグラフ（通常片対数）に描いたものを減弱曲線（attenuation curve）という。**図 2.23** に図 2.22 のスペクトルの減弱曲線を示す。

X 線の透過性の強さを線質（beam quality）という。定性的には透過性が強い X 線を"硬い"（hard）といい，透過性が弱い X 線を"軟らかい"（soft）という。定量的には減弱曲線の勾配が線質の指標となる。空気カーマを 1/2 に減弱する濾過板の厚さを半価層（half value layer：$HVL$）といい，実用的な線質の指標である。また，半価層が同じ単色 X 線の光エネルギーを実効エネルギーという。すなわち

$$\mu(E_{eff})=\frac{\log_e 2}{HVL} \tag{2.52}$$

となる $E_{eff}$ である。この値は，実測した半価層から $\mu$ を求め，図 2.17 のグラフ

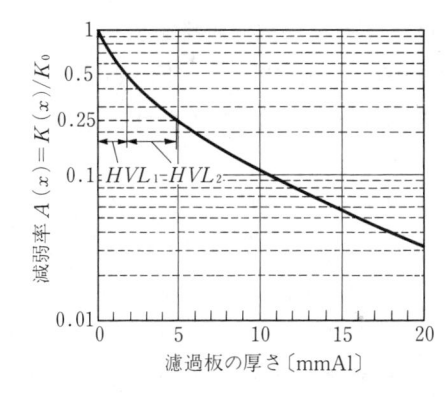

**図 2.23** アルミニウム減弱曲線

から読み取る。

単色 X 線の減弱曲線は減弱係数を勾配とする直線となるが，制動放射線の減弱曲線は曲線となる。この理由は図 2.22 でスペクトルの変化を見れば理解できる。減弱に伴い軟らかい X 線は早く吸収され，硬い X 線が残るため，減弱曲線の接線の勾配は小さくなる。この現象を線質硬化（beam hardening effect）という。空気カーマが 1/2 から 1/4 に減弱する厚さを第二半価層（second half value layer：$HVL_2$）という。線質硬化の程度を表す指標として，第一半価層の第二半価層に対する比が使われる。

$$H = \frac{HVL_1}{HVL_2} \leq 1.0 \tag{2.53}$$

これを均等度（homogeneity coefficient）という。単色 X 線では $H=1.0$ となり，スペクトルの広がりが大きいほど $H$ の値は小さくなる。また，実効エネルギーの最大エネルギーに対する比を線質指標（quality index）という。

$$QI = \frac{E_{eff}}{\text{eV}} \leq 1.0 \tag{2.54}$$

線質硬化のため，厚い被写体のコントラストは低下する。また CT 撮影では，同じ組織の CT 値が骨に囲まれた部分で高くなったり，同心円状のアーチファクトが生じたりする。

図 2.24 はいくつかの管電圧とターゲット角度について減弱曲線を比較したものである。管電圧が高いほど，強く硬い X 線が発生する。ターゲット角度が小さい

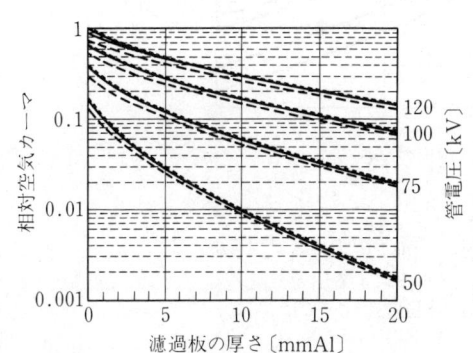

ターゲット角度：10°----　17°——　22°······
縦軸は 22°，120 kV による空気カーマを 1 とした相対値。50 kV では，17° と 22° との相違はほとんどない。

**図 2.24** 管電圧・ターゲット角度による減弱曲線の相違

とX線は若干弱いが，線質は少し硬い。濾過が十分に厚い部分の減弱曲線はほとんど直線となり，その勾配は管電圧とその波形のみに依存し，濾過厚やターゲット角度にはほとんど依存しなくなる。このことは，X線装置の品質管理で使われる非接触型管電圧計の原理に利用されている。

ターゲット角度 $\alpha$ によるX線強度と線質の相違は，ターゲット内部でのX線の吸収に起因している。$\alpha$ が小さいX線管では，ターゲット内部で発生したX線のターゲット表面に出るまでの減弱行路長が長いので，厚い濾過を施したと同様に，線質は硬く強度は弱い。同じ現象が一つの照射野内でも生じている。ターゲット内の減弱行路長は線束主線と比較して，陽極側では長く，陰極側では短い。したがって，**図2.25**[2)]のように，陽極側では相対的に線質は硬く強度は弱く，陰極側では線質は軟らかく強度は強い。この現象をヒール効果（heel effect）という。ターゲット角度が小さな管球ほど，ヒール効果は強く現れる。破線のように濾過板を施すと，陰極側の減弱がより大きいので，強度分布の勾配は改善される。

交流電源を変圧器で昇圧，整流した管電圧波形では，リップルのため高エネルギー部分の光子数が少ない。リップル率は高圧ケーブルの静電容量と管電流に依存す

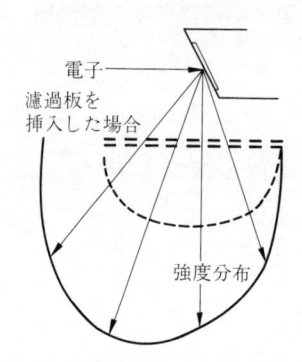

図2.25　ヒール効果

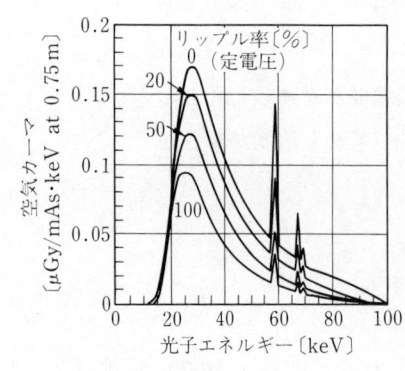

ターゲット：W 17°
固有濾過：1.5 mmAl
ピーク管電圧：100 kV

図2.26　リップル率によるスペクトルの相違

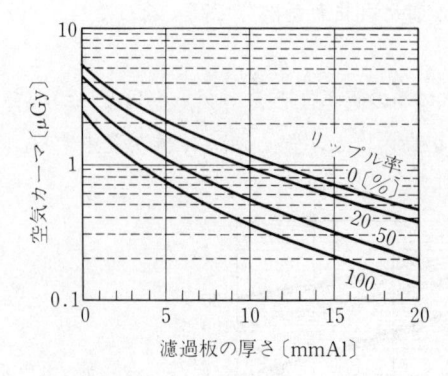

ターゲット：W 17°
固有濾過：1.5 mmAl
ピーク管電圧：100 kV

図2.27　リップル率による出力と減弱曲線の相違

る。管電流が小さいときは，静電容量によって波形は平滑化されて定電圧のスペクトルに近づく。高圧ケーブルが長い装置は，平滑化効果はより大きい。しかし，管電流を増すとリップル率は増加するので，線質は軟らかくなる。三相電源の装置では，6ピーク整流でも最大リップル率は14％であるから，線質の変化は単相電源よりもはるかに小さい。三相12ピーク整流装置の最大リップル率は3.4％であるので，ほとんど定電圧と考えてもよい（図2.26，図2.27）。

## ノート

### 減弱曲線の測定法

X線の減弱曲線を測定するとき，図2.28のような広い線束（broad beam）で測定すると，散乱線が検出器に入射して，本来の値よりも大きな値が測定される。したがって，半価層は実際よりも厚く評価される。この誤差を避けるためには，できるだけ小さな検出器を使い，細い線束（narrow beam）で測定すべきである。また，減弱板-検出器間距離を大きくとる。高精度の測定が必要なときは，広い線束から漸次細くして測定を行い，線束径→0の外挿値を採用する。散乱線の影響がない測定配置をgood geometryという。

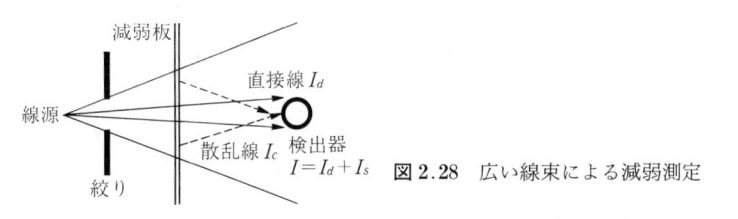

図2.28 広い線束による減弱測定

〔2〕 X線コントラストの形成

図2.29に示すように，一様な照射野中に被写体を置くと，その構造に従って場所による透過X線強度の差異が生じてX線像となる。被写体によって生じた，X線強度の差の絶対値 $|\Delta I|$ のX線強度 $I$ に対する比をX線コントラストという。

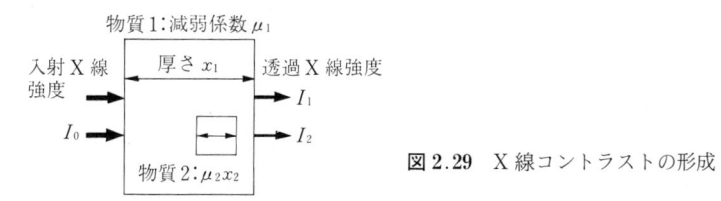

図2.29 X線コントラストの形成

減弱係数 $\mu_1$，厚さ $x_1$ の媒質中に，減弱曲線 $\mu_2$，厚さ $x_2$ の構造がある被写体を単色X線で撮影するとき，そのX線コントラスト $C_{12}$ は

$$C_{12} = \frac{|I_1 - I_2|}{I_1} = \left| 1 - \frac{I_0 \exp\{-\mu_1(x_1 - x_2) - \mu_2 x_2\}}{I_0 \exp(-\mu_1 x_1)} \right|$$

$$= |1 - \exp\{(\mu_1 - \mu_2) x_2\}| \tag{2.55}$$

となる。周囲の物質との減弱係数の差が大きいほど，また厚い構造物ほどX線コントラストは大きくなり，その存在を認識しやすいX線像となる。したがって，

同じ被写体でも軟らかいX線のほうがコントラストは大きくなる。しかし，過度に軟らかいX線では被写体による減弱が著しくなり，患者の被曝線量が増大するので，得られる情報による利益と被曝による損失との釣り合いによって，使用するX線の線質が選ばれる。

エネルギーフルエンススペクトルが $\phi_E$ である白色X線のコントラストは，各エネルギーにおける単色X線のコントラストを透過X線スペクトルで加重平均したものとなる。

$$C_{12} = \left| 1 - \frac{\int \phi_E \exp(-\mu_1 x_1) \exp\{(\mu_1 - \mu_2)x_2\} dE}{\int \phi_E \exp(-\mu_1 x_1) dE} \right| \quad (2.56)$$

一つの被写体のX線像を，同じ幾何学的配置で二つの異なる線質のX線で撮影すると，同じ減弱経路について，二つの減弱率が得られる。$y = x_1 - x_2$ と表せば

線質 L により $\quad -\log_e\left(\dfrac{I}{I_0}\right)_L = \mu_{2L} x_2 + \mu_{1L} y \quad$ (2.57-1)

線質 H により $\quad -\log_e\left(\dfrac{I}{I_0}\right)_H = \mu_{2H} x_2 + \mu_{1H} y \quad$ (2.57-2)

この連立方程式を $x_2$ と $y$ について解けば，$D = \mu_{2L}\mu_{1H} - \mu_{1L}\mu_{2H}$ として

$$x_2 = \frac{\mu_{2H}}{D} \log_e\left(\frac{I_0}{I}\right)_L - \frac{\mu_{1H}}{D} \log_e\left(\frac{I_0}{I}\right)_H \quad (2.58\text{-}1)$$

$$y = -\frac{\mu_{1L}}{D} \log_e\left(\frac{I_0}{I}\right)_L - \frac{\mu_{2L}}{D} \log_e\left(\frac{I_0}{I}\right)_H \quad (2.58\text{-}2)$$

となる。これは，骨ミネラルの定量に利用されている。また

$$x_1 = x_2 + y = \frac{\mu_{2H} - \mu_{1L}}{D} \log_e\left(\frac{I_0}{I}\right)_L + \frac{\mu_{2L} - \mu_{1H}}{D} \log_e\left(\frac{I_0}{I}\right)_H \quad (2.58\text{-}3)$$

の演算を画面すべての画素で行えば，物質2を物質1で置換した画像が得られ，肺野から肋骨の陰影を消去した画像などが作れる。このような，異なる線質の2枚の画像から，演算でさまざまな画像を得る技術を，エネルギーサブトラクション (dual energy subtraction) という。

〔3〕 散乱X線の影響

被写体内では，コントラストを形成する減弱のほかに，散乱X線が発生する相互作用も起きる。散乱線強度は，ほぼ一様に分布するので，コントラストを低下させる（図2.30）。散乱線強度を $I_s$ とすると，散乱線を含む画像のコントラスト $C_{s12}$ は式(2.59)で計算される。

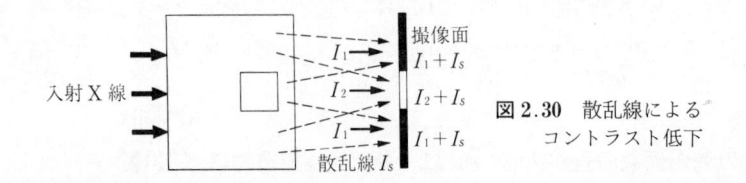

図2.30 散乱線によるコントラスト低下

$$C_{s12} = \frac{|I_1 - I_2|}{I_1 + I_s} = \frac{|I_1 - I_2|}{I_1} \frac{I_1}{I_1 + I_s} = C_{12}\left(1 - \frac{I_s}{I_1 + I_s}\right) \tag{2.59}$$

この低下率は散乱線の含有率 $I_s/(I_1+I_s)$ で決まる。散乱線含有率は照射野が広いほど，また被写体が厚いほど増大し，厚さ 20 cm の被写体で 30 cm×30 cm の照射野では，60 % を超える。

散乱線によるコントラスト低下を防ぐために，散乱線除去グリッド（anti-scatter grid）が使われる。図 2.31 にその原理を示す。厚さ 0.05 mm 程度の鉛やタングステンの箔と X 線透過性の高いアルミニウムやカーボンファイバなどの中間物質とを交互に並べたものである。中間物質の厚さを $D$，グリッドの厚さを $h$ とすると，散乱線除去率はグリッド比 $D:h$ によって決まる。散乱 X 線の入射方向を図のように $(\theta, \phi)$ で表せば

$$\frac{\sin\theta\cos\phi}{\cos\theta} < \tan\Theta = \frac{D}{h} \tag{2.60}$$

であるような光子が透過する。グリッド比が 1：5 から 1：14 のものが使われる。グリッド周期 $p$ は通常その逆数で表され，30〜60 本/cm 程度である。グリッド 1 枚では，$\phi \fallingdotseq 90°$ 方向に散乱された X 線は除去できない。より厳重な散乱線除去が必要なときは，格子方向を直角に 2 枚重ねたクロスグリッドが使われる。観察対象の大きさがグリッド周期に近いときは，X 線曝射中にグリッドを $x$ 方向に動かして格子縞をぼかす。このようなグリッドの使用法をブッキー（Bucky）法という。

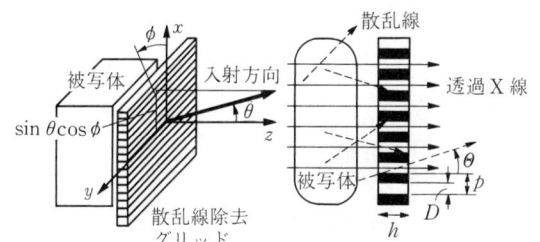

**図 2.31** 散乱線除去グリッドの原理

比較的薄い被写体では，グリッドを使わずに，撮像面を被写体から離すことも有効である。この方法はエアギャップ（air gap）法，あるいはグレーデル（Groedel）法と呼ばれる。散乱線強度は被写体からの距離のほぼ 2 乗に反比例して減少するのに対して，透過 X 線強度は焦点からの距離の 2 乗に反比例して減少する。このため，被写体-撮像面間距離が焦点撮像面間距離の 20 % 程度までは，急速に散乱線含有率が低減する。しかし，あまり離すと焦点の半影により鮮鋭度が低下するので，被写体-撮像面間は 20 cm 程度で撮影される。

CT 撮影でも散乱線はアーチファクトの原因となる。一様なファントムを撮影した場合，撮影野の中心部と辺縁部で CT 値が異なるなどの現象が生じる。

〔4〕 幾何学的因子

X 線像は，点線源による影絵であるため，必ず像は拡大している。被写体を平

面と仮定したとき，その面を被写体面（object plane）といい，フィルムなどの撮像面を画像面（image plane）という。画像の拡大率 $L$ は，線源-被写体間距離（source-object distance：$SOD$）と線源-画像間距離（source-image distance：$SID$）の比で決まる。

$$L = \frac{SID}{SOD} \tag{2.61}$$

図 2.32[3]（a）のような正方形 ABCD の被写体を撮影したとき，図（b）のように被写体面，画像面がともに主線に対して垂直なら，画像 A′B′C′D′ は ABCD と相似形となる。

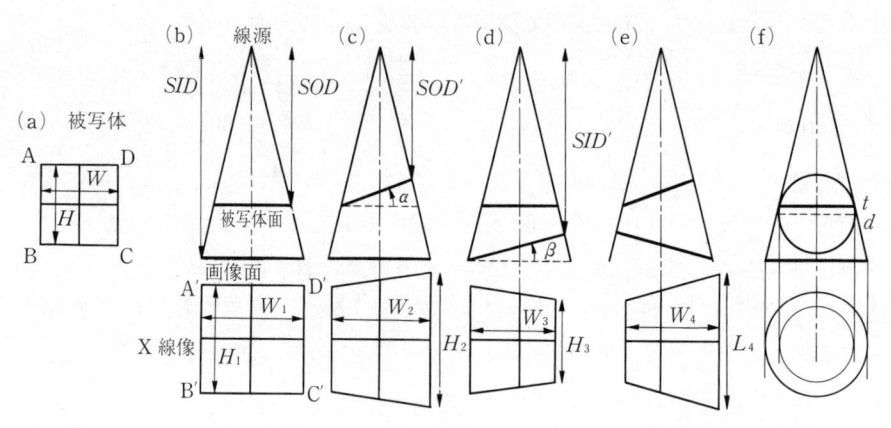

**図 2.32** 拡大に伴う X 線像のひずみ

図（c）のように，被写体が角度 $\alpha$ 傾き，辺 CD の $SID$ が $SID'$ になると，画像の $C'D' = H_2$ は

$$H_2 = H\frac{SID}{SOD'} = H\frac{SID}{SOD - W\sin\alpha} \approx HL\left(1 + \frac{W\sin\alpha}{SOD}\right) \tag{2.62}$$

となり，A′B′C′D′ は ABCD とは相似形にならない。これを幾何学的ひずみ（geometrical distortion）という。画像の幅 $W_2$ もつぎのようになる。

$$W_2 \approx WL\left(\cos\alpha + \cos\alpha\frac{W\sin\alpha}{SOD} + \frac{W\sin\alpha}{2SOD}\right) \tag{2.63}$$

図（d）のように，画像面 $\beta$ が傾くと，辺 A′D′ は

$$H_3 = HL\frac{\sin\gamma}{\cos\beta\sin\gamma + \cos\gamma\sin\beta} \approx HL\frac{1}{\cos\beta}$$

ただし $\tan\gamma = \frac{2SOD}{W}$ \hfill (2.64)

となり，画像の幅 $W_3$ はつぎのようになる。

$$W_3 \approx WL\left(1 - \frac{W\tan\beta}{SOD}\right) \tag{2.65}$$

球を撮影したとき，画像の半径は球の大円 $d$ の陰影ではなく，大円よりも少し線源側に寄った小円 $t$ の陰影となっている。

画像の鮮鋭度は，焦点が有限の大きさを持つために生じる，半影（penumbra）

によって損なわれる。図 2.33 のように辺縁が直線で完全に X 線不透過性の被写体を撮影すると，X 線は画像面の点 A より左には到達せず，点 B より右には一様な X 線が到達する。AB の中間部分が半影である。半影のため，理想的には太さのない直線となるべき辺縁が幅 $P$ の帯にぼける。これを幾何学的不鮮鋭（geometrical unsharpness）という。半影の広がり $P$ は，焦点の大きさ $FS$（通常 0.3～4 mm）と，被写体-画像間距離 $OID$ と $SOD$ の比で決まる。

$$P = FS \frac{OID}{SOD} \tag{2.66}$$

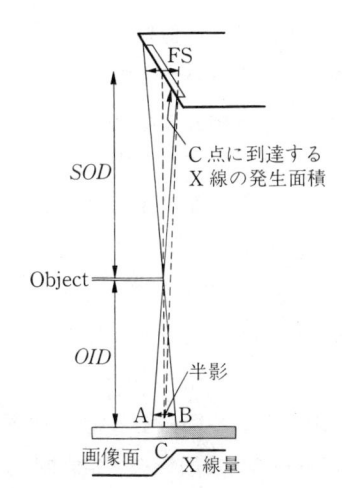

**図 2.33** 幾何学的不鮮鋭

$P$ を小さくするためには，小焦点を使い，$SOD$ を遠く，$OID$ を近くする。X 線撮影は身体内部の臓器の描出が目的であるから，体表からの深さが可能な最小 $OID$ である。小焦点管は，ターゲット放熱率の制限から十分な X 線強度が得にくく，$SOD$ が遠いと逆 2 乗則により X 線強度が低下する。この結果，曝射時間が延びて体動によるぼけが生じやすくなる。これらの因子を考慮して，撮影の幾何学的条件が決められる。

解像度の低い撮像系では，拡大撮影は微細構造の描出にある程度までは有効である。大きさ $W$ の構造は式(2.67)で拡大されて $w$ となる。$w$ の $P$ に対する比が有効な拡大率の目安となる。

$$w = W \frac{OID + SOD}{SOD} \tag{2.67}$$

$$\frac{w}{P} = \frac{W}{FS}\left(1 + \frac{SOD}{OID}\right) \tag{2.68}$$

この値が 3 以上でないと，構造は半影に隠れて，かえって観察しにくくなる。したがって，焦点と同程度の大きさの構造を描出しようとするときは，1.5 倍程度が有効な拡大率の上限である。

図 2.1（d）に示した焦点のピンホール像は，焦点よりも十分に小さな穴（点像）のぼけ像の 2 次元的広がりを表す。このぼけ像の X 線コントラストを位置の

関数として表し，全体の積分値を 1 に規格化した関数 $PSF(x, y)$ を，点像広がり関数（point spread function）という．無限小の理想的焦点で形成されるはずの画像を $f(x, y)$ とすると，実際に形成される画像 $g(x, y)$ は

$$g(x, y) = \iint_{-\infty}^{+\infty} f(\xi, \eta) PSF(\xi-x, \eta-y) d\xi d\eta$$

ただし  $\iint_{-\infty}^{+\infty} PSF(\xi, \eta) d\xi d\eta = 1$ \hfill (2.69)

となる．このような積分を畳込み積分（convolution）という．

〔5〕 **撮像媒体中の潜像形成**

このようにして，被写体の構造によって変調された X 線画像は撮像媒体に入射するが，ここでも画質を劣化させる現象が多くある．多くの画像モダリティでは，X 線を蛍光板で可視光に変換するが，蛍光面に 1 個の光子が入射した場合でも，点像とはならない．光子を吸収した蛍光体結晶はそれ全体が光るので，結晶の大きさに広がる．X 線吸収の大部分は光電効果によるが，このときに発生する特性 X 線は，近傍の結晶に吸収されてその結晶を発光させる．増感紙-フィルム系では，蛍光がフィルムに到達するまでに，蛍光体層の中で拡散する．蛍光板を用いる半導体撮像素子でも同様のことが起きる．これらの現象をいかに制御するかが，撮像系の解像度を高める技術の要点である．

画質特性のもう一つの重要な因子はノイズ（noise）である．X 線光子と物質の相互作用は確率的過程であり変動が伴う．一定強度の線源からの放射線を一定時間計数して，$N$ 個の粒子を検出したとする．つぎにまったく同じ条件で計測しても，まったく同じ値になることはまれである．計測を多数回繰り返して計数値の度数分布をとると，ポアソン（Poisson）分布になる．平均 $N$ 個検出するような計測では，その標準偏差は $\sqrt{N}$ になる．変動係数 $CV$ は

$$CV = \frac{\sqrt{N}}{N} = \frac{1}{\sqrt{N}} \hfill (2.70)$$

となる．したがって，一様な X 線で曝射された撮像媒体の画素ごとに吸収した光子数が例えば平均 10 000 個のときは，1% の画素値の変動は不可避である．この X 線の吸収過程で生じる確率的なまだらを，量子ノイズ（quantum noise）あるいは量子モトル（quantum mottle）という．

これに，写真フィルムの黒化銀粒子や蛍光体結晶の，分散の偏りで生じる構造モトル（structural mottle），そして蛍光体の感度むらや画素間の感度むら，電子回路で生じる雑音などが加わる．ノイズに関する開発の目標は，これらのノイズの総和を，量子ノイズの程度，あるいはそれ以下に制御することである．

## ノート

**撮像系の画質特性の評価法**

撮像系の解像力を評価する基本概念は，半影によるぼけを評価したと同様に，$PSF$ である。増感紙-フィルム系などの方向依存性のない撮像系では，細いスリット像を撮影して，その広がりを評価する。この広がりを表す関数を，線像広がり関数（line spread function：$LSF$）という。これは，$PSF$ を直線に沿って積分したものである。

$$LSF(x) = \int_{-\infty}^{+\infty} PSF(x, \eta) \, d\eta = 1 \tag{2.71}$$

撮像系の解像力性能は，一般には，$LSF$ をフーリエ変換した，変調伝達関数（modulation transfer function：$MTF$）で表示される。

ノイズの評価法としては，RMS 粒状度（granularity）と，ノイズパワースペクトル（noise power spectrum：Wiener spectrum ともいう）がある。前者は，一様な X 線曝射で得た画面を，一定面積（通常は $\phi 50 \, \mu$m）で走査したときの RMS 変動値，あるいは画素値の標準偏差を示す。後者は，ノイズ強度の空間周波数分布を示すものである。

鮮鋭度やノイズなど物理的画質特性を評価する方法の詳細については，他章に委ねる。

# 3

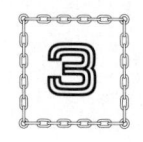

# 画像センサと画像増強

## 3.1 蛍 光 板[1)~3)]

### 3.1.1 蛍光板の歴史

蛍光板（fluorescent screen）の歴史は，Roentgen博士がX線を発見するきっかけとなった白金シアン化バリウム蛍光体を用いた蛍光板を，X線透視の手段として用いたことから始まった。しかし，高価でありかつ化学的に不安定であったために，これに代わるべき蛍光体としてケイ酸亜鉛，マンガンやタングステン酸カドミウムが開発された。しかし，前者はX線吸収量が少ないために，後者は発光色調が青白色であるという欠点からいずれも満足すべきものではなかった。その後，1936年に銀を付活剤とした硫化亜鉛カドミウム蛍光体が開発され，蛍光板の透視像の輝度を飛躍的に高めることができ，現在まで使用されるに至っている。

一方，1907年に蛍光板上のX線画像をカメラで撮影する間接撮影法（この場合はX線映画法）が提案され，各国の学者によって研究されたが，これとまったく異なった観点から，1935年に東北大学の古賀教授はカメラを用いた蛍光像の縮小撮影を研究し，肺結核のX線集団検診に成功している。その後，ミラー方式を用いた間接撮影装置の開発，蛍光板の改良，間接用X線フィルムの改良が重ねられて，今日の間接撮影の基盤が作られた。

1977年には，高感度増感紙用としてすでに実用化されていたグリーン発光希土類蛍光体（酸硫化ガドリニウム・テルビウム）が蛍光板にも応用され，高感度化と高画質化が始まった。現在では，希土類蛍光板は間接用蛍光板のほぼ100％を占めるまでに至り，増感紙以上に希土類化が著しい。

また，従来からの結核性疾患の早期発見に加え，肺ガンの早期診断の必要性から1984年に肺門部および縦隔部の描出能を向上させたグラデーション蛍光板が開発され，診断能の向上が図られてきた。

1990年代後半になると，半導体技術をベースとした画像センサの発達とディジタル情報処理技術の飛躍的発展から蛍光板をディジタルX線撮影システムの入力センサとして利用することが研究され，実用化されている。

## 3.1.2 蛍光板の構造

蛍光板は良質の台紙あるいはプラスチックのシートからなる支持体の上に蛍光体を塗布したもので，**図3.1**のような構造のものが使用されている。X線を光に変換する重要な機能を持つのが蛍光体層であり，蛍光体粒子とそれを支持体上に固定するための合成樹脂からなり，200～400μm程度の厚さである。

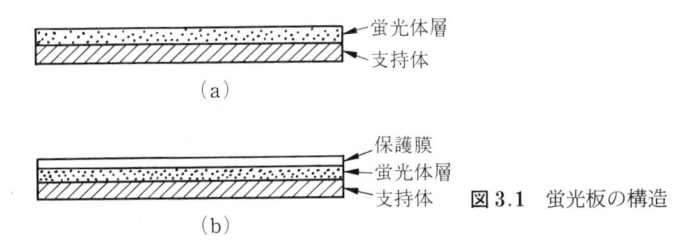

**図3.1** 蛍光板の構造

増感紙と異なり，直接感光材料が接触したり，操作上，手が触れたりしないことから，表面の機械的強度や汚れに対して特別留意する必要がなく保護膜は必ずしも必要ではないが，蛍光板製造工程における取扱いや，撮影装置メーカでの蛍光板組込み工程での取扱いを考慮して，10μm前後の厚さの保護膜を付けることが多い。

蛍光板には高輝度（高感度）が要求されることが多いため，支持体は通常，光を反射するタイプのものが使用される。

## 3.1.3 蛍光体[4),5)]

蛍光板の構造のなかで，X線を光に変換する重要な機能を果たすのが蛍光体である。蛍光体には種々の組成のものがあり，X線照射でほとんどのものが発光するが，実用できる蛍光体はそれほど多くない。代表的なX線用蛍光体とその基本特性を**表3.1**に示す。このうち蛍光板に使用されているのは，おもに酸硫化ガドリニウム・テルビウム（$Gd_2O_2S:Tb$）と硫化亜鉛カドミウム・銀（$(Zn,Cd)S:Ag$）である。

通常，診断に用いられるX線エネルギー領域で蛍光体が発光する機構は，X線が直接蛍光体の発光中心を励起するのではなく，X線が蛍光体結晶中で吸収（おもに光電効果による吸収）あるいは散乱によって多数の電子，正孔対が発生し，その二次電子が発光中心を励起し，蛍光を生じる。光電効果によるX線吸収係数$\mu$と物質の原子番号$Z$，密度$\rho$および入射X線の波長$\lambda$との間につぎの関係がある。

$$\mu = kZ^3\rho\lambda^3 \quad (k;定数)$$

すなわち，原子番号の大きな元素を含む組成で密度の大きい蛍光体がX線吸収係数が大きい。X線吸収が大きいとそれに伴って発生する二次電子の量が多くなり，発光中心の励起確率も増大して，発光強度が大きくなる。X線は物質透過力が大きいため，電子線や紫外線で発光させる場合と異なって，X線用蛍光体にはX線吸収能が最重要の要素となり，かつ，発光効率（吸収したエネルギーに対す

表3.1 X線用蛍光体の諸特性と実用例

| 蛍光体 | 発光スペクトル | | 発光エネルギー効率〔%〕 | X線吸収 | | 密度〔g/cm³〕 | 実用例 |
|---|---|---|---|---|---|---|---|
| | 発光色 | ピーク波長〔nm〕 | | 実効原子番号 | K吸収端〔keV〕 | | |
| $BaSO_4$ : Eu | 紫 | 380 | 6* | 45.5 | 37.4 | 4.7 | 増感紙 |
| BaFCl : Eu | 紫 | 385 | 13* | 49.3 | 37.4 | 4.7 | 増感紙 |
| BaFBr : Eu | 紫 | 390 | 16* | 48.3 | 37.4 | 5.0 | CR(IP) |
| $CaWO_4$ | 青 | 425 | 5 | 61.8 | 69.5 | 6.1 | 増感紙 |
| $Gd_2O_2S$ : Tb | 緑 | 545 | 13 | 59.5 | 50.2 | 7.3 | 増感紙, 蛍光板 |
| LaOBr : Tm | 青 | 360, 460 | 14 | 49.3 | 38.9 | 6.3 | 増感紙 |
| $YTaO_4$ : Nb | 青 | 410 | 11 | 59.8 | 67.4 | 7.5 | 増感紙 |
| $YTaO_4$ | 紫外 | 340 | — | 59.8 | 67.4 | 7.5 | 増感紙 |
| $YTaO_4$ : Tm | 青 | 360, 460 | 8 | 59.8 | 67.4 | 7.5 | 増感紙 |
| ZnS : Ag | 青 | 450 | 17 | 26.7 | 9.7 | 3.9 | $\alpha$ 線シンチレータ |
| (Zn, Cd)S : Ag | 緑 | 530 | 19 | 38.4 | 9.7/26.7 | 4.8 | 蛍光板, I.I.(出力面) |
| $Bi_4Ge_3O_{12}$ | 青 | 480 | — | 71.5 | 90.4 | 7.1 | X-CT, ECT |
| $CdWO_4$ | 青緑 | 480 | — | 61.1 | 26.7/69.5 | 7.9 | X-CT |
| $Gd_2O_2S$ : Pr | 緑 | 515 | — | 59.5 | 50.2 | 7.3 | X-CT |
| CsI : Na | 青 | 420 | 10 | 54.0 | 36.0/33.2 | 4.5 | I.I.(入力面) |
| CsI : Tl | 緑 | 540 | 10 | 54.0 | 36.0/33.2 | 4.5 | フラットパネルセンサ(入力面) |

＊ 電子線励起による発光効率

る発光エネルギーの比率）が高いことが基本条件となる。X線用蛍光体として重要な特性をまとめるとつぎのとおりとなる。

① X線吸収率が大きいこと
② 発光効率が高いこと
③ 受光系（X線フィルム，撮像管など）の分光感度と合致した発光スペクトルを持つこと
④ X線による発光の劣化が少ないこと
⑤ 残光が少ないこと

### 3.1.4 蛍光板の性能

蛍光板の性能を決定する要素として，つぎの項目をあげることができる。

（a） 発光強度……輝度（透視），感度（間接）
（b） 蛍光像の画質……鮮鋭度，像コントラスト
（c） その他……残光，耐久性

蛍光板の性能は，蛍光板の種類（用途）によって大きく異なるので，詳しくは次項の蛍光板の用途と種類のなかであわせて述べる。

### 3.1.5 蛍光板の用途と種類

蛍光板といえば，蛍光体を塗布したシートを総称しており，その範囲は非常に広

## 3.1 蛍　光　板

いが，X線用蛍光板としては，用途別におもにつぎの四つに分類できる。

① X線透視診断として蛍光板上のX線像を直接肉眼で観察して診断したり，直接撮影のタイミングを決定するために用いられる透視用蛍光板

② 蛍光板上のX線像を撮像管で受光してテレビジョンでモニタし，医療診断，空港での荷物検査や製品の非破壊検査に用いる，X線TV用の透視用蛍光板

③ 暗箱内に装填し，蛍光板上のX線像をカメラで縮小撮影するX線間接撮影に用いる間接撮影用蛍光板

④ アモルファスシリコンなどの光センサパネルと組み合わせて使用されるディジタルラジオグラフィ用蛍光板

現在，製品としては用途に応じて**表3.2**に示す種類の蛍光板がある。

表3.2　代表的な蛍光板の種類と性能

| 方　式 | | 種　　　類 | 感度*[%] | 鮮鋭度*[%] | 備　考 |
|---|---|---|---|---|---|
| 透視用 | 一般透視 | CINE | 83 | 60 | 80 kV 水20 cm グリッド8：1 |
| | | F-4 | 70 | 62 | |
| | 蛍光板方式X線TV | 希土類蛍光板(CM-II) | 100 | 100 | |
| | | CINE | 83 | 60 | |
| 間接撮影用 | レンズ系 | 希土類蛍光板(CM-II) | 100 | 100 | 100 kV 水10 cm グリッド5：1 |
| | | P-4 | 80 | 53 | |
| | ミラー系 | 希土類蛍光板(CM-II) | 100 | 100 | |
| | | 希土類グラデーション蛍光板(CG-II) | | | |

＊　感度および鮮鋭度：CM-II＝100%

**（a）透視用蛍光板**　図3.2のように暗室内で蛍光板上のX線像を直接肉眼で観察する透視用蛍光板（fluoroscopic screen）については，蛍光板の発光スペクトルと肉眼の視感度がよく一致していることが望ましい。人間の目の視感度曲線は明るさに関係し，図3.3に示すように明暗で変化する。蛍光板の明るさはこの明暗の間の明るさであるので，透視用蛍光板ではその中間のおよそ525 nmに極大発光波長のあるZnSとCdSの比が63％：37％の硫化亜鉛カドミウム・銀（(Zn,Cd)

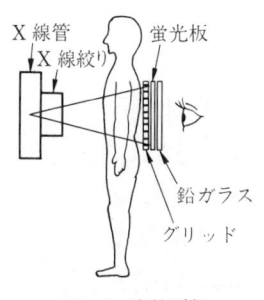

図3.2　直接透視

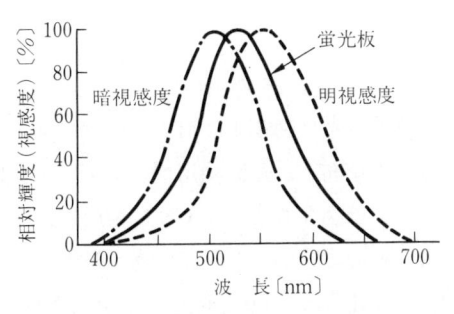

図3.3　透視用蛍光板の輝度と視感度

S：Ag）蛍光体が用いられる。

透視蛍光板の性能としては明るさと画質があるが，まず第1に明るさが必要であり，いかに鮮鋭度の優れた蛍光板であっても，暗ければ細かい像の識別は困難である。

透視のもう一つの用途に，蛍光板上のX線像を撮像管で受光し電気信号に変えてテレビジョンでモニタする方法があり，ラチチュードが広くX線テレビ画像が改善されることから(Zn,Cd)S：Ag蛍光体に代わって，$Gd_2O_2S$：Tb蛍光体を使用した希土類蛍光板が使用される。

医療においてはおもに消化管の検査に用いられていたが，直接肉眼で観察する方法は映像が暗く，さらには術者の被曝が多いことから，また蛍光板方式のX線テレビジョンもI.I.（イメージインテンシファイア）の出現により飛躍的に低線量で透視が可能となったことから，ほとんど用いられなくなった[6]。したがって現在では，主として空港での荷物検査や製品の非破壊検査などの工業用途に使用されている。

**（b） 間接用蛍光板**　　暗箱内の蛍光板上のX線像を写真フィルム上に縮小撮影するのに，従来はF1.2程度のレンズのカメラで撮影していたが，現在では**図3.4**に示すミラーカメラによって間接撮影が行われ，胸部集団検診に使用される（photofluorographic screen）[6]。ミラーカメラにより光学系の明るさが増すとともに，レンズ系の原理的な問題であったフィルム周辺部の濃度低下が実質的に問題にされなくなった。胃集団検診にも蛍光板を使用した間接撮影が行われた時期があったが，現在はI.I.間接撮影に取って代わられている。

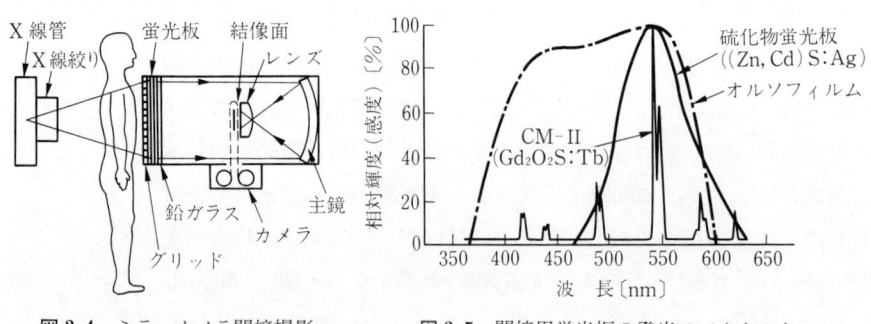

図3.4　ミラーカメラ間接撮影

図3.5　間接用蛍光板の発光スペクトルとフィルムの分光感度

間接撮影には，オルソタイプのX線フィルムを使用する。蛍光板の発光スペクトルをフィルムの分光感度とともに**図3.5**に示す。最近では，粒状性と鮮鋭性を大幅に向上させて視覚的検出能を向上した間接用フィルム（MI-FA）[7]が開発されている。このタイプのフィルムは**図3.6**に示すように相対的に緑色感度が高まり，青色感度が低くなっている。このことからも，硫化物系蛍光板はますます使用されなくなり，ほとんど希土類（$Gd_2O_2S$：Tb）蛍光板が使用される。間接撮影ではX線像をフィルムに撮影し診断することから，蛍光板には高感度であるとともに画質

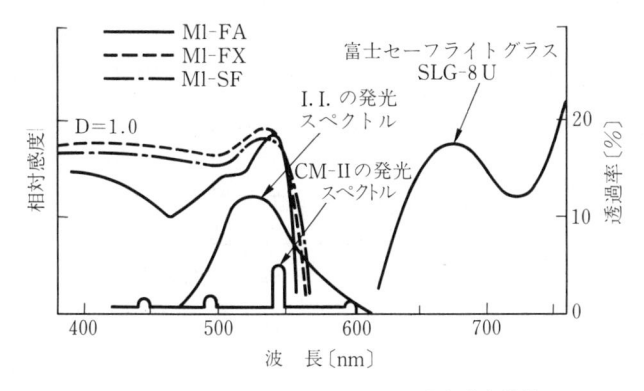

**図3.6** 代表的な間接用フィルムの分光感度特性

のよさも要求される。増感紙用蛍光体よりも大きな粒子径で高輝度な蛍光体を採用し，高感度で高鮮鋭な性能を達成している。

ミラー間接撮影における感度の管電圧特性と鮮鋭度を**図3.7**，**図3.8**に示す[8]。希土類蛍光板（CM-II）は管電圧が高い領域でより高感度となり，従来の硫化物蛍光板よりも，きわめて高い鮮鋭度を有す。

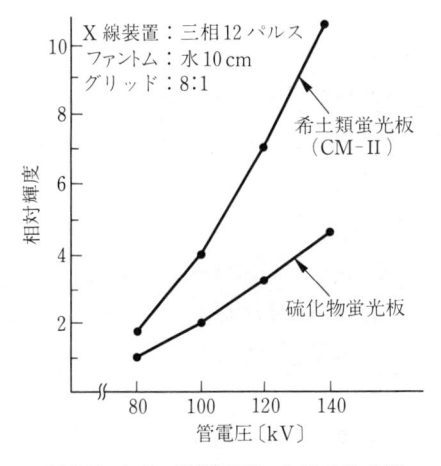

**図3.7** ミラー間接撮影における希土類蛍光板（CM-II）の管電圧と感度

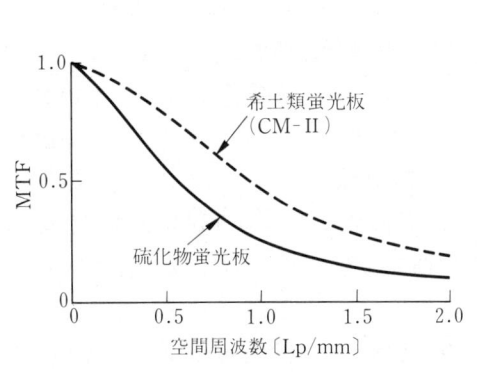

**図3.8** ミラー間接撮影による希土類蛍光板（CM-II）の鮮鋭度

また，近年，肺ガンの増加に伴い，肺ガンの早期診断の必要性が高まっているが，胸部撮影では肺野部，縦隔部，肺門部のX線吸収が大きく異なるため，全領域を適正濃度にするには感度補償が有効である[9]。その感度補償を蛍光板の部分的な感度変化によって行ったものが，感度補償蛍光板（グラデーション蛍光板；CG-II）である。蛍光板上の感度分布の例を**図3.9**に示す[10]。中央の縦隔部は希土類蛍光板CM-IIと同等感度で，両側の肺野部は，約20％感度低下しているが鮮鋭度は約15％向上している。感度移行部分は緩やかな変化でアーチファクトにならない設計がされている。

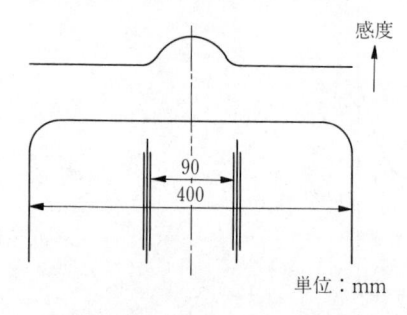

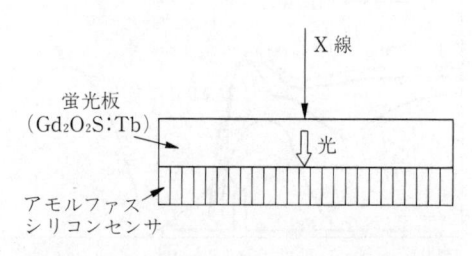

**図 3.9** グラデーション蛍光板 (CG-Ⅱ) 上の感度分布

**図 3.10** フラットパネルセンサと蛍光板

**(c) ディジタルラジオグラフィ用蛍光板** X線画像ディジタル撮影システムのX線検出部であるフラットパネルセンサに，受光部となるアモルファスシリコンセンサと組み合わされて使用され，入射X線を光に変換する機能を持つ（**図3.10**）[11]。

アモルファスシリコンセンサは波長550 nm 付近に感度ピークを有しているため，発光ピーク波長545 nm の希土類（$Gd_2O_2S：Tb$）蛍光板との適合性が優れ，蛍光板からの蛍光が効率よく利用される。フラットパネルセンサを用いたディジタル撮影システムは，間接撮影とは異なり，蛍光をほぼ100％利用できるとともに，縮小画像ではなく実サイズの画像が診断に使われることから，増感紙-フィルムを用いた直接撮影と同等の画像が要求される。したがって，蛍光板には間接撮影用よりも低感度ではあるが，より高画質（高鮮鋭）な性能が求められる。

アモルファスシリコンセンサには $Gd_2O_2S：Tb$ 蛍光板のほかに，発光ピーク波長が540 nm の柱状結晶化したヨウ化セシウム・タリウム蛍光体（CsI：Tl）パネルが組み合わされて使用される。CsI：Tl 蛍光体パネルは，$Gd_2O_2S：Tb$ 蛍光板に比較して厚いため DQE が優れているが，吸湿性を有することなどが課題となっている。

**(d) その他の蛍光板** 歯科の分野ではデンタル撮影のディジタル化が進められており，各種のディジタル撮影方式がある。その一つに固体撮像素子（CCD）に直接蛍光板を貼り合わせて使用する方式がある。使用される蛍光板は $Gd_2O_2S：Tb$ 蛍光板であるが，従来からデンタル撮影はノンスクリーンで撮影されていることから超高鮮鋭度が要求され，比較的蛍光体層の薄いものが使用される。

一方，PL法の施行により，出荷する製品を検査するX線異物検査装置が，大きく生産台数を伸ばしている。このような用途では透視用蛍光板で述べた以外に，ホトダイオードが直線上に並んだリニアイメージセンサに直接貼り合わせる細長い形状をした蛍光板が使用される。蛍光体としては同様に $Gd_2O_2S：Tb$ が使用される。感度は検査対象物により異なるが，通常最も高い感度の，すなわち最も蛍光体層の厚いタイプの蛍光板が使用されている。

## 3.2 増　感　紙

増感紙-X線フィルムシステムによる直接撮影法（いわゆるレントゲン写真）は，空間分解能に優れた簡易な撮影法でありX線診断のなかで重要な位置付けを占めている。

### 3.2.1 増感紙の役割

増感紙（intensifying screen）の役割はその名の示すとおり増感にある。一般にX線フィルムはX線を1％程度しか吸収せず，X線に対してきわめて低い感度しか有していない。そこで，X線をよく吸収し可視光（もしくは紫外線）を発光する蛍光体を多量に塗布した増感紙によって，まずX線を可視光に変換する。その可視光に対してX線フィルムはきわめて高い感度を有するため（3.3節参照）大幅に感度が上昇する。

このような増感紙による増感率は通常25倍から100倍程度である。特に被曝線量の低減が重要である人体のX線イメージングにおいては，増感紙による増感は重要である。図3.11に通常使用されている増感紙-X線フィルムの構成図を示す。増感紙とX線フィルムは鮮鋭度の劣化を押さえるため密着させる。密着性を保つ目的と，感光性のX線フィルムを遮光する目的のため全体をカセッテで覆う。図において，2枚の増感紙を使用する理由はX線の利用効率を高めるためであるが，詳細は3.2.4項で後述する。

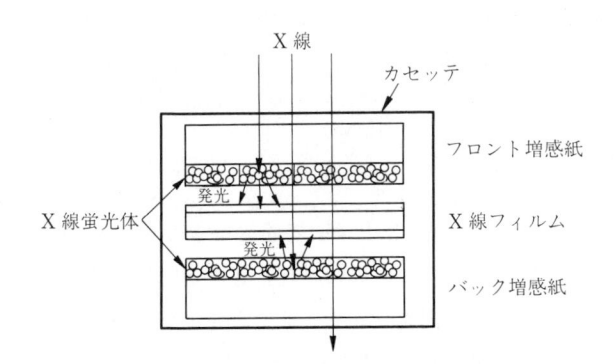

図3.11 増感紙-X線フィルムの構成

### 3.2.2 増感紙の基本構成

X線を可視光に変換するためには蛍光体が用いられる。増感紙は，X線を吸収する蛍光体が支持体上に塗布された構成をとる。図3.12にその増感紙の断面写真を示した。厚み180〜350μmの支持体上に，1〜20μmサイズの蛍光体がぎっしり塗布され結合剤により固められた蛍光体層が配置される。蛍光体層の厚みは80〜400μm程度である。その蛍光体層の上に厚み3〜15μmの表面保護層が設

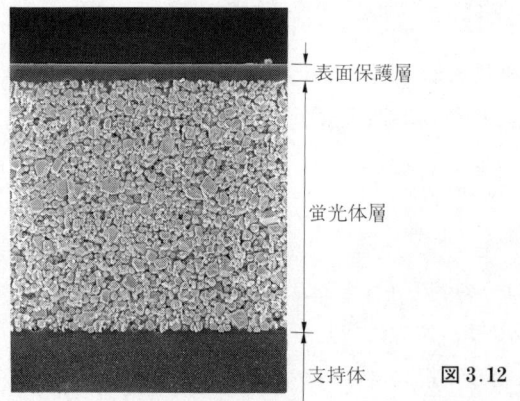

図 3.12 増感紙の断面写真

けられた構成をとる。

　増感紙に求められる主要な性能は，いうまでもなくその増感率の高いこと（感度が高い）と，X線画像情報の劣化が少ない（鮮鋭度が高い）ことである。一般に増感紙の感度を上げるためにはX線の吸収率を上げる必要があるが，そのためには蛍光体の塗布重量を増やすことが必要である。一方，鮮鋭度は蛍光体層の膜厚が薄いことが重要であり，蛍光体の塗布量が少ないほうが好ましい。蛍光体層の厚みは$100\,\mu m$程度以上であり，四方八方に発光した光がこの厚みのなかを伝搬しX線フィルムのある保護層側に取り出される過程で，もとのX線画像情報は劣化（ぼける）を伴う。

　この相反する，高感度（増感率が高い）でかつ高鮮鋭度（画像劣化が少ない）の増感紙を得るために蛍光体および層構成にはさまざまな工夫が加えられている[12),13)]。

### 3.2.3　増感紙用蛍光体

　表3.1にX線用の代表的な蛍光体を示した。3.1.3項で述べたように，X線は主として光電効果によりこれら蛍光体を励起する。この励起状態が基底状態に戻る過程で，電子のエネルギー準位に相当する可視光を発光する。表3.1から簡単に計算できるように[†]，蛍光体はX線光子1個に対して数千個の光子を発光する。

　増感紙用の蛍光体の基本性能は，3.1.3項で述べた①〜③の特性で決まる。ここで，③のX線フィルムの分光感度との一致という観点で，主として青色光に感度が高く設計されたX線フィルムと組み合わせられるレギュラーシステム（regular system）用蛍光体と，緑色光のオルソシステム（orthochromatic system）用蛍光体の二つに大きく分類される。

---

[†]　例えば代表的蛍光体である$Gd_2O_2S：Tb$蛍光体の場合，エネルギー変換効率が13％で$2.3\,eV$（545 nm）の光を発光するわけであるから，もとのX線光子1個のエネルギーが$45\,keV$であるとして計算すると約2 500個の光子を発光する計算になる。

## 3.2 増感紙

システムの感度は① X 線吸収率，② 発光効率，③ 分光感度の一致，の掛け算で決まる。一方，画像の粒状性は，① X 線吸収率が高いことがほぼ支配的である。発光エネルギー効率の高い ZnS：Ag 蛍光体は，その感度は高いが比重が低く X 線吸収能が低いため粒状性が悪い（画像にざらつき感がある）ことが報告されている。この粒状性は X 線量子ノイズの考え方で理解される（ノート参照）。実用されている蛍光体[14]が比重の高いものばかりであるのはこのためである。

また，商品として実用されるためには，3.1.3 項で述べた④ X 線による発光の劣化の少ないこと，⑤ 残光の少ないことに加えて以下の性能が必要である。

⑥ 組成の中に放射性の元素がきわめて少ないこと
⑦ 吸湿性等がなく，化学的に安定であること
⑧ 粉体特性がよいこと（粒径ができるだけ球形に近く，凝集していないこと）

残光が悪いことは，前の撮影の画像が残ってしまい偽画像（アーチファクト）が形成されてしまうため問題である。また，放射性元素が存在するとその部分が放射線により励起されて光り続けることになり，X 線フィルム上に黒い点（ブラックスポット）として偽画像が形成される。

増感紙は通常 1 年以上にわたって，または 1 万回以上繰り返し使用されるため，吸湿性，X 線照射による損傷の少ないことなどの蛍光体の耐久性が重要である。粉体特性が悪いと増感紙の発光むらができるため，粒状性が悪化する。これをスクリーン構造モトル（ノート参照）という。また，より高密度に蛍光体を充填するためにもこの粉体特性は重要である。

これらの特性による選択の結果，現在，$Gd_2O_2S$：Tb 蛍光体を用いたオルソシステムと，主として $CaWO_4$ 蛍光体を用いたレギュラーシステムが市場では使用されている。$YTaO_4$ 蛍光体を使用した UV システムも 1990 年頃市場に導入されたが，広く普及するには至らなかった。増感紙用蛍光体の発光スペクトルを**図 3.13** に示す。

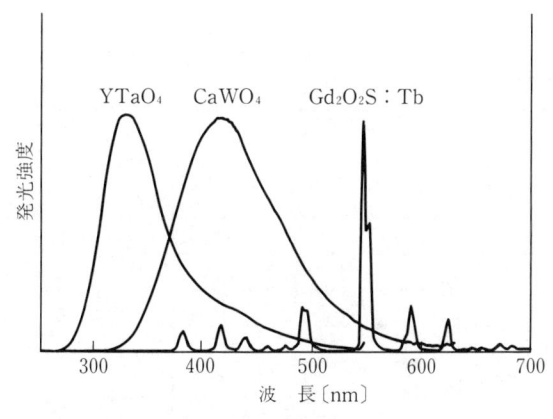

図 3.13 増感紙用蛍光体の発光スペクトル

$Gd_2O_2S$：Tb を用いたオルソシステムは X 線フィルムも含めた総合性能に優れ，日本をはじめ欧米先進国では 7 割以上（1999 年現在）の普及率を達成している。一方，$CaWO_4$ は増感紙が比較的安価であることより，そのほかの地域では広く使用されている。また，$Gd_2O_2S$：Tb と $CaWO_4$ では若干絵の質が異なる（ノート参照）ため，慣れ親しんできた $CaWO_4$ を使用し続けている施設も多い。

### 3.2.4 増感紙の構成と感度，鮮鋭度

通常同じ蛍光体を使用した場合，蛍光体の塗布量を増加させれば，それだけ X 線吸収率が上昇するのでより高感度（増感率の高い）な増感紙が得られる。ただしその塗布量が増えて蛍光体層の膜厚が増加すれば，取り出される発光光がぼけるためその鮮鋭度は劣化する。この相反する関係を少しでも緩和するために，通常の増感紙-X 線フィルムシステムは 2 枚の増感紙を X 線フィルムの前後に配置した両面構成をとっている（図 3.11 参照）。超高鮮鋭度を要する特殊な系を除いて通常はこのような両面システムである。

X 線に対して前面にフロント増感紙，X 線フィルム，バック増感紙の順番で配置される。増感紙の蛍光体塗布量の増加とともに感度が上昇し，一方，鮮鋭度が悪化する。**図 3.14** にそのような方法によって作製された一連の増感紙の感度と鮮鋭度の関係を示した。

目的とする撮影部位によって必要な感度と鮮鋭度が異なるため，このような各種

**図 3.14** 増感紙のラインアップとその進歩

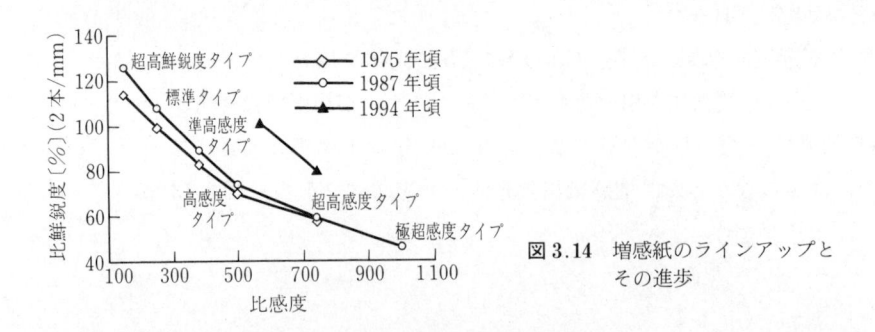

**表 3.3** 増感紙のラインアップと適用部位

| 増感紙の種類 | 感度 | 撮影部位 | | | | | | 血管撮影 | |
|---|---|---|---|---|---|---|---|---|---|
| | | 頭部 | 胸部 | 消化器 | 腹部・腰部 | 泌尿器妊婦 | 四肢 | 密着 | 拡大 |
| 超高鮮鋭度タイプ | 150 | ◎ | ◎ | ○〜◎ | | | ◎ | | |
| 標準感度タイプ | 250 | ◎ | ◎ | ◎ | ◎ | ○〜◎ | ◎ | ○ | |
| 準高感度タイプ | 380 | ○〜◎ | ○〜◎ | ◎ | ◎ | ◎ | ◎ | ◎ | ○〜◎ |
| 高感度タイプ | 500 | | | ○ | ◎ | ◎ | | ◎ | ◎ |
| 超高感度タイプ | 740 | | | | | ○〜◎ | | | ◎ |
| 極超高感度タイプ | 960 | | | | | ○〜◎ | | | ◎ |

◎は最適　○は適

増感紙は必要に応じて使い分けられる。**表 3.3** にその使い分けの一例を示した。

### 3.2.5 増感紙の性能向上

**図 3.15** に増感紙用蛍光体の開発の歴史を示した。増感紙の性能向上は新たな蛍光体の導入とともに進歩してきたといっても過言ではない。一方，蛍光体の組成は同じながら，微量の不純物，欠陥の除去等による発光光の自己吸収の減少や，結晶性の向上による非発光ロス過程の減少により少しずつ発光効率も上昇している。

層構成の工夫でも高鮮鋭度を得るいくつかの試みがなされている。蛍光体の粉体特性の改良および結合剤の開発によって蛍光体を高密度に充填することが可能になってきた。これにより同じ重量の蛍光体をより薄く塗布可能であり鮮鋭度が向上する。

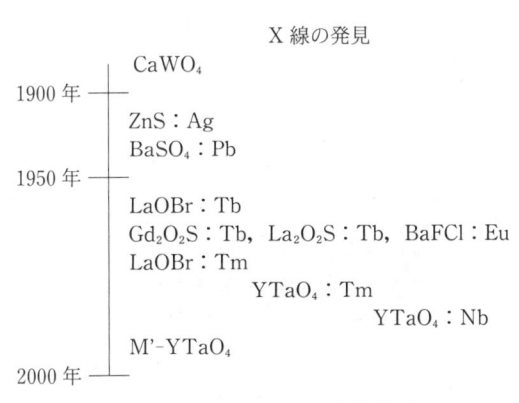

```
         X 線の発見
         CaWO₄
1900 年 ─
         ZnS：Ag
         BaSO₄：Pb
1950 年 ─
         LaOBr：Tb
         Gd₂O₂S：Tb, La₂O₂S：Tb, BaFCl：Eu
         LaOBr：Tm
                    YTaO₄：Tm
                           YTaO₄：Nb
         M'-YTaO₄
2000 年 ─
```

**図 3.15** 増感紙用蛍光体の開発の歴史 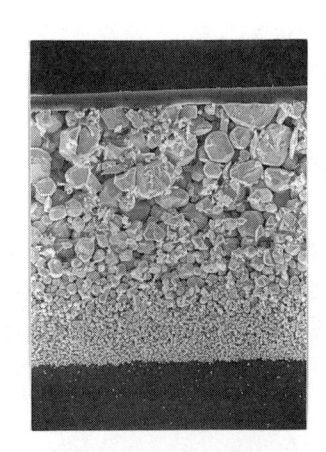   **図 3.16** 粒径の異なる蛍光体の重層構成

一方，**図 3.16** に示すように蛍光体のサイズを厚み方向に変化させることによって光の取り出し効率を上げる試みがなされている。下層には上層の発光光を効率よく反射するように微粒子の蛍光体を配置するとともに，上層には下層の発光光を効率よく透過させる大サイズの蛍光体を配置させた構造である。

古くから，蛍光体層の着色技術は鮮鋭度を増加させる手段として用いられてきた。発光光のうち伝搬距離の長い鮮鋭度の悪化成分のみ選択的に吸収することによて鮮鋭度が向上する。また，同様に支持体の反射率も高感度を得るためには反射率の高い白色支持体を，鮮鋭度を高めるためには黒色の支持体を使用するというように使い分けられている。

これらによる最近の増感紙性能の進歩は，図 3.14 に示されたとおりである。高輝度で高鮮鋭度の増感紙は，特に低感度の X 線フィルムと組み合わせられることによって高画質システムを提供している。

### 3.2.6 保護層の役割と取扱い性

一般に蛍光体層は汚れに対して弱く，またX線フィルムとの擦れに対しても弱い。そこで蛍光体層を保護する目的で最上層に透明な樹脂による保護層が設けられる。保護層の厚みは厚いほうがその機能は有効であるが，X線フィルムとの距離が増加し鮮鋭度が悪化するため，通常 3〜15 $\mu$m 程度である。材質は PET，アセテート（DAC，TAC），ナイロンなどが用いられている。

近年，特にX線フィルムの自動装填システムが普及し，フィルム装填後短時間で良好な密着を得る必要性が高まっている。短時間で良好な密着を得るために，このような装置は強く増感紙表面を押すためその保護層の耐久性能も高いものが要求される。一方，増感紙側からも密着の悪化要因となる増感紙-X線フィルム間の空気が抜けやすいように表面凹凸を大きくしたものが開発され，短時間での密着性の向上に寄与している。

そのほか，増感紙の表面特性として重要なのは静電気の発生防止能である。特に乾燥した時期にはX線フィルムとの剥離の過程で静電気（スタチック）が発生し，X線フィルムを感光させてしまう。これを防止するためには，スクリーンの表面に帯電しないように導電性を持たせることが必要である。通常の保護層の材質は導電性を持たないため，スクリーンクリーナ（導電性の有機化合物が配合されている）を塗ることによって導電性を付与し静電気の発生を防止している。増感紙の清掃をも兼ねたスクリーンクリーナの塗布は良質な画像を得るために重要な作業である。

---

#### ノート

**X線量子ノイズについて**

本文では，増感紙の性能を表す特性値として，感度と鮮鋭度を取り上げたが，実はもう一つ重要な要素として粒状性（ノイズ）が上げられる。**図3.17** に粒状の善しあしによる識別性の差を模式的に示した。粒状性がよいことが画像診断の

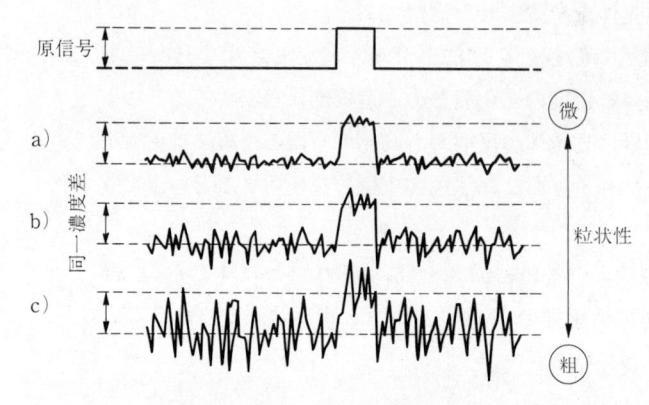

図3.17 粒状性と信号認識度の概念図

ためには重要であることがわかる。

一般に，増感紙-X線フィルムシステムの粒状性は，以下の三つの成分よりなる。

① X線フィルムの粒状
② スクリーンの構造モトル（増感紙の不均一に基づくノイズ）
③ X線量子ノイズ（モトル）

ただし，実際の撮影画像ではX線量子ノイズによる粒状性の悪化が支配的である。

X線量子ノイズとは以下のように感覚的に理解される。本文でも示したように，X線のエネルギーが高いために増感紙によって一つのX線光子は数千個の可視光光子に変換される。この非常に高い増幅率のためにX線フィルムは均一に露光されることなく図3.18のように画像が形成される。ここで小さい点の一つひとつがフィルム粒状，大きな固まりがもともとの一つのX線光子に由来する"点"である。このX線光子に由来する画像濃度の不均一（ノイズ）をX線量子ノイズ（モトル）と呼ぶ。

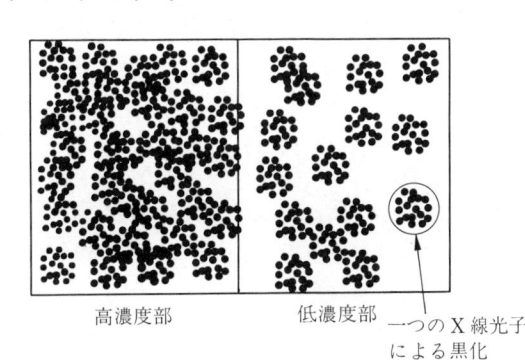

高濃度部　　低濃度部　　一つのX線光子による黒化

X線フィルムの黒化の様子
図3.18　X線量子モトルの概念図

容易に理解されるように，このノイズを減少させるためには増幅率を下げることが有効である。そのための一つの方法は，蛍光体の発光効率を下げることであるが，これでは増感紙本来の増感の目的とは反するため通常は行われない。一方，X線フィルムの感度を下げることによっても増幅率を下げることができる。同時にフィルム粒状も良化するため，粒状性を良化させるためには通常この方法がとられる。ただし単純にX線フィルムの感度を下げると被曝線量が増加してしまう。これを補うためには増感紙のX線吸収量を増加させ発光を増加させることが重要である。

X線吸収量の多い増感紙と低感フィルムの組合せによる粒状性の改良という考え方は歴史的にも何回か実現されている。1970年代に開発された$Gd_2O_2S$：Tb蛍光体は，その高いX線吸収能と発光光率によって当時主流であった$CaWO_4$に比べて数段明るい発光が得られ，大幅に被曝線量の低下した高感システムとして発売された。しかし，このような高感システムはX線量子ノイズに由来する粒状性の悪化のためX線診断の実用に耐えないことがわかった。その後，低感度な専用フィルムの出現により大幅に粒状性が改良され現在の普及に至

っている。

1993年頃,蛍光体こそ$Gd_2O_2S：Tb$を使用し従来とは変わらないが,蛍光体を高密度充填することによってX線吸収量が高く高感度ながら高鮮鋭度の増感紙と,低感度のX線フィルムを組み合わせた新オルソシステム[15]が開発,発売された。その粒状性のよさから胸部撮影を中心に広まり,現在では国内の市場の3割を占めるまで至って普及の兆しを見せている。

よりX線吸収能の高い蛍光体が開発されれば,さらに粒状性が良化する可能性がある。増感紙の層構成の工夫とともに日々研究開発が行われている。

**蛍光体の種類とK吸収端（K absorption edge）の写真に対する影響**

表3.1において,蛍光体のX線吸収の性能を表す参考値として,実効原子番号とK吸収端が載っている。ここではこのK吸収端が写真画質に及ぼす影響を解説したい。

X線イメージングのエネルギー領域においては,X線の蛍光体による吸収は光電効果が支配的である。すなわち,蛍光体の構成元素の電子を真空準位に励起することによって最初のX線の吸収が起こる。X線のエネルギーが比較的低いうちはL殻より外側の電子しか吸収に関与せず,X線のエネルギーの上昇とともにその吸収率は減少していく。しかし,X線エネルギーがK殻電子（一番内殻の電子）を真空準位にたたき出すのに必要なエネルギーを超えたとたん,突如吸収が上昇する現象が起こる。この吸収をK吸収端と呼ぶ。K吸収端は元素によって決まった値を持ち,蛍光体の化学的組成によってのみ決まる。図3.19に代表的な蛍光体のX線エネルギーに対する吸収特性を示した。

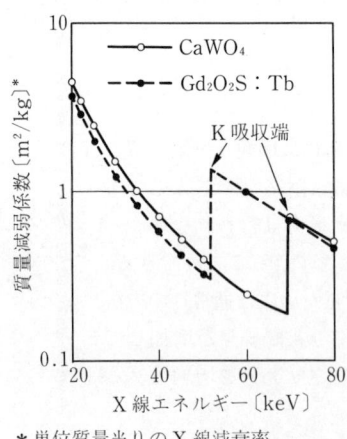

図3.19 蛍光体のX線吸収特性
＊単位質量当りのX線減衰率

X線写真においてこれが重要なのは,蛍光体のK吸収端がどこにあるかによって,どのエネルギー領域のX線で画像を形成しているかが決まることである。被写体である人体や,造影剤（Ba, Iなど）もそれぞれX線エネルギーに対する吸収特性が異なるためその現象は複雑である[16]。

一般に,X線エネルギーの低い側で画像を作ると,「筋肉,脂肪」に比べて

Caを主構成元素に持つ「骨」の濃淡（コントラスト）が強くなる。代表的蛍光体である$Gd_2O_2S:Tb$は比較的高エネルギー（50 keV）に吸収端を持つため高エネルギーのX線で画像を形成する。そのため骨のコントラストがつきにくい一方，「骨」に邪魔されずに「筋肉，脂肪」の画像が見やすいというメリット，デメリットがある。一方，もう一つの代表的蛍光体である$CaWO_4$は，W（タングステン）に由来するK吸収端があまりに高エネルギー（69 keV）なためほとんど機能せず，結果として低エネルギーのX線により画像が形成され，$Gd_2O_2S:Tb$とは対照的な現象が起こる。

このような事情により，代表的な二つの蛍光体による画像は微妙に異なる結果となる。これは一概にどちらが好ましいとはいえず，診断時どこに重点をおくかと，どちらの読影に慣れているかで決まる問題であると理解している。$Gd_2O_2S:Tb$蛍光体が開発された当初は，当時主流であった$CaWO_4$の画像に慣れていた医師が多かったため切り替えるのをためらう施設も多かった。現在では$Gd_2O_2S:Tb$を使用したオルソシステムが広く普及し，その画像が受け入れられているようである。

## 3.3 X線フィルム

本節では，X線画像記録用のフィルムについて紹介する。まず第1項にて各種X線画像記録用フィルムについて分類する。第2，3項では，そのなかで代表的なフィルムである直接撮影用フィルムとレーザ記録用フィルムの構成と特徴について概説する。

### 3.3.1 X線フィルムの分類

一口にX線画像記録フィルムといってもその種類は多い。表3.4にこれを分類した。

表3.4 X線画像記録フィルムの分類

| | |
|---|---|
| ・X線フィルム | 直接撮影用フィルム |
| | 間接撮影用フィルム |
| | 乳房撮影用フィルム |
| | X線・シネ用フィルム |
| | X線写真複写フィルム |
| ・医療画像記録用フィルム | CRT画像記録用フィルム |
| | レーザ記録用フィルム |

直接撮影用フィルムは，組み合わせて用いる蛍光スクリーンの発光波長に応じて，オルソ系フィルム（緑色発光蛍光体用）とレギュラー系フィルム（青色発光蛍光体用）に大別される。これらは，2枚の蛍光増感紙に挟んで用いられ，両面に感光性乳剤層を有する。近年は，高感，高画質であるオルソ系のシステムが主流になりつつある。図3.20にオルソスクリーンの発光とフィルムの相対感度特性を示す。

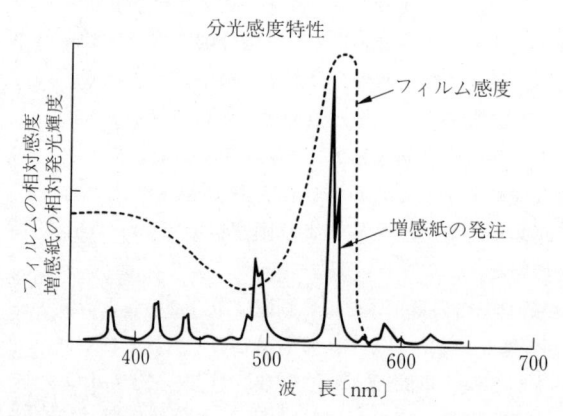

**図 3.20** オルソスクリーンの発光とフィルムの相対感度特性

この両面構成は，蛍光体のX線吸収と発光光の有効利用の点で，優れた構成になっている（3.2節参照）。

間接撮影用フィルムは，おもに集団検診などに用いられ，蛍光スクリーンでの発光やイメージインテンシファイアカメラでの蛍光光を光学カメラで撮影するのに用いられるため，一画面のフィルムサイズは，縦70～100 mmと小さく，片面にのみ乳剤層を有するロール状のフィルムが用いられる。

乳房診断用フィルムであるマンモフィルムは，X線吸収の差異の出にくい軟部組織を対象とするため，高い鮮鋭性とコントラストが要求される。後述するクロスオーバ光による画像のぼけを防ぐ目的等から片面側にのみ感光性乳剤層を有し，かつハレーション防止染料層と高階調の特性曲線を有するフィルムが用いられる。

X線・シネ用フィルムは，血管造影などのX線動画像記録に用いられる。

以上のフィルムの場合，X線撮影時の被曝量を低減するには，微弱な蛍光体の発光を画像化することが必要で，高感度フィルムを必要とする。分光感度分布の違いなどを無視すれば，直接撮影用フィルムの場合，ISO 400クラスの一般撮影感材と同レベルの感度を有する高感度ハロゲン化銀乳剤が用いられる。

X線写真複写用フィルムは，通常デュープフィルムとも呼ばれる複写フィルムであり，反転型（ポジ像を与える）フィルムである。オリジナルフィルムと重ね焼きして，複写画像を形成する。

医療画像記録用フィルムのうち，CRT画像記録用フィルムは，各種医療画像のCRT出力画像の撮影に用いられるアナログシステムである（図 3.21）。

レーザ記録用フィルムは，ディジタル記録された医療画像（例えば，CR，MRI，CTなどの画像）をフィルムに出力する際に用いられる。通常赤色，または赤外に分光増感されており，赤光または赤外光発光レーザで記録される。さほど高感度は要求されない。反面，レーザ光を用いた高速書込みでの高照度露光適性が要求される。

また片面のみに乳剤層を有するため，乳剤層のない面（バック面）には，ハレー

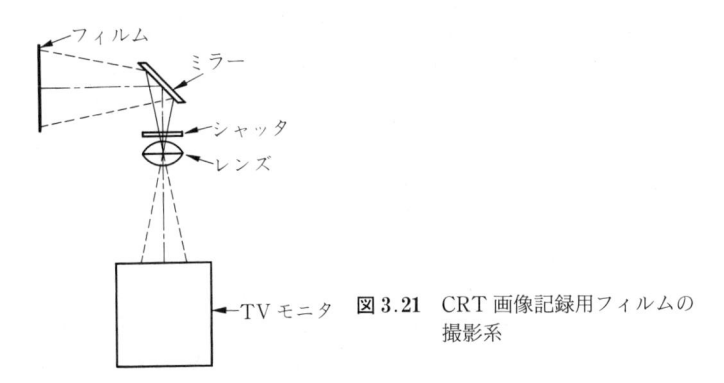

**図3.21** CRT画像記録用フィルムの撮影系

ション防止のための処理脱色性の染料層等を有する。

### 3.3.2 直接撮影用フィルム

〔1〕 画質要因

X線画像のSN比は，蛍光体のX線吸収量とフィルムの感度の関係で決まる。(3.2節参照) X線フォトン1個の吸収で，～$10^3$倍のオーダで増幅された光に変換されるため，フィルムの感度が高いとX線フォトン1個で現像可能になるハロゲン化銀粒子が多くなり，増幅率の高い系になる。それゆえこの系は，被曝線量を低減できるが，ノイズも多い。これに対し，低感度フィルムとの組合せは，増幅率が下がるのでノイズが少ないが，被曝線量は増える。一般に，被曝線量の低減とX線画像のSN比向上は背反する。X線吸収の大きな低圧撮影や，被曝量の大きな場合を除いては，フィルム粒状の寄与は少ない（3.2節参照）。

鮮鋭性に関するおもな要因は，蛍光体層から発光した光自身のぼけと，フィルムの片側で発光した光のうち吸収されなかった光が，支持体を通過して拡散し反対側の感光性乳剤層まで届くこと（クロスオーバ光）により起こる像のぼけである。乳剤層は，3～6μmであり，この層内での散乱による画像のぼけは，180μm前後

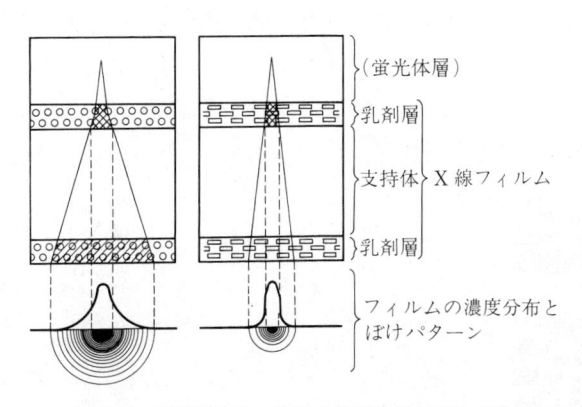

右側は，平板状粒子の採用で色素吸着量が上がり，乳剤層での光吸収が上がっている様子を示している。
**図3.22** クロスオーバ光による画像のぼけの概念図

の支持体を通過するクロスオーバ光に比べ，寄与が小さくかつ高周波成分でしかないため，あまり重要ではない。**図 3.22** に像のぼけの概念図を示す。

鮮鋭性の高いシステムを提供するうえで，フィルムの重要な特性は，蛍光体層との良好な密着性とクロスオーバ光の低減技術であるが，特に後者は，クロスオーバ光を吸収する染料を処理で脱色する必要から，迅速処理との両立が難しく，フィルムの技術開発上重要な観点である。

また，鮮鋭性の向上は，X 線フォトンを光に変換する際に発生する量子モトルを強調するために，フィルム粒状に関係なく粒状性の低下をもたらす（3.2 節参照）。

〔2〕 **フィルムの構成**

一般的なフィルムの層構成は，保護層，感光性ハロゲン化銀乳剤層，染料層，支持体，染料層，感光性ハロゲン化銀乳剤層，保護層からなる。

フィルムは，撮影後通常ただちに，現像，定着，水洗，乾燥の処理が行われて黒色の銀画像を形成する。これらの処理は，通常ローラ搬送式の自動現像機を用いて行われる。一連の処理は，30～210 秒程度の処理時間で行われる。

医療画像用のフィルムは，白黒フィルムであり，現像過程は，感光して潜像と呼ばれる銀核を形成した個々のハロゲン化銀が，現像開始後瞬時に，完全に銀に変換されるグラニュラー型現像である[17]。したがってフィルム粒状は，ハロゲン化銀粒子のサイズでほぼ決まる。

以下に各層の構成とおもな機能を示す。

**保護層** 保護層には，通常以下の機能が付与されている。

・フィルムの耐傷性
・フィルムの帯電防止
・フィルムの滑り性付与
・フィルムの光沢制御

保護層は，通常 1μm 前後の厚みのゼラチン層からなるが，耐傷性を向上させるために，酸化ケイ素微粒子などの無機微粒子やポリメチルメタアクリレートなどからなる球形マット材などを含有させる。**図 3.23** に感材の断面写真（片側）を示す。

また，感材の帯電は，引き続く放電時に乳剤層をかぶらせる。したがって，帯電

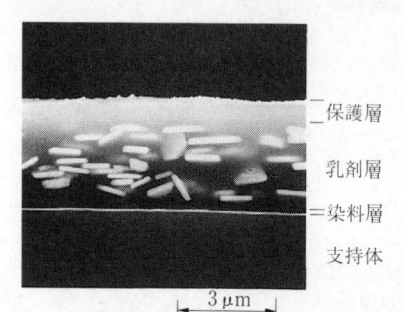

**図 3.23** 感材の断面写真（片側）

防止機能を付与するために，帯電列調整剤や導電性の高いポリマーラテックスなどを含有させることがある．さらに，現像処理時の処理液の拡散速度をあげるため，ゼラチンと相分離する性質を有するポリマーを含有させることがある．

**乳剤層** 乳剤層には，感光性のハロゲン化銀微粒子が均一に分散されている．ハロゲン化銀には，ヨウ化銀，臭化銀，塩化銀といった異なるハロゲン組成があるが，X線撮影用には，通常 0 ～ 数モル％のヨウ化銀を含有するヨウ臭化銀乳剤が用いられる．このハロゲン組成が選ばれる理由は，ヨウ臭化銀系が高感化しやすいことによる．粒子の大きさもさまざまであるが，多くは，球相当直径 1 μm 前後のものが用いられる．単位現像銀当りの黒化濃度をカバーリングパワーと呼ぶが，カバーリングパワーは，粒子サイズが小さいほど大きい．これは，黒化現像銀粒子が光を遮蔽するときに粒子サイズが大きいと単位現像銀当りの遮蔽能が落ちることから理解される．オルソフィルムのように分光増感したハロゲン化銀粒子の場合，光吸収能は，体積当りの表面積比の大きな小サイズ粒子に多くの色素を吸着させた系が有利であるが，小サイズ粒子は，1粒子当りの光吸収量が低くなりがちで，低感化しやすい．平板状粒子は，粒子体積に対する遮蔽能が高く，かつ比表面積が大きいために，上記問題を解決することができ，近年多くの感材に用いられている（図3.23 参照）．

これらの乳剤層に求められるおもな機能は
・効率のよい光の吸収と潜像の形成
・撮影部位に適した感度と階調特性
・迅速な現像，定着，水洗，乾燥性を有すること

である．

効率のよい光の吸収と潜像の形成のために，ハロゲン化銀粒子は，通常分光増感色素を吸着して，ハロゲン化銀粒子自身の光吸収のない領域で，感光性を有するように作られる．また，光吸収時に発生した電子により効率よく潜像と呼ばれる現像可能な銀クラスターが作られるよう，さまざまな増感技術が盛り込まれる[18]．

X線の吸収は，撮影部位により大きく異なる．骨などは，X線吸収差がつきやすくコントラスト差を得やすいが，軟部組織などは，X線吸収差がつきにくいため，フィルムのほうが，高コントラスト（光の変化に対して，濃度の変化が大きい）である必要がある．

最近では，胸部，腹部，整形用途など撮影部位に応じて感度，階調を最適に設計したフィルムが用いられている（**図 3.24**）．

迅速な処理性を有するには，より少ない塗布銀量の感材が好ましい．またより低ヨウ化銀含有のハロゲン組成が好ましい．これは，現像，定着が基本的にハロゲン化銀の溶解を伴う現象で，水に対する溶解度の序列が，塩化銀＞臭化銀＞＞ヨウ化銀の順序であるためである[19]．近年迅速処理，低補充処理を実現するために，感材の低銀化と低ヨウ化銀設計が行われてきている．これら技術のポイントは，低いヨ

## 3. 画像センサと画像増強

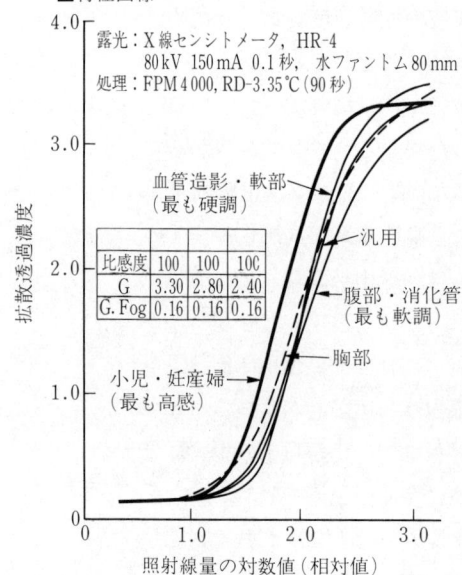

■特性曲線

露光：X線センシトメータ，HR-4
80 kV 150 mA 0.1秒，水ファントム 80 mm
処理：FPM 4 000, RD-3.35℃ (90秒)

| 比感度 | 100 | 100 | 100 |
|---|---|---|---|
| G | 3.30 | 2.80 | 2.40 |
| G.Fog | 0.16 | 0.16 | 0.16 |

- 血管造影・軟部（最も硬調）
- 汎用
- 腹部・消化管（最も軟調）
- 胸部
- 小児・妊産婦（最も高感）

図 3.24 部位，対象別に最適化した X線フィルム

ウ化銀含有量と小さくてカバーリングパワーの高い平板状粒子を用いて，いかに感度を維持するか，すなわち効率のよい光吸収と潜像の形成にある。

塩化銀は，最も溶解度の高いハロゲン組成であるため，迅速，低補充に適しているが，高感化しにくくフィルム保存時の安定性が低いなどの問題で，実用されていない。

**染料層** クロスオーバ光を低減するには，（分光増感色素を吸着させた）ハロゲン化銀粒子自身の光吸収性を上げることが重要だが，それだけでは限界があり，十分ではない。染料層は，クロスオーバ光を吸収する層として，一般に乳剤層と支持体の間に設けられる。染料は，撮影時に，蛍光体の発光した光を吸収するが，処理時には，現像，定着，水洗の各過程のなかで，処理液中に流出したり，消色したりする性質が必要である。数秒〜数十秒の各処理の過程で，処理液への流出や消色を起こすことと感材保存時の安定性とは通常背反する。

この問題を解決するための技術として，水溶性染料を感材中に固定化するさまざまな方法が検討されてきた。これらのうち，ポリマー媒染技術や染料の固体分散技術などが広く用いられている[20]。

**支持体** 支持体は，通常180 $\mu$m 前後のポリエチレンテレフタレートからなる。支持体表面には，下塗り層と呼ばれる染料層や乳剤層との密着を上げるための層が設けられる。この層中に，導電性の金属酸化物微粒子などを入れて帯電性を調整する技術や前述の染料層を下塗り層中に設ける技術が実用されている。

〔3〕 **最近の技術展開**

最近の技術動向を以下に記す。

・蛍光体スクリーンのX線利用効率を高め，フィルムのクロスオーバ光を極力

低減した超高画質システム[21]。
・蛍光体スクリーンに合わせて両面に異なる特性曲線を持たせ，被写体に応じて最適なX線画像を得ることを目的とした非対称フィルムスクリーンシステム。
・ハロゲン化銀塗布量，ヨウ化銀含有量などを低減し，薄層化したフィルムと高活性処理液を組み合わせた迅速，低補充システム。
・X線の利用効率と検出能を上げた乳房撮影用フィルムスクリーンシステム。
高画質化と処理の高速化の変遷を**図3.25**，**図3.26**に示す。

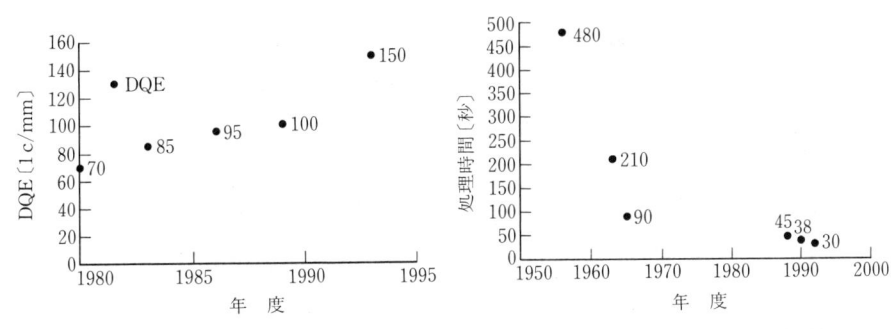

**図3.25** スクリーンフィルムシステム画質向上の変遷

**図3.26** X線フィルム自動現像機処理時間の変遷

### 3.3.3 レーザ記録用フィルム

〔1〕 画質要因

ディジタル医療画像の画素数は，モダリティーに依存する。最も画素数の多い部類のCRの胸部単純撮影で，およそ4 300 × 3 500程度である。画素サイズは小さいもので50 μmレベルのものもある。したがって，フィルム粒状は，ハロゲン化銀の粒子サイズで決まる。フィルム粒状は画質を決める重要な因子となる。鮮鋭性

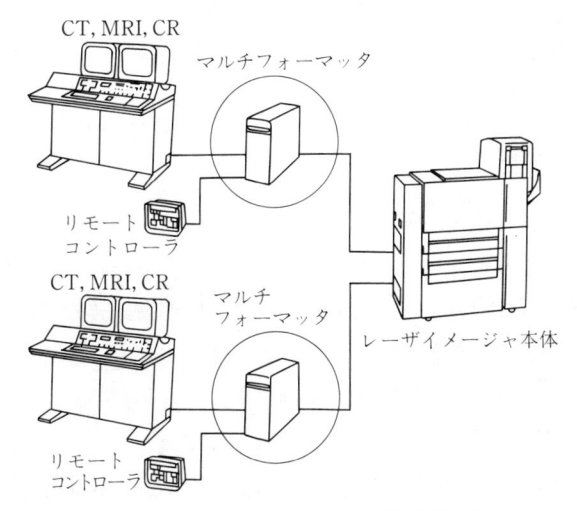

**図3.27** レーザ記録システムの基本構成例

の向上には，レーザ露光時のハレーション防止層の役割が大きい。レーザ記録システムの基本構成例を**図 3.27** に示す。

〔2〕 **フィルム構成**

レーザ記録用フィルムの基本構成は，乳剤保護層，乳剤層，支持体，バック層，バック保護層からなる。レーザ光での記録のため，感光性乳剤層は，片面のみにある。

乳剤層を通過し，支持体を横断して反射されてくる光は，画像のぼけを生じるため，染料層でこれを吸収する。染料層は，乳剤層と支持体の間にも配置できる。染料層がバック層としておもに設定される理由として，乳剤層下層にするよりも処理脱色時の拡散距離を短くとれるため，染料の脱色性を上げやすく，また乳剤層への染料の拡散に伴う悪影響（減感や被り）がない点があげられる。

**乳剤保護層** 基本的には，直接撮影用フィルムと同じであるが，感材搬送時の剥離性に関しては，バック保護層との組み合わせで設計できればよいことから小さいマット材を用いることが多い。この設計は，乳剤層片面フィルム全般に通じる。また，コヒーレント光であるレーザ光露光ゆえの干渉現象による干渉縞の発生を押さえる意図で，散乱体（例えば，微粒子シリカや微粒子マット材など）を積極的に用いる場合もある。

**乳剤層** ハロゲン化銀乳剤は，球相当径が $1\,\mu\mathrm{m}$ 未満の比較的小さい，立方体粒子が用いられることが多い。これは，粒子が小さいために，平板状でなくても比較的高いカバーリングパワーを有するためである。ハロゲン組成は，0～数％のヨウ化銀を含有するヨウ臭化銀がおもに用いられる。レーザの発光波長に応じて，赤または赤外光に対して分光増感される。**図 3.28** に典型的な分光感度特性を示す。

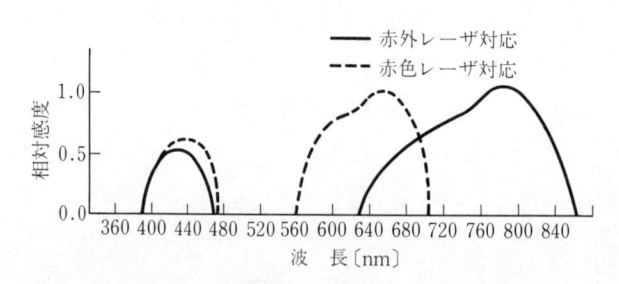

**図 3.28** レーザ記録用フィルムの分光感度特性

レーザで記録する場合にも，感材の感度，階調の設計は重要である。硬調な設計では，レーザの露光むらなどを発生しやすい。適度に軟調な設計が必要だが，軟調すぎると露光のダイナミックレンジを大きくとる必要性や，高濃度部露光時の周辺への光のしみだし，回り込み光の影響で画像がぼけるなどの問題を生じる。したがって，露光方式との組み合わせで，感度および階調を最適に設計する必要がある。処理における必要な機能や性能に関しては，X 線フィルムと同様である。

**支持体** X 線フィルムも同様だが，視認性を高める目的で，青色系の染料をあらかじめ含有させる場合がある。

**バック層**　ハレーション防止および干渉縞対策として，処理脱色性の染料を含有する。染料の吸収波長は，レーザ光の波長にあわせて設計される。レーザ記録用フィルムのように，乳剤層側とバック層が構成が異なる場合，処理後の膜の収縮で，感材が湾曲する（カールと呼ばれる）現象が発生しやすくなる。この点で，バック層は乳剤層とのこのカールバランスをとることに注意して設計される。

**バック保護層**　基本的には，乳剤保護層と同じ機能が付与される。

〔3〕 **最近の技術展開**

ディジタル医療画像記録用フィルムは直接撮影用フィルムと異なり，必ずしも光で記録する必要はない。加熱記録方式などを用いた非銀塩フィルムやインクジェット方式の記録材料も登場しているが，記録密度，分解能の点で，光（レーザ）記録型には及んでいない[22]。

一方，銀塩を光記録に用いながら，従来の現像，定着，水洗，乾燥といった湿式プロセスを必要としない方式も出現している。これは，熱現像感光フィルムと呼ばれ，感光性銀塩と非感光性の有機銀塩ならびに現像剤を感材中に含む方式である。レーザ露光後の感光性銀塩上に生成した，現像核において，加熱時に有機銀塩（可視光領域に，光吸収を持たないため透明）から銀イオンを供給しつつ，現像剤で物理現像を起こす方式である。

## 3.4 イメージングプレート

### 3.4.1 イメージングプレートによるディジタルX線画像

近年，めざましい進歩を遂げたエレクトロニクス技術は医療の分野にも大きな影響を及ぼし，X線CT，超音波，MRIなどの新しいディジタル画像診断を作り出している。また，コンピュータ通信技術が大きく変革し，ディジタル信号化された画像を蓄積，伝送，処理することや，PACSなどの画像管理システムなども医療診断の質・量の向上になくてはならないものになりつつある。

イメージングプレート（IP；imaging plate）は，診断用X線画像の形成に使用する目的で開発[23]されたX線やβ線などの放射線を画像として一時的にメモリすることのできるセンサであり，光照射によって放射線の強度に比例した発光を生じる。コンピューテッドラジオグラフィ（CR；computed radiography）は，この特性を利用しており，IPにメモリされた2次元のX線画像をレーザ光で走査し，発光を時系列に光電変換し，電気信号に変えてディジタル画像を得ている。増感紙-フィルム系を用いたX線写真法をディジタルモダリティーに変革する技術である。

### 3.4.2 イメージングプレートによるX線画像形成の原理

IPによるX線画像形成は図3.29に示すようなサイクルで行われる。以下に順を追ってその原理を解説する。

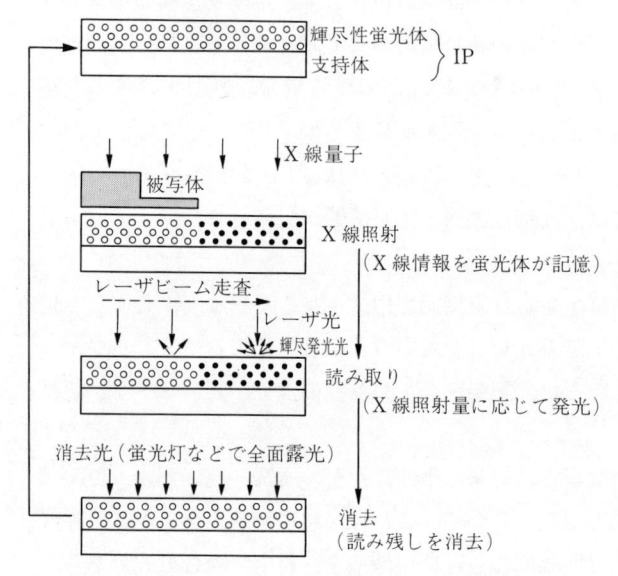

**図3.29** IPによるX線画像形成の原理

① X線画像の照射　従来の増感紙-フィルム系と同様なX線撮影によって，被写体（人体など）の内部を透過したX線はIPに照射される。このときIPはカセッテなどに入れられ，遮光されていることが必要である。IPを構成する輝尽性蛍光体（photostimulable phosphor）は，照射されたX線の強度に比例したエネルギーを電子トラップの形で蓄積する。つまりX線の2次元画像がメモリされた状態になる。

② 輝尽発光の読取り　ビーム径を約 $100\,\mu\mathrm{m}$ 程度に絞ったレーザ光でIP面上を走査することによって，輝尽性蛍光体に蓄積されたエネルギーは輝尽発光として時系列に取り出すことができる。例えば，IPを1方向にモータなどで精密に移

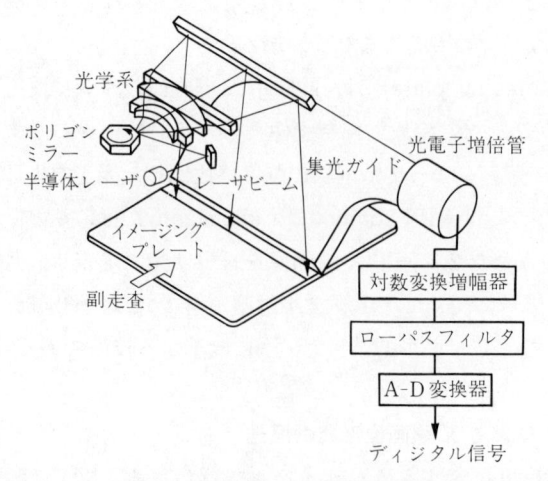

**図3.30** 読取りスキャナの構成要素

動（副走査）させながら，それと直交する方向にレーザ照射点を光学的に高速に移動（主走査）することにより，IP全面を走査する。各点で発光した輝尽発光を集光ガイドで集め，光電子倍増管でアナログ電気信号に変換する。その電気信号は高速アナログ-ディジタル変換回路でディジタル信号に変換される。この読取りスキャナの構成要素を図3.30に示す。このようにして一定強度のレーザ光を走査し，IPにメモリされた2次元のX線画像をディジタル信号に変換して読み取ることができる。

③ 残存エネルギーの消去　IPには読み取り後でも多少のエネルギーが残存している。そこで，全面に光を照射して残存しているエネルギーのほとんどを発光させてなくし，IPを撮影前の状態に戻す。このようにして，繰り返し使用を可能にしている。

### 3.4.3 コンピューテッドラジオグラフィシステム

実際にIPを利用して診断画像を形成しているシステムの概要を説明する。まず，CRシステムの基本的な構成を図3.31に示す。X線画像はIPに照射され，読取り装置によってディジタル信号に変換される。ディジタル信号となった画像情報は，より精度の高い読影や診断ができるように，視覚系の特性を考慮した画像処理を行う。出力はCRT装置上に表示したり，レーザ走査型のプリンタでフィルム上に焼き付けて診断する。最近では，加熱記録方式のドライプリンタに出力する場合もある。また，光ディスクへ記録保管したり，他病院へ電送することも可能である。

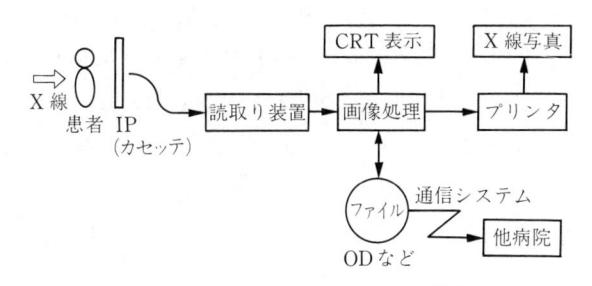

図3.31　CRシステムの基本的な構成

CRシステムにおけるX線照射から出力までの画像情報の伝達特性を図3.32に示す。図の第1象限は，X線照射量とIPから読み取られる輝尽発光量の関係を示しており，線量のダイナミックレンジが広いことがシステムの長所になっている。第2象限は読取り装置の特性を示しており，輝尽発光量に対してディジタル信号に変換された値を表している。発光量領域に応じて，適切なディジタル信号の範囲に出力を制御できることが特徴である。第3象限は画像処理の特性を表している。各診断部位，撮影法に適した階調処理が行われ，さらにフィルム特性に応じた処理を経てフィルム上に出力される。上記の結果として，第4象限にはCRシステムの総

68    3. 画像センサと画像増強

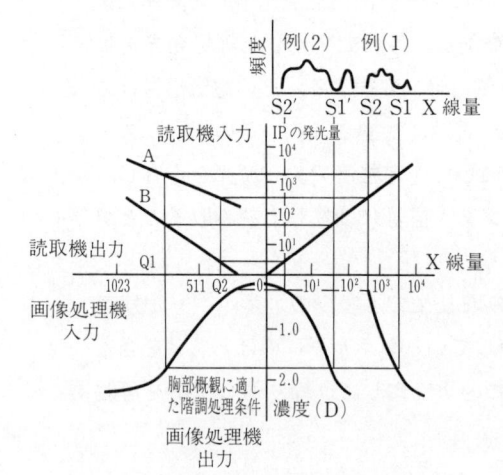

**図3.32** CRシステムの画像情報伝達

合特性が表され，X線照射量が最終的に画像に出力される濃度へ変換される相関を示している。例えば，S1〜S2およびS1'〜S2'のように異なったX線量の分布を持つ二つの胸部画像（例（1）および例（2））がIPに照射された場合でも，それぞれの読取りにおいてAまたはBのようにディジタル信号への変換を制御することで，最終的には診断に適した同じ濃度領域の画像として出力できることを表す。

IPの読取り装置は3.4.2項に述べた画像形成サイクルを実現するために，スキャナ部と消去器さらにIPを移動，搬送する部分から構成されており，カセットタイプとビルトインタイプに大別される。

カセットタイプは，IPが入ったCR専用カセッテを撮影後に読取り装置にセットする方式である。セットされたIPは読み取られ，消去されて再使用できる状態で戻される。一度に多くのカセッテを処理する場合に対応して，複数のカセッテを投入できるカセッテスタックなども利用されている。CR専用カセッテは種々のタイプがあり，IPが取り出せるタイプやIPと一体になっているタイプなどもあるが，どのタイプも撮影は従来の増感紙-フィルム系の撮影装置をそのまま使用できる形態になっている。

ビルトインタイプは，撮影装置と読取り装置が一体となったIP内蔵方式である。装置内には撮影部，読取り部，消去部があり，IPが内部で移動，循環しているのでカセッテの交換など不要で連続的に撮影が可能である。複数枚のIPを内蔵して短時間の連続撮影にも対応している。撮影方法に対応して立位タイプと臥位タイプ（ベッド型）がある。

### 3.4.4 輝尽性蛍光体のメカニズム

つぎに，IPの大部分の特性を定めている輝尽性蛍光体について解説する。X線用蛍光体の基本特性は，すでに3.1.3項で述べられており，輝尽性蛍光体でも共通

である。そこで，この項では，輝尽発光（photostimulated luminescence）の特徴について述べる。

輝尽発光は，X線，電子線，紫外線などの放射線で蛍光体を励起したのち，発光波長よりも長波長の光を照射すると減衰していた発光が一時的に強くなる現象である（図 3.33）。この現象を示す蛍光体を輝尽性蛍光体という。

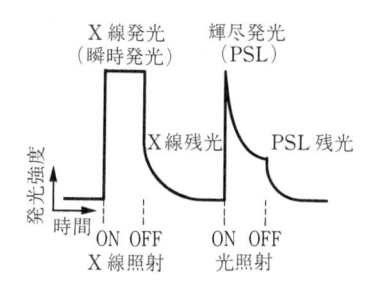

**図 3.33** 輝尽発光の定義

輝尽性蛍光体は 19 世紀後半から知られ，硫化物蛍光体は 1900 年前後の P. Lenard らの研究によって基礎が築かれ，1940 年代には F.Urbach らによって赤外線像の可視化を目指した研究[24]が行われている。一方，アルカリハライド（alkaline halide）系蛍光体についても 1920 年頃から K.Przibram らによって研究[25]され，F 中心（F center）と関連する現象と考えられた。BaFX：Eu（X＝Br,I）はアルカリハライドと同様に F 中心を容易に形成し，輝尽性蛍光体として優れた特性を示す。1978 年に従来から高効率の X 線用蛍光体として知られていた BaFX：$Eu^{2+}$ が，輝尽としてもよい効率で，また速い応答で発光することが見出された[26]。CR 用途でおもに実用されているのは BaFX：$Eu^{2+}$ であり，ほかにアルカリハライドの RbBr：$Tl^+$ などの例がある。

〔1〕 **結晶構造とトラップ**

BaFX はハロゲン化フッ化バリウム結晶を表し，この結晶は PbFCl 型の正方晶系である。希土類である Eu は発光に関与する微量の添加物であり，Ba イオンと置換した＋2 イオンの形で含まれる。蛍光体分野ではこれを付活剤と呼び，BaFX：$Eu^{2+}$ のように表記する。この結晶にはハロゲンイオンが欠落している結晶の格子点（＝空格子点：vacancy）に電子がトラップされた F 中心が形成されやすい特性がある。$F^-$ または $X^-$ イオンの空格子に電子がトラップされた二種類の F 中心，すなわち $F(F^-)$ および $F(X^-)$ ができる。どちらが支配的になるかは，F と X の化学量論比によって変化する[27]。

〔2〕 **一 次 励 起**

X 線照射によって蛍光体結晶中に吸収された X 線エネルギーに比例した多数の電子，正孔対が生成される。正孔とは電子が抜け出たあとで，結晶中では正電荷を持っているように振る舞う。電子と正孔はすぐに再結合するだけでなく，電子は蛍光体中に形成されているハロゲンの空格子にトラップされて準安定状態である F 中心を生成し，正孔は $Eu^{2+}$ イオンにトラップされる。これを一次励起と呼び，X

線画像がメモリされた状態に相当する。ただし，このときトラップされずすぐに再結合した電子と正孔によって $Eu^{2+}$ の励起状態から発光を起こす成分もあり，これを X 線発光，または瞬時発光という。

〔3〕 二次励起

F 中心が吸収する波長の光を照射すると，トラップされた電子は解放されて $Eu^{2+}$ にトラップされた正孔と再結合し，$Eu^{2+}$ の励起状態からの発光が生じる。これを二次励起と呼び，レーザ光を走査してメモリされた画像を読み取ること，および消去に相当する。

### 3.4.5 輝尽性蛍光体の特性

〔1〕 輝尽スペクトルと発光スペクトル（図 3.34）

輝尽は F 中心に蓄積されたエネルギーが光吸収によって解放される現象なので，輝尽スペクトルは F 中心の吸収を反映している。IP の場合，X=Br, I の空格子点にできた $F(X^-)$ 中心の吸収である。発光スペクトルは 400 nm 付近にあり，解放されたエネルギーで励起された $Eu^{2+}$ イオンによる発光である[28]。

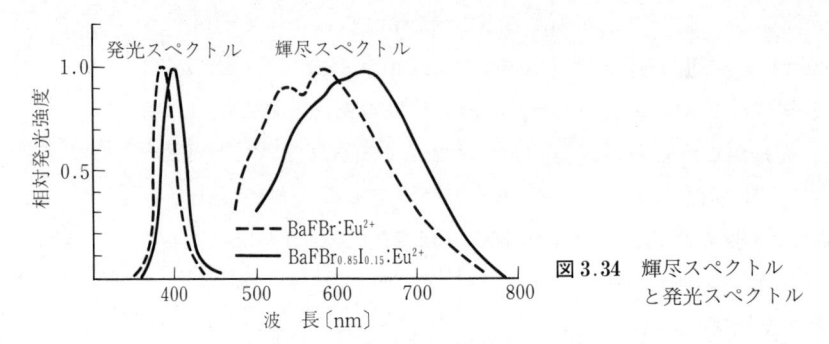

図 3.34 輝尽スペクトルと発光スペクトル

実用上，輝尽スペクトルが He-Ne レーザや赤色半導体レーザなどのおもな光源の波長とよく適合していること，また，光源の波長と発光スペクトルが光学フィルタで効率よく分離できる範囲であることが重要である。

〔2〕 発光寿命

$Eu^{2+}$ イオンの発光寿命は約 0.7 μs と短い。この場合の発光寿命とは，輝尽励起光を停止した後，発光が $1/e$ ($e \fallingdotseq 2.718$) に減衰する時間を表している。例えば，レーザ走査で 354×430 mm の IP を 100 μm 画素で読み取る場合，1 画素当り発光寿命の 2 倍時間で読み取っても約 21 s 必要になる。大面積の IP を高密度で短時間に読み取るには寿命が短いことが必須である。

〔3〕 リニアリティー

一次励起強度である X 線量に対する輝尽発光量は，一定の輝尽励起光強度で読み取った場合，医療 X 線画像で使用する領域において 5 桁以上の範囲でよい直線性を示す。この発光を広い強度範囲の光が検出できる光電子増倍管で読み取ることで，IP システムの特徴である広いダイナミックレンジを達成している。

〔4〕 フェーディング

X線の一次励起によって生成したF中心は二次励起されなくても，熱的に徐々に消失する。このX線照射から読み取りまでの時間経過による輝尽励起発光量の低下がフェーディングである。フェーディングはIPの置かれている環境の温度が高く，読み取り光の波長が長いほど悪化する傾向がある。フェーディングによって輝尽発光量は減少するが，すでに吸収されたX線量子は減らないので画質の劣化は少なく，システムで濃度調整されるため適正画像から外れることもない。したがって，通常の使用ではフェーディングは問題にならないが，X線照射からIPを読み取るまで1時間以上かかるような場合には，考慮が必要である。

〔5〕 消　　去

広いダイナミックレンジを維持するために，消去は初期の発光強度に対して4桁以上も下げる必要がある。消去レベルが下がるに従い，効率よく消去できる光の波長は輝尽スペクトルとは異なってくる。これはF中心以外のトラップが消去特性に関与していると考えられる。蛍光体自体の改良とともにその特性によく適合した消去光の組合せによって，システムの消去光量は開発当初のシステムより1桁以上も少なくなっている。

### 3.4.6　イメージングプレートの構造

IPは表面保護層，蛍光体層，支持体（ベース），さらに用途や品種より導電層，遮光層，縁貼り，裏面保護層，バーコードなどから構成されている（図3.35）。

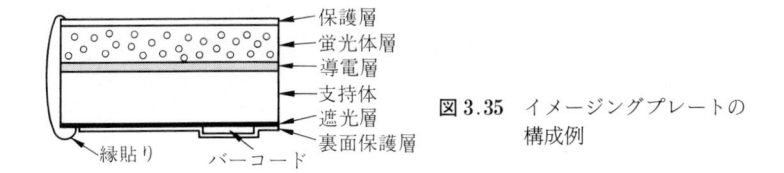

図3.35　イメージングプレートの構成例

〔1〕 表面保護層

表面保護層は人による取扱いや装置内の搬送によって蛍光体層が損傷しないために設けられ，ポリエチレンテレフタレート（polyethyleneterephthalate：PET）フィルムなどが使用される。引っかき，摩擦，曲げに耐える強度，および温度湿度変化，光，放射線，溶剤，接触部材などに対する化学的安定性が求められる。さらに，読取り光と発光に対して光透過率が高く，その光が広がってぼけるのを防ぐためにできるだけ薄膜であることも要求される。また，IPは繰り返し使用において表面の汚れをクリーニングする必要が生じるが，最近ではフッ素系樹脂などを利用して汚れにくくする改善も進められている。

〔2〕 蛍 光 体 層

輝尽性蛍光体は平均粒子径が数 $\mu$m の粉体であり，ポリウレタンやアクリルなどの有機ポリマーと混合して均一な膜状に塗布されて蛍光体層を形成する。これら

ポリマーは蛍光体粒子を結合させる役割なのでバインダーと呼び，IPを曲げて装置内を移動させるのに適した柔軟性と機械的強度が必要である。当然，保護層と同じく透明性と化学的安定性も要求される。

　読取りレーザ光の広がりは画像のぼけになるので，レーザ光波長を吸収する着色剤を添加したりするが，この場合には発光はなるべく吸収しないような着色剤を用いる。また，X線吸収を多くして画質を向上するため，蛍光体を層内にできるだけ高密度に充填することが好ましい。このため，蛍光体に対してバインダーは少量になっており，蛍光体層の体積の約2/3は蛍光体自体であり，残り1/3の空間を部分的にバインダーが占めている状態である。また，蒸着によって高密度の蛍光体層を形成している例もある。

〔3〕　支　持　体

　支持体には，IPに対する外からの力や衝撃に耐えること，読取り時に良好な平面性を保つことなどが要求される。適度な柔軟性を求める場合には，素材としてはポリエチレンテレフタレートフィルムなどが用いられるが，金属板などに固定する方式もある。支持体の蛍光体層側の面の光吸収特性は，蛍光体層からの発光やレーザの透過光の反射を変化させるので画質に影響を与える。この特性を利用するため，白色や黒色の支持体を用途に応じて選択している。

〔4〕　その他の構成

以下のような構成要素が必要に応じて組み合わせて用いられる。
・装置内搬送や取扱いで生じる静電気で不都合な現象が起きないための導電層
・IPどうしの擦れによる表面の傷を防ぐため，軟質ポリマーの裏面保護層
・エッジ部を破損から保護する縁貼り，IPの固有番号を記入した裏面のバーコード

### 3.4.7　イメージングプレートの特性

〔1〕　感度（speed）

　IPは広いダイナミックレンジを持つので，増感紙-X線フィルム系のように一定の固定された感度設定はなく，例えば標準タイプ1種類（STタイプ）で0.0026〜26 $\mu$C/kgの照射線量域の撮影ができる。システムの感度はIPと読取り装置の組合せによって定まるが，IP自体の感度要因は，蛍光体の輝尽感度，蛍光体層の膜厚や着色，蛍光体層の下層（例えば支持体）の反射率などであり，一定のX線照射および二次励起を行った場合の輝尽発光量の変化を意味する。

〔2〕　鮮鋭度（sharpness）

　システムの鮮鋭度を決定する要因は，IP内のX線散乱，IP内のレーザ光の広がり，電気系の周波数特性，および出力系の特性に分けられるが，ここではIPに関して述べる。

　IPに入射したX線は，蛍光体に吸収される以外に，透過や散乱する成分もあ

## 3.4 イメージングプレート

る。透過した成分はより下層にある蛍光体に吸収されるか，さらに透過してしまう。一方，散乱した成分が入射位置とは違う場所で蛍光体に吸収されることで，画像がぼける。しかし，このようにして鮮鋭度が下がる影響は比較的少ない。

IPの鮮鋭度に最も影響するのは，読取りレーザ光のIP内での広がりである。レーザビームを当てた位置の蛍光体の輝尽発光を検出しているときに，広がったレーザ光がその周辺の蛍光体を励起すると，レーザビームを当てた周辺の輝尽発光（ぼける成分）も同時に検出されるので鮮鋭度が悪くなる。発光は広がっても鮮鋭度には影響しない。

レーザ光は蛍光体層にある微粒子の蛍光体で非常に多くの散乱を繰り返し，その間に蛍光体や着色剤に吸収される。散乱と吸収を多くしてレーザ光が蛍光体層内で広がらない設計をすることで鮮鋭度は高くなる。具体的には，蛍光体粒子をより小さくすること，蛍光体層を薄くすること，レーザを吸収する着色，蛍光体層の下層（例えば支持体）の反射率を下げることなどが有効である。しかし，このようにして鮮鋭度を向上すると，検出できる輝尽発光量の低下を生じ，感度や粒状が悪化する傾向にある。したがって，使用目的に合わせた鮮鋭度を設計し，これを選択して使用することが必要である。このような考えで，標準タイプと高鮮鋭度タイプのIP（例えば，STとHR：図3.36）がある。

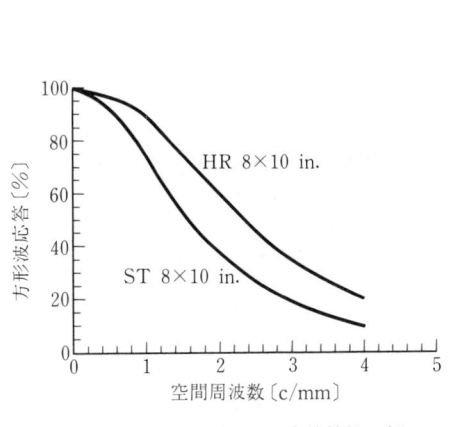

図3.36 IPタイプによる応答特性の例

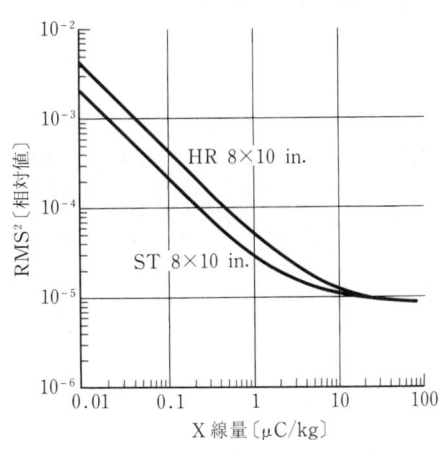

図3.37 IPタイプによる粒状性の例

〔3〕 粒状（granularity）

画像の粒状はノイズ成分の影響によって変化する。ノイズはX線照射量に依存する量子ノイズとX線照射量に依存しない固定ノイズ成分に分けられる。IPは一つのシステムで広い照射線量範囲の画像を形成するので，線量に応じて量子ノイズと固定ノイズの割合が変化する。つまり，低線量では線量に反比例して増加する量子ノイズがおもな成分であり，高線量では量子ノイズは低下し，固定ノイズより相対的に小さくなる。したがって，高線量では線量で変化しない固定ノイズがおもな成分になる（図3.37）。さらに，量子ノイズはX線量子ノイズと光量子ノイズに

X線量子ノイズは，X線がIPに吸収される過程で発生するノイズあり，X線吸収量に反比例する。IP性能としては画像に寄与するX線吸収量を増やすことが重要である。一方，光量子ノイズはおもに光電子増倍管の光電面の電子数に依存する。蛍光体の輝尽発光とIPからの光取り出し効率，言い換えれば，IP感度が高くなれば光電面に入る輝尽発光量が増え，光量子ノイズは少なくなる。光量子ノイズとX線量子ノイズの比率は，空間周波数依存性があるが，システムとX線の線質が一定の場合は，X線量には依存せず一定である。CRシステムでは実用診断領域の周波数において，光量子ノイズがX線量子ノイズの10〜20%程度になっており，フェーディングなどで光量子ノイズのみが増加してもその影響は少ない。

固定ノイズは，IPの構造ノイズ，フィルムの構造ノイズ，読取り装置の電気的および光学的ノイズに分けられるが，装置のノイズは前者に比べて小さく無視できる。IPの構造ノイズは蛍光体粒子が蛍光体層内で不均一になっている影響であり，蛍光体の粒子サイズ，粒子バインダー混合状態，製膜工程などに依存している。量子ノイズが小さくなる高線量領域では相対的に固定ノイズが支配的になり，X線照射を増やしてもノイズは固定ノイズ以下には下がらない。

## ノート

### 量子数とノイズ

X線は電磁波であり，量子としての性質を持っている。均一にX線を照射しても，IP上の任意の一定面積（例えば，1画素）で吸収されるX線量子の数には確率的にゆらぎが生じる。これはポアソン分布に従うもので，吸収される量子数が小さいほどゆらぎの比率が大きくなる。例えば，量子数$N$の場合にゆらぎは$\sqrt{N}$であり，ゆらぎをノイズとして信号である量子数で割ると$1/\sqrt{N}$と表せる。一方，均一に照射されたIP画像の標準偏差に相当する$RMS$ (root mean square) はノイズを信号（＝平均値）に対する比率で表しており，この値が小さいほど粒状性がよいことになる。両者は同じノイズを表しているので，比例 ($1/\sqrt{N} \propto RMS$) する。したがって，X量子のノイズパワー（$RMS$の2乗）は，照射X線量（量子数$N$）に反比例する。

光量子ノイズは蛍光体から発光した光量子の数のゆらぎである。X線量子は光量子より1万倍ほど高いエネルギーを持つので，蛍光体に吸収された一つのX線量子から輝尽発光として多数の光量子が発生する。この光量子の数は，IPからの取り出し効率，集光ガイドの集光効率，レーザ反射光と分離する光学フィルター，光電変換効率などに依存して順に減少し，光電子増倍管の光電面の電子数が最も小さくなる。したがって，光量子のノイズパワーは，光電面に入る輝尽発光量に反比例することになる。

〔4〕 X線吸収特性

IPのX線吸収特性は蛍光体によって定まる。$BaFBr_{0.85}I_{0.15}:Eu^{2+}$ 蛍光体（STタイプ）を例にX線吸収特性（図3.38）を示すが，これはおもにBaの吸収による。吸収量は蛍光体層の充填密度や厚みを増やせば増加する。しかし，粉体の充填密度の向上には限度があり，膜厚を増した場合には，鮮鋭度が低下することや，蛍光体層の深い部分からの発光を取り出せないことなどの問題を解決する必要がある。

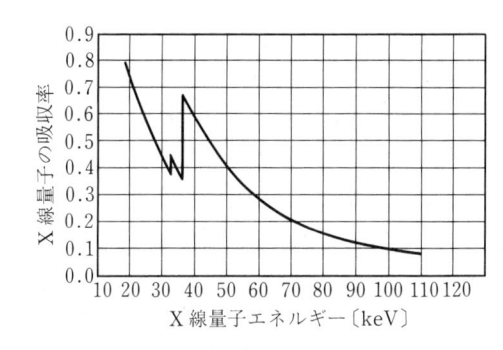

図3.38 X線吸収特性（STタイプの例）

〔5〕 自然放射線の影響

直接的には，IP性能とはいえないが，高感度で使用する場合には無視できない特性である。輝尽性蛍光体は蓄積型で線量にしきい値がない放射線センサなので，われわれの周囲にあるわずかな環境放射線によって励起されてしまう。建物や地盤に含まれる放射性元素，地球に降る宇宙線の影響などである。したがって，読取り直後に消去された後，数日以上放置されたIPを高感度で撮影する前には，改めて消去する必要がある。これを二次消去といい，IPの撮影台や読取り装置にはそのための機能が組み込まれている。また，IPを構成する元素に含まれる放射性元素もIPを励起するので，影響がでない範囲の量に低減する必要がある。

### 3.4.8 最近のイメージングプレートの技術動向

〔1〕 14面体 BaFBr:Eu 蛍光体

読取り光のぼけは蛍光体層内における光の散乱と吸収に依存することはすでに述べた。着色して吸収を増やすのはレーザパワーの損失を招くため，散乱の増加でぼけを防ぐ方法がより有効であり，散乱はおもに蛍光体の粒子サイズに依存する。また，大部分のX線はIPに垂直に入射して吸収されながら深さ方向へ直進するので，IP面方向のぼけは防ぎたいが，深さ方向には光取り出しをよくしたいと考えられる。ところが，従来のBaFBr蛍光体は不定形で平板状になっており，この平板がIP面方向と平行に配向しやすかった。つまり，見かけの粒子サイズが深さ方向には小さく，面方向には大きい状態であった。画像のぼけを防ぐように平板方向の散乱から粒子サイズを定めると，深さ方向にはより散乱が増えて光取り出しを損失することになる。そこで，球形に近い粒子形状のBaFBr蛍光体ができれば深さ

方向と面方向で散乱を同等にでき，同じ画像のぼけでも深さ方向の光取り出しの損失を少なくして画質の向上が狙えるはずである。

BaFBr の結晶はへき開する特性があるので粉砕すると板状になりやすい。そこで，水溶液からの結晶成長を検討した結果，$BaBr_2$ 溶液に $NH_4F$ を添加して BaFBr 結晶が沈殿する反応において，$BaBr_2$ 溶液濃度の増加に従って粒子は小さくなり，14 面体→立方体→平板と変化することが見出された。このように作成した 14 面体結晶の形状を崩さないように熱処理された輝尽性蛍光体を用いることで，同じ鮮鋭度で比較した X 線量子ノイズが低減することが確認されている[29]。

〔2〕 両面集光読取りシステム

X 線量子ノイズを低減するには，蛍光体層の膜厚を増して蛍光体層の深い部分からも発光を取り出せばよいことがわかる。これまでのシステムでは，蛍光体層の深い部分，すなわち支持体に近い部分で発光した光を表面側で受光しているために光取り出し効率が十分ではなかった。そこで，透明な支持体を使用して従来と反対の支持体側からも輝尽発光を受光するのが，両面集光読取りシステムの考えである。レーザ光は従来と同じく表面保護層側からのみ入射するが，輝尽発光の受光器を表面保護層と裏面透明支持体の両側に設ける。両方の受光器から光電変換された電気信号は，周波数特性や強度に応じて最適な画像が得られるような比率で加算する。この方法で画質向上できる可能性が報告されている[30]。

### ☕ コーヒーブレイク ☕

#### さまざまな IP 用途

IP は放射線センサとしての特性を生かして，通常の医療用 X 線画像以外の分野でも広く使われているので紹介しよう。まず医療分野だが，歯科診断用の小サイズ IP システムがある。つぎに，DNA 解析や薬物代謝などのオートラジオグラフィにも IP は使われている。この用途は一次励起の方法に特徴があり，放射線同位元素（RI）を含む試料と IP を数分〜数週間密着させて RI の分布画像を作成する。ここでは IP の高感度によって大幅な時間短縮のメリットが得られている。他にも，電子顕微鏡用，中性子線用，X 線回折用，工業用 X 線写真用などの IP とシステムが実用化されている。これらの IP も原理的には医療用と同じであるが，一次励起に使われる放射線の種類と観察対象に必要な分解能に応じて，さまざまな層構成に IP が設計されている。IP は，X 線，電子線，中性子線，紫外線など広い種類の放射線を捕らえる性質があるので，今後の研究によってさらに多くの用途が開発されることが期待されている[31]。

## 3.5 X線イメージインテンシファイア

X線イメージインテンシファイア（X線蛍光増倍管，以下I.I.と略称する）は，入力蛍光面に受けたX線を可視光像に変換し出力するX線検出器である。

蛍光板に比べX線被曝線量を低減できるため，X線TV装置や血管造影装置の検出器として現在広く使われている。

### 3.5.1 構造と原理

図3.39に示すように，I.I.の構造は入力蛍光面，光電陰極，集束（フォーカス）電極，陽極，出力蛍光面で構成される大形の真空管と，高圧電源からなる。X線遮蔽の目的とともに人体の保護のために管容器に収められている。また，磁気遮蔽のため，磁気シールドされている。

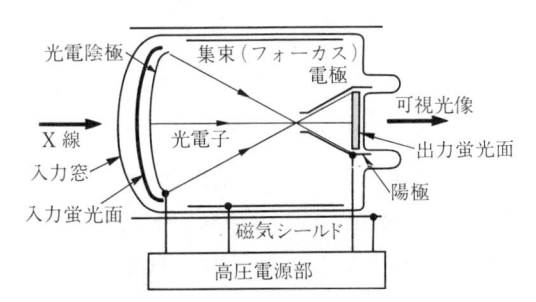

図3.39 I.I.の構造

[1] 動作原理

① X線管焦点から放射されたX線は被写体を透過し，入力窓を経て入力蛍光面上にX線像を作る。
② X線は入力蛍光面で吸収され光子に変換される。
③ 光電面（陰極）で光電子に変換される。
④ 光電子はフォーカス電極および陽極で作られる電子レンズの作用で収束加速されて出力蛍光面に衝突する。
⑤ 衝突した電子像は出力蛍光面で再び可視光像に変換され，縮小された像として得られる。

光電子は，集束によって縮小されることによって電子密度が増加し，また高い電界によってエネルギーが増加するため，出力蛍光面上の明るさは入力蛍光面像の明るさの数千～1万倍にもなる†。

[2] 入力窓

入力窓材には，従来ガラス材が使われていたが，最近はX線の透過率が高く，散乱線が少ないアルミニウムを用いたもの（メタルI.I.）が主流である。

---

† 出力蛍光面の輝度の増幅度は，(像の縮小率の逆数)$^2$×(陽極電圧) に比例する。

〔3〕 入力蛍光面

入力蛍光面はヨウ化セシウム（CsI）の柱状結晶構造になっており，入射したX線は吸収され光子に変換される（図3.40）。ここでのX線吸収率がI.I.の性能を決める重要な要素となっている。

図3.40 入力蛍光面

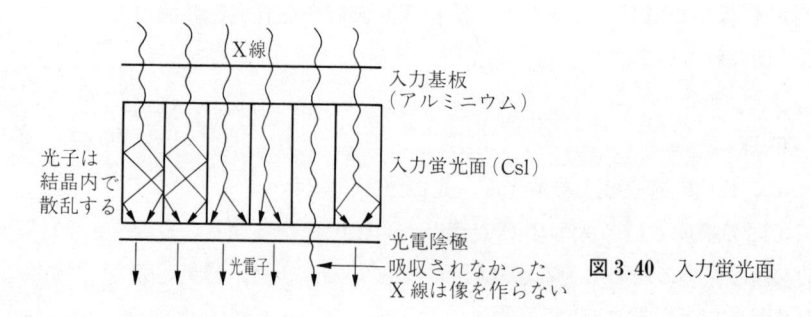

最近は厚膜化技術が進歩し，CsI結晶内での光子散乱による解像度低下を抑えながら微細結晶を厚膜化できるようになり，X線吸収率が向上している。

〔4〕 電子レンズ系

集束（フォーカス）電極，陽極からなる部分で，光電陰極から発した光電子を集束，加速させ，出力蛍光面に衝突させる。いかに正確に光電子を出力蛍光面へ集束させるかが，解像度に影響を与える要因となる。従来の3極構造のものから，最近では5極構造などがあり（図3.41），視野の切替が外部コントロールでき，また出力像のひずみも改善されている。

電子レンズ系は磁界の影響を受けやすいため，I.I.管容器側面に磁気シールドが施され，地磁気補正制御を行うことによって，解像度が改善されている。

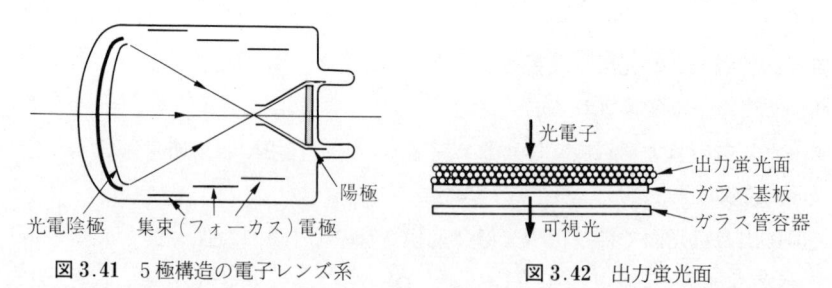

図3.41 5極構造の電子レンズ系　　図3.42 出力蛍光面

〔5〕 出力蛍光面

微細な粒子状の蛍光体が用いられ，均一な層を作る（図3.42）。発光スペクトルがP-20（黄緑色）のものが主流である。

3.5.2 種　　類

I.I.の種類は，入力面の大きさによって6インチから16インチ程度まであり，使用する装置の用途によって使い分けられる。

### 3.5.3 特　　性

I.I.の特性を知る要素として，つぎのようなものがある。
- 変換係数
- 解像度
- コントラスト比
- MTF
- 入力窓材質
- 入射面視野寸法
- 検出量子効率
- ひずみ率

表3.5に特性の一例を示し，以下に，それぞれの特性の測定方法を示す。

表3.5　I.I.特性の一例

| I.I.サイズ〔インチ〕 | 12インチ | 9インチ |
|---|---|---|
| 入力窓材質 | アルミニウム | アルミニウム |
| 入力視野〔インチ〕 | 12/9/6 | 9 |
| 解像度〔lp/cm〕 | 46/58/66 | 46 |
| コントラスト比 10％比 10mm比 | 30：1 18：1 | 29：1 16：1 |
| 変換係数 $(cd/m^2)/(mR/s)$ $(cd/m^2)/(\mu C/kg \cdot s)$ | 300 1 160 | 240 930 |
| 像ひずみ率〔％〕 | 5 | 3 |
| 検出量子効率 DQE〔％〕 | 80 | 60 |

〔1〕　変換係数（$Gx$）（conversion factor）

出力蛍光面の平均輝度（$cd/m^2$）と入射面でのX線線量率（$\mu C/kg \cdot s$）の比で表されるもので，重要な特性の一つである。図3.43に変換係数の測定方法を示す。

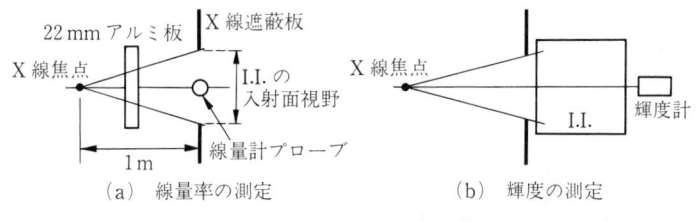

図3.43　変換係数の測定方法

〔2〕　解　像　度

解像度チャートの1cm当り何組の黒白縞が見分けられるかを示すもので，単位はlp/cm（lp：line pair）で表される。入力面に解像度チャートを置き，出力面においてX線像を観察する。

〔3〕 コントラスト比

10%コントラスト比と，10 mmコントラスト比が用いられる。

10%コントラスト比は，入斜面視野面積の10%に相当する円形のX線遮蔽板を入斜面中心に置いたときの出力輝度と何も置かないときの出力輝度の比で表される（図3.44）。

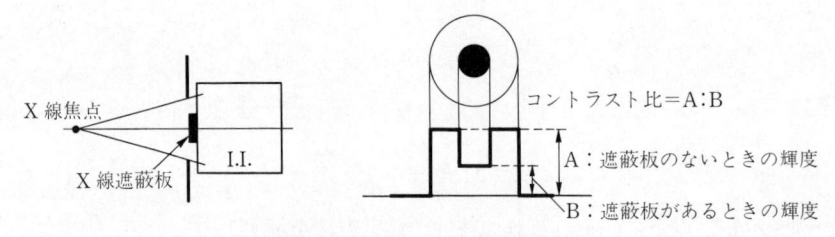

図3.44 コントラストの測定方法

10 mmコントラスト比は，直径10 mmの円形遮蔽板を用いたときの比で表すものである。

〔4〕 **MTF（modulation transfer function）**

空間分解能（lp/cm）とコントラストの関係を表すものである。

X線画像系の評価によく用いられる評価手段で，各コンポーネントの特性から総合したシステム特性について示すことができる手段である。図3.45にMTF特性の例を示す。

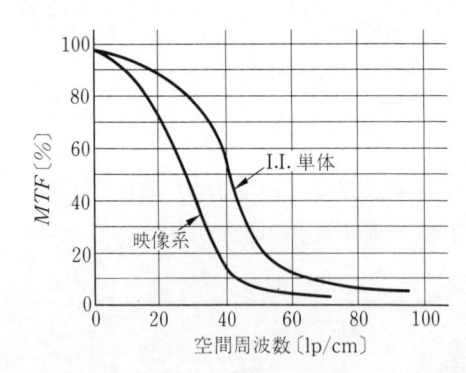

図3.45 MTF特性の例

〔5〕 入射面視野寸法

入射面視野の直径を指し，インチあるいはセンチメートルで表される。

〔6〕 検出量子効率（**DQE**：**detective quantum efficiency**）

X線源に$\gamma$線（$^{241}$Amの59.5 keVの単一エネルギー線）を用いて，NaIシンチレータに入射したときの出力光の全入射量子数に対して，I.I.に入射したときの出力光の$(S/N)_{OUT}$によってI.I.の検出効率を示すもので，つぎの式で表される。

$$\mathrm{DQE}[\%] = (S/N)_{OUT}^2 / (S/N)_{NaI}^2 \times 100 [\%]$$

$(S/N)_{NaI}^2$：全入射量子数の平方根

〔7〕 ひずみ率

I.I.の性質上，出力像の周辺部は中央部に比べて引き延ばされた像になる。そのひずみ具合を表す値で，入射面の中心部1cmの長さの出力像の縮小率（$D_0$）と，入力面視野寸法の直径の中心部90％に相当する長さの出力像の縮小率（$D_{90}$）とからつぎのような式で表される。

$$ひずみ率〔\%〕=(D_{90}-D_0)/D_0\times100〔\%〕$$

ひずみ率〔％〕は小さいほうがひずみが小さいことを示す。

ほかにも残光特性，バックグラウンド光などもI.I.の特性を示す要素としてあげられる。

### 3.5.4 X線診断装置への適用

I.I.は，出力像を映し出す機器との組み合わせによって，幅広い撮影装置に適用されている。最近では，X線TV装置や心臓血管撮影装置などの検出器として主流となっており，消化器系診断，循環器系診断分野で診断機能の向上に重要な役割を果たしている。

スポットカメラと組み合わせた検診装置，間接撮影装置にも使われ，より少ないX線被曝で検査を行えるようになった。

X線TV装置は，光学レンズ，TVカメラ（撮像管），TVモニタと組み合わせた，明室のTVモニタ上でリアルタイムに透視像を見ることができる装置である（図3.46）。最近は撮像管の代わりにCCDと組み合わせて使われるようになっている。

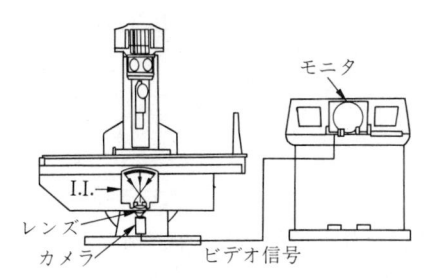

図3.46 X線TV装置

また，入力蛍光面，出力蛍光面，電子レンズなど各パーツの性能向上により，I.I.の出力像をディジタルで記録するディジタルラジオグラフィ（DR）装置などへの適用も普及しつつある。

### 3.5.5 最近の動向

30年以上にわたり，多くのX線診断装置の検出器としてI.I.が使われるようになり，X線診断の分野で発展を遂げてきた。今後はさらに小形・軽量化のための技術改良が望まれる。一方，近年検出器そのものもディジタル化が進み，次世代検出器といわれるフラットパネルの開発，製品化が進められてきている。

## 3.6 スキャニングセンサ

ディジタルX線映像法は，図3.47に示すとおり，X線ビームの形状によりつぎの三つに分類することができる[33]。

(a) 錐ビーム走査法 (cone beam scannography)
(b) 扇ビーム走査法 (fan beam scannography)
(c) 点ビーム走査法 (pencil beam scannography)

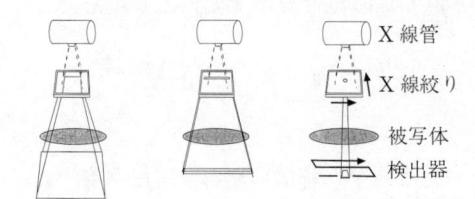

図3.47 ビーム形状によるX線の分類

(a) 錐ビーム走査法　(b) 扇ビーム走査法　(c) 点ビーム走査法

この項では，(b)の扇ビームおよび(c)の点ビームによるディジタルX線映像法をスキャニングセンサと呼び，その内容を紹介する。X線CTも扇状ビームを走査する方法により投影画像を得て，画像の再構成を行っているが，これについては9章に譲るので，ここでは省略する。また，(a)はCRシステムによる撮影法およびX線 I.I + CCD または撮像管による透視法が相当する。これについても3.4節および3.5節を参照されたい。

いずれの方式においても，透過X線量をフィルムという媒体を経由することなくディジタル化し，診断目的に適した画像処理を施した後，再びCRT，LCDなどの機器に表示することを目的としている。

### 3.6.1 扇ビームを用いる方法

これは，図3.47(b)に示すように，X線管球より発生したX線ビームを被検体の前後に設けたスリットで絞り込み，板状の検出器で透過X線情報を検出し，ディジタル化することを目的としたものであり，スキャンドプロジェクションラジオグラフィ (scanned projection radiography) とも呼ばれている。

スリットおよび検出器を後面から前面の方向へ走査することにより，所望の範囲の画像データを収集することができる。検出器としては一般にシンチレータ付きホトダイオードアレイまたはCCDが用いられることが多い。得られたライン上データを順次画像メモリ状に書き込み，画像を構成する。

本方式の利点としてはつぎの点があげられる

・被検体の前後をスリットで挟むことにより，被検体から発生した散乱線の影響を少なくすることができる。従来の一般撮影ではこの散乱線のために，特に横隔

膜や心陰影に重なる微細な構造物を撮影することが困難であった。
- 散乱線が少ないため，結果として低線量での撮影が可能になる。
- 走査範囲を広げることで，より広い撮影範囲を得ることができる。
- 検出器を板状にすることができるため，フラットセンサに比べて検出器の構成が簡単になる。

また欠点としては
- 走査動作における速度むら，振動が画像に影響を与える。
- フィルム-X線TV方式に比較すると撮影時間が長くなるため，モーションアーチファクトが発生しやすい。
- 素子間のばらつきの少ない高精度な検出器を製作することが難しい。
- 素子間のばらつきを少なくするためにオフセット，感度補正を行うなどの前処理が必要である。

本方式を用いたディジタルX線撮影装置の例を示す。図3.48はMike M. Tesicらが提案した方法である[34]。

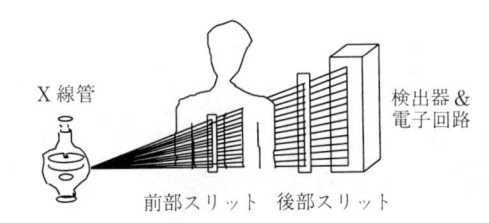

図3.48 スキャンドプロジェクションラジオグラフィ

本装置は，胸部撮影を目的としており，患者が普通に立った状態で撮影を行う。X線管球から発生したX線を，管球と検出素子アレイの間に位置する前面のコリメータスリットを通過させることによって扇状のX線ビームが得られる。このビームを患者と検出素子アレイ間に位置する後方スリットによって一直線に揃える。両スリット，ならびに検出素子アレイは機械的に連動し，スキャン時には水平方向への移動を行う。X線の焦点を軸に患者の撮影を行う。

検出器は1 024個のホトダイオードアレイ[†1]と酸硫化ガドリニウムからなり立っており，分解能は512 mm/1 024 pixel[†2]である。

図3.49はX線フォトンを計数できる検出器と本方式を組み合わせたものである[35]。

検出器，スリット，X線管球が同期して上下方向に移動するするように構成されている走査型の装置である。通常のX線検出器では，CCDやホトダイオードなどを用いているため，透過X線量と量子化されたディジタルデータの間には非線

---

[†1] ホトダイオード：ダイオードの接合部に光を当てると，光のエネルギーにより，電流が流れるようになり，流れる電流は光の強さに比例する。このような原理で接合部に光を当たりやすくしたダイオードがホトダイオードである。通常はX線などを別の物質でいったん光に変え，ホトダイオードで検出している。

[†2] pixel：一つの画素を示す。pixel size：一画素の大きさ。

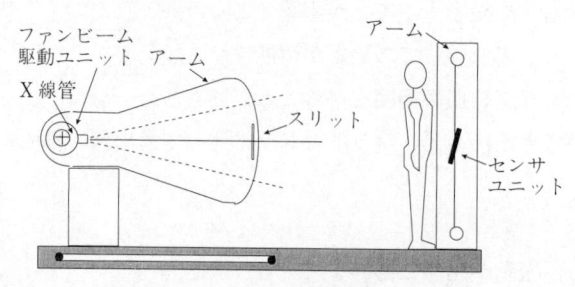

**図 3.49** 量子計数型胸部 X 線撮影方式

形性が存在し，ダイナミックレンジ†を狭める原因となっている。

この装置で用いられている検出器ではX線フォトンを直接カウントすることにより，透過X線と量子化（ディジタル化）データの関係が線形化でき，ダイナミックレンジを広くとることができる。また，**図 3.50** はスロットスキャニングシステムと呼ばれる乳房撮影用X線撮影装置の一例である[36]。

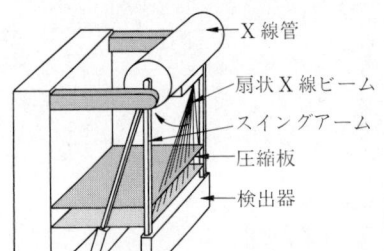

**図 3.50** スロットスキャニングシステム

この方式では，扇状ビームを管球を中心に検出器とともにスイングさせ，検出器のスキャニング動作と連動させることで診断範囲の撮影を行っている。検出器はCCDアレイの前面に蛍光物質を配置した構造になっている。このような装置では，スキャニングの際に生じる動きと蛍光物質のレスポンスによって生じるイメージのぼやけによって，イメージの質が損なわれる可能性がある。

### 3.6.2 点ビームを用いる方法

点ビームを用いる方法として，いくつか提案，臨床実験が行われている。

**図 3.51** は，X線をいったんピンホールで点ビーム状に絞り，被検体に投射し，その透過画像を得るものである[37]。その際，管球内のターゲットに当てる電子線の方向を偏向コイルで制御し，被検体の端から端までX線を投射できるようにしてある。

また**図 3.52** は，回転するスリットを用いることでX線を点ビーム状に絞る方法でフライングスポット方式とも呼ばれている[38),39]。管球より発生した扇状のX線を毎分当り数千回転するスリットで点ビーム状に絞り，被検体を透過させ，上部の

---

† ダイナミックレンジ：この値が大きいほど，画像の濃淡の分解能が大きくなる。

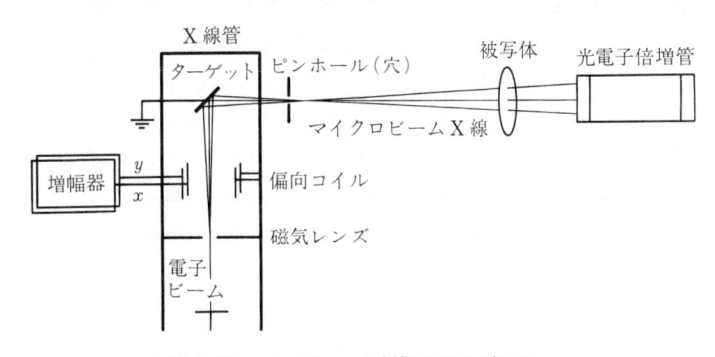

図 3.51　コンピュータ制御ラジオグラフィ

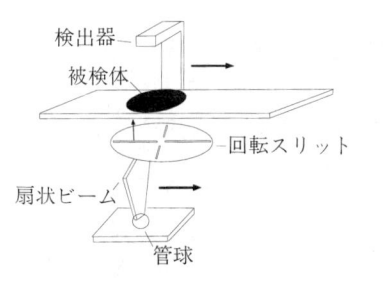

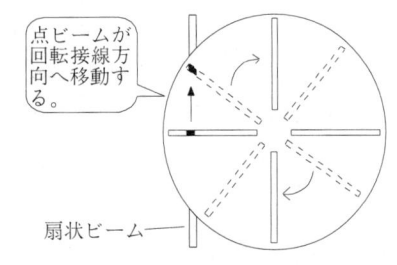

図 3.52　MICRO-DOSE システム　　図 3.53　MICRO-DOSE 方式の原理

検出器で検出する。点ビーム状のX線はスリットのが回転することに加え，スリットが線状であるために，短手方向にスキャンされるようになっている（図3.53）。X線発生器と検出器を長手方向に走査することで広い範囲の撮影が可能である。

　点ビーム方式の利点としては，散乱X線の除去効率が最もよく，コントラスト分解能に優れている点があげられる。一方欠点としては，空間分解能が低いこと，撮影時間が長くなるためモーションアーチファクトが発生しやすいことがあげられる。

　この方法は産業用の装置装置において，食品や，空港の手荷物検査などに利用されている。これらの装置では透過X線に加え，被検体に衝突して元の位置に戻ってくる散乱X線（コンプトン散乱X線）も利用している例もある。

　これら提案されている扇状，点状のビームを用いた医療用のスキャニングセンサについては，現時点ではほとんどのものがまだ研究途上である。解決しなければいけない点はまだ多く残っているが，散乱線の影響をほとんど排除できること，低線量化できることなどの多くの利点がある。

## ☕ コーヒーブレイク ☕

ディジタルX線ということにこだわらなければ，X線を扇状や点状に絞り，診断目的で使用する装置は他にも多く存在する。

例えば，歯科領域で使用される全顎総覧X線撮影装置（パノラマ）や骨塩量測定装置などがある。前者は上下顎の全歯牙とその周辺の組織を1枚のフィルム状にパノラマX線写真として撮影できるものであり，後者は骨の強度と骨に含まれるミネラルを測定することで骨粗鬆症などによる骨折の危険性を予知，診断する目的で使用される。

図3.54に断層式パノラマ（パントモグラフィ）の原理を示す[40]。円形状に並んだ被写体の中心を軸として回転するアームの先端に，X線ヘッドとフィルムを対向しておき，X線ヘッドの前に置かれたスリットを通してX線ビームを照射しながらアームを回転させると，X線ビームは被写体を順次走査していく形になる。このとき，フィルムをこの走査速度に同期させて移動させてやると，被写体の特定の面とフィルム面との線速度（X線ビームの移動する速度）が一致する。この一致した面を断層面といい静止したX線像としてフィルム面に映し出される。線速度の一致しないほかの面は運動によるぼけのために散ってしまう。

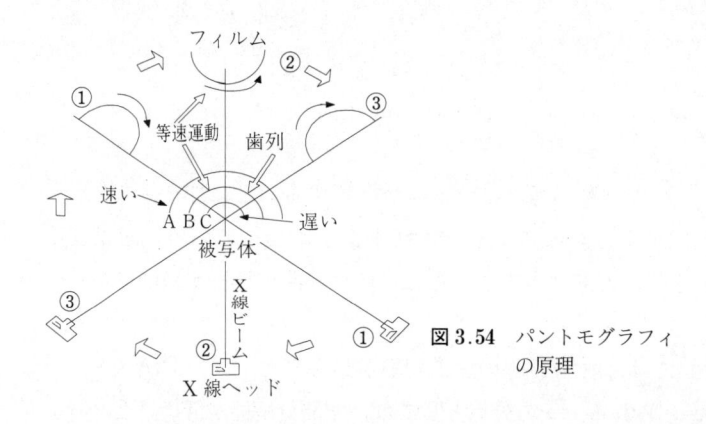

**図3.54** パントモグラフィの原理

また，機械的に回転軸を移動し，つねに歯列に対し正方向からX線が投影されるようになったものをオルソパントモグラフィという。

## 3.7 フラットセンサ[41)～43)]

近年，液晶ディスプレイの技術を用いたフラットセンサが製品化されはじめている。I.IがX線を可視光に変換するのに対し，このフラットセンサはX線を各ピクセルごとのディジタルデータに変換し，従来はフィルムに焼き付けていたX線画像を直接電子ファイルにすることを可能とした（図3.55）。

図 3.55　I.I, フィルム，フラットセンサの違い

図 3.56　フラットセンサの特性

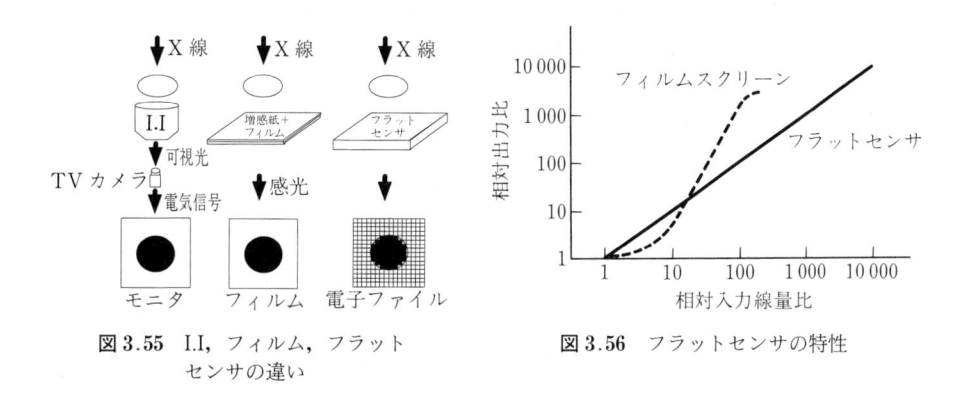

センサとしての性能は，フィルム-CR に比べ広いダイナミックレンジを持ち，感度がよいという特徴を持つ（**図 3.56**）。

### 3.7.1　構造と原理

構造は，X 線を電荷に変換する X 線受光部と電荷を各ピクセルごとに読み出すスイッチングアレイで構成されている。このスイッチングアレイのスイッチ部には液晶に使われている薄膜トランジスタ（thin film transistor：TFT）を用いるのが一般的である。また，スイッチングアレイ上には縦横に走査ライン，データ読み出しラインが走行している（**図 3.57**）。

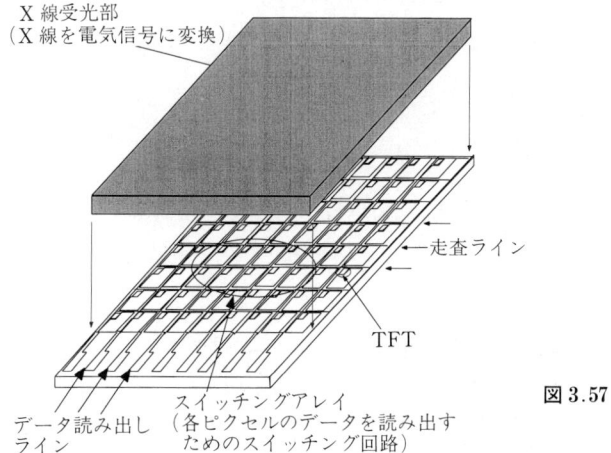

図 3.57　フラットセンサの構造

X 線を電気信号に変換する方法として X 線をシンチレータを用い光に変換し，その光を電気信号に変換する間接変換方式と X 線を直接電気信号に変換する直接変換方式とがある。

〔1〕　間接方式

シンチレータには，I.I で使用されているヨウ化セシウム，あるいは増感紙に使用されているガドリニウム系蛍光体等を用い，ホトダイオードなどで電気信号に変

換するのが一般的である（図 3.58）。この方式はシンチレータの発光時の散乱によってぼけが多いという欠点を持つが読取り速度が速いという利点があり，動画の取り込みが可能である。

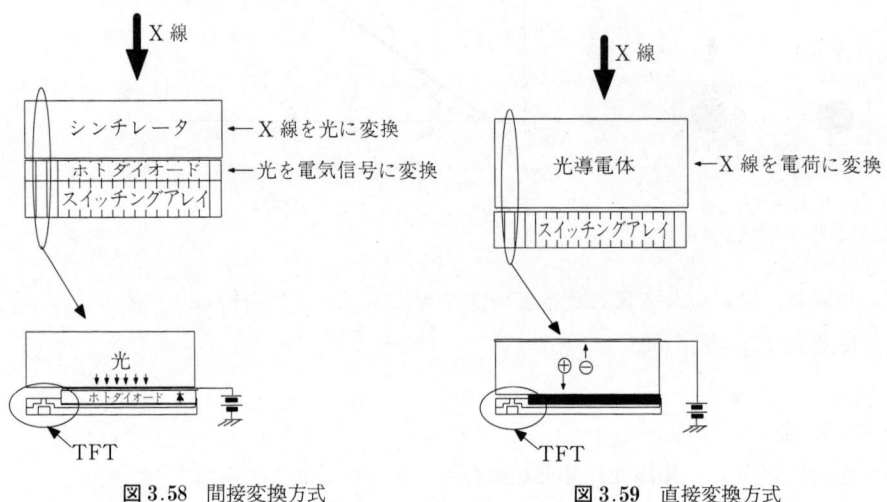

図 3.58　間接変換方式

図 3.59　直接変換方式

〔2〕 直接変換方式

アモルファスセレンなどを用い，X線照射により生じた電子，正孔のペアを高電界をかけることによりその電荷量を読み取ることができる（図 3.59）。この方式は高電界により電子，正孔が電極に垂直に移動するため間接方式に比べてぼけが少ないという特徴を持つが，画像取り込み後の残留電荷の消去時間が必要であり動画取り込みに不向きという欠点を持っている。

### 3.7.2　画素データの読み出し方法

液晶の駆動素子の一つとして使われているTFTは，端子間の薄膜によりトランジスタの役割をし，高速スイッチングを可能としている。これを用い，ゲートに電

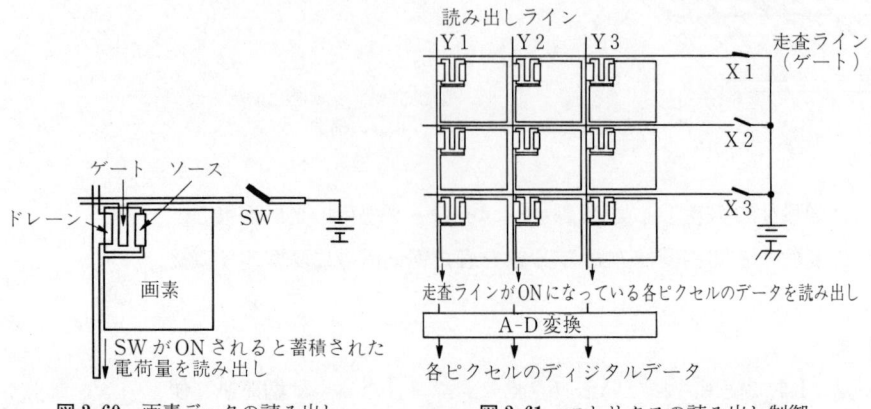

図 3.60　画素データの読み出し

図 3.61　マトリクスの読み出し制御

圧をかけることによりそのピクセルに蓄積した電荷量を電流として読み出すことができる（**図 3.60**）。

全ピクセルの読み出し方法については，まず，X 方向の走査ラインの X1 に電圧をかけるとその X1 の列すべての蓄積電荷量が Y 方向の読み出しラインから出力され，つぎに X2 に電圧をかけると X2 の列すべての蓄積電荷量が Y 方向の読み出しラインから出力される。これを繰り返し，すべての走査ラインの読み出しが終わると 1 画像のピクセルデータが読み出せたことになる。読み出し時に A-D 変換をすることで各ピクセルの階調をディジタル値にすることができる（**図 3.61**）。

### ☕ コーヒーブレイク ☕

**TFT 液晶ディスプレイ**[44]

TFT 液晶ディスプレイ（**図 3.62**）は，電界をかけると光を遮断する性質を持つ液晶において各ピクセルに電界をかける選択用スイッチとして TFT が用いられている。

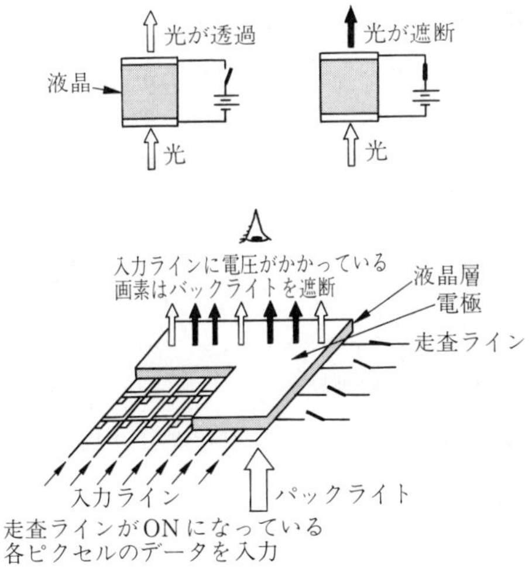

**図 3.62** TFT 液晶ディスプレイ

### 3.7.3 フラットセンサの性能を表すパラメータ

フラットセンサの性能を表すパラメータとして以下のようなものがあげられる。

**画素ピッチ**　センサ部の 1 画素の大きさを表し，フラットセンサの場合，100 $\mu$ ～ 200 $\mu$ mm である。一般的に 1 画素が小さければ小さいほど空間分解能は向上するが，1 画素内に占めるセンサ部の面積の割合（開口率）が下がると感度が劣化するために，全体としてコントラストのない画像になってしまう場合もある。

**マトリックス数**　センサの画素数を表し，この値に画素ピッチをかけたものがセンサ部の面積となる。フラットセンサの場合，100 万（1 000×1 000）から 400

万（2 000×2 000）画素である。

**量子化ビット数**　1画素のデータを何ビットで量子化するかを表し，1画素の階調数を意味する。このビット数が多いほど階調数が多くなる。フラットセンサの場合，量子化ビット数は12〜14ビットが一般的である。

**DQE（detective quantum efficiency：検出量子効率）**　入力のSN比を$S/N_{in}$，出力のSN比を$S/N_{out}$とするとDQEは

$$DQE = (S/N_{out})^2/(S/N_{in})^2$$

で表され，入力のSN比は撮影線量に依存するためDQE値が高いと同一線量でノイズの少ないイメージとなり，逆にDQE値が低いとDQE値が高いセンサに比べて同一画質を得るために多くの線量が必要ということになる。

**MTF（modulation transfer function）**　入力と出力の振幅の比を空間周波数の関数として表したもので，画素ピッチおよびX線から電気信号に変換する変換方法，材質に依存する。一般的に解像度を示す指標として用いられるが，SN比などは考慮されていないことに注意する必要がある。

**ダイナミックレンジ（dynamic range）**　センサが認識できる最小のX線量から，最大のX線量までの範囲を表し，センサの変換方法，材質に依存する。ダイナミックレンジが狭いと，線量の少ないあるいは多い部分でイメージ情報の欠如が生じる。

### 3.7.5　フラットセンサによる効果

従来のフィルム撮影に比べ，ディジタル画像が撮れることにより以下の効果が期待できる。

① エッジ強調などのディジタルフィルタリング処理が可能になる。
② 適切な輝度が得られなかった画像についても階調処理によって輝度補正が可能になる。
③ 画像のコピーなどが画質の劣化なく可能になる。
④ ネットワーク転送により遠隔地への画像転送が可能になる。

# 4

# 直接撮影装置

　直接撮影とは，X線像を直接フィルムに記録する撮影であり間接撮影，断層撮影，特殊撮影がある。すなわち直接撮影は，一般的に単純撮影とも呼ばれX線照射によって生じた生体の吸収差によるX線像を写真化したもので最小限のシステム構成で患者負担の少ないX線検査方法である。

　システムを構成するおもなものとして，X線高電圧装置，X線管装置および機械装置があり，機械装置としては，X線管保持装置，X線可動絞り装置，撮影台，ブッキー装置などがある。

　**（a）X線高電圧装置**　X線高電圧装置としては，単相および三相電源をそのまま用いた変圧器式，大容量の高電圧コンデンサを用いたコンデンサ式および高周波インバータを用いたインバータ式の3種類のX線高電圧装置がある（**図4.1**）。

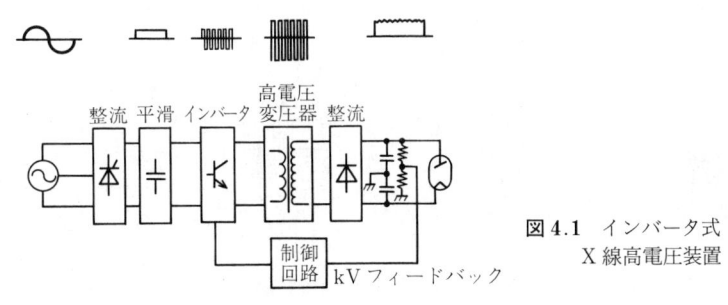

図4.1　インバータ式X線高電圧装置

　ここでは，最近一般的に普及しだしたインバータ式X線高電圧装置について述べる。
　商用電源を整流平滑して直流に変換した後，高速大容量の電力用半導体を用いたインバータ（直流交流変換）を用いて商用周波数の数百倍から数千倍の高速スイッチングを行い，その後，高周波用主変圧器，高周波用高電圧整流素子からなる高電圧発生装置および高電圧ケーブルを通してX線管装置に定電圧に近い直流を印加する装置である。
　インバータの出力波形から矩形の方形波インバータと正弦波の共振型インバータに分類される。また，インバータの制御方式からインバータの周波数を一定とし前段のDC-DCコンバータ周波数を可変し出力制御する周波数一定方式と，インバータの周波数を可変することにより出力制御する周波数可変方式がある。
　インバータ式は，高周波により高電圧発生装置の小形・軽量化が図れること，フ

ィードバックによって再現性，安定性に優れていること，高電圧波形が矩形波となりmAsとX線出力との直線性がよいこと，および高電圧波形の立上り時間が短時間となりリプル率も減少し短時間領域での遮断特性が向上するなどの利点がある。

**（b） X線自動露出制御装置**　自動露出制御装置（ホトタイマ）（図4.2）は，撮影時間を自動制御することによりフィルム濃度を一定に保つように動作するものである。すなわち，被写体を透過したX線を電気信号に変換し，この信号の積分値が一定に達したときにX線を遮断し，所望のフィルム濃度を得るものである。

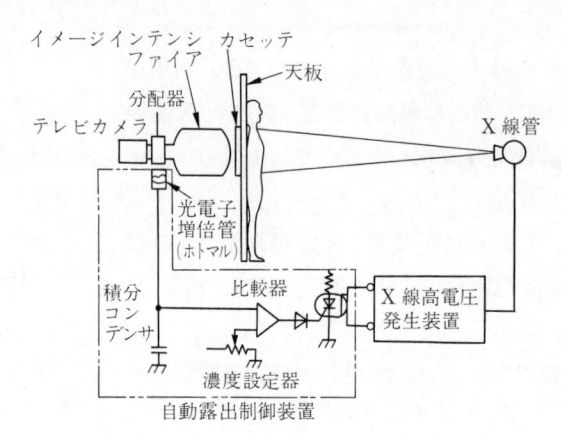

図4.2　自動露出制御装置の構成

X線検出手段としては，半導体検出器，I.I.採光型，カセッテ前面蛍光採光型，カセッテ後面蛍光採光型，電離箱型（図4.3，図4.4）がある。

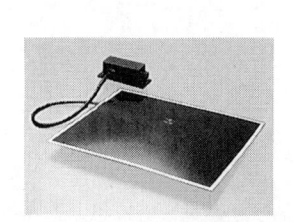

図4.3　半導体検出器

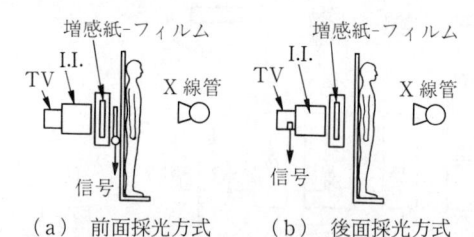

図4.4　前面採光方式と後面採光方式

カセッテ前面蛍光採光型，電離箱型は，フィルムと被写体の間に検出器を設置するカセッテ前面採光方式である。カセッテ前面採光方式は，後面採光方式に比べ検出のX線吸収や散乱線の影響があり，画質の低下と被曝線量が多いなどの欠点がある。

I.I.採光型，カセッテ後面蛍光採光型は，フィルム透過後のX線を検出するもので後面採光方式である。

カセッテ後面採光方式は，フィルムを感光させるX線源と検出器の間のX線吸収が多く，管電圧依存性が悪くなる。また，管電圧依存性を少なくするために後面吸収を少なくすると，フィルムが後方散乱線の影響を受けやすくなる。

自動露出制御方式としては，一般に時間制御を主体としたものであるが，さまざまな，より安定な動作をさせる機能が用いられている。例えば，人体の部位や撮影

目的により検出器の位置や形状が写真の仕上がりを決定する。そのため一つの検出器に複数の採光野を持った方式があり，いずれか一方の設定値に達したときにX線遮断するようにしたり，速写撮影の前の透視条件から写真のコントラストを決定する管電圧を自動的に決定したり，検出器と感光材（増感紙，X線フィルム）のX線吸収差などによって管電圧依存性や被写体厚特性が表れることや，X線遮断信号が出されてからX線露出が停止されるまでの時間遅れによりフィルム濃度が一定にならないことなどの諸特性は，電気的な補正手段を用いて改善されている。管電圧依存性は，比較器の基準値を撮影管電圧に応じて変化させて補正し，時間遅れは一定時間遮断信号を早く出力させることにより補正している。また，被写体厚特性は，長時間になるほど濃度が低下する傾向を暗電流補正回路で一定信号を減算して補正している。さらに，X線遮断特性は，インバータ式になり動作周波数が高周波化したため従来の変圧器式と比べ格段に向上した（**図 4.5**）。

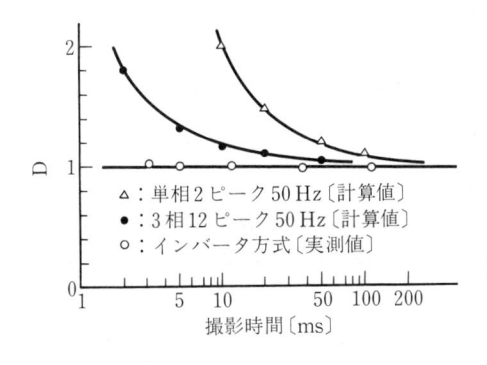

**図 4.5** 自動露出撮影における遮断特性

（c）**X線管保持装置** X線管装置とX線絞り装置からなるX線源装置を安全に保持し，天井，壁および床上に走行レールを取り付けて多方向への移動を可能にしている（図 4.6(a)，(b)）。

（d）**X線可動絞り装置** X線照射野を必要な形と大きさに限定するため$X \cdot Y$二方向に動く数枚の鉛板の羽根が用いられている。また，X線照射野を確認できるようにハロゲンランプ，ミラーからなる投光照準器により光照射野として投射できるようになっている。

（e）**直接撮影台** （図(c)）患者を支持し固定するとともに受光部（カセッテ，ブッキー装置）を撮影部位に一致させるための装置である。水平式撮影台としては，天板が長手方向のみ移動可能な天板固定型，さらに幅方向にも移動可能な天板移動型および天板の高さが可変できる天板昇降型がある。立位式撮影台（図(d)，図(e)）としては，ブッキー装置がなく，カセッテ保持部が上下に移動可能なリーダ撮影台やブッキー装置が組込まれた受像部が固定され，架台の上下により位置合わせを行う受光部固定型や上下に移動可能な受像部移動型がある。特に，胸部撮影に多用され受光部移動型のオートフィルムチェンジャ方式のものもある。

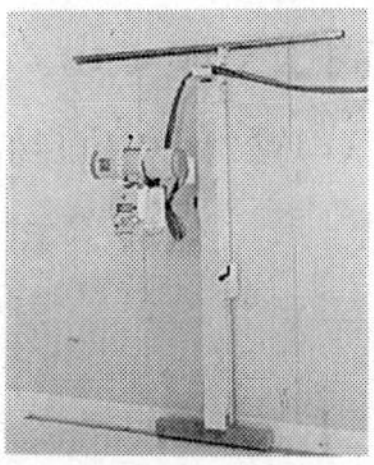

(a) 床上走行式X線管保持装置 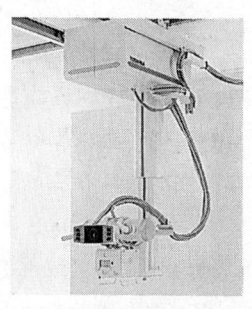　　(b) 天井走行X線管保持装置 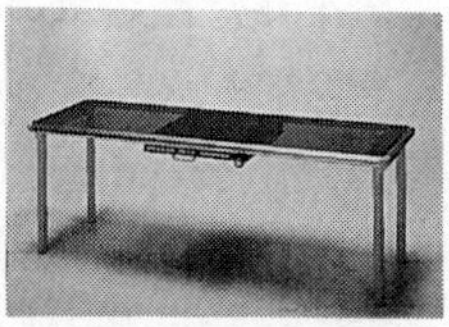　　(c) 直接撮影台

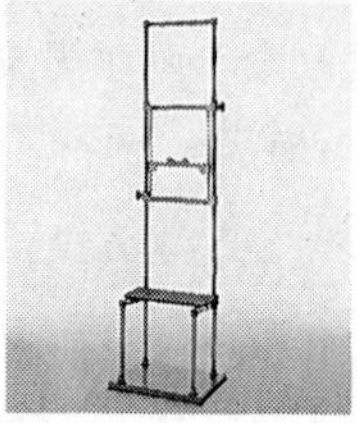

(d) リーダ撮影台 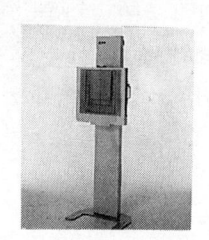　　(e) ブッキー装置

図 4.6

**（f）ブッキー装置**　　X線撮影における被写体からの散乱X線をグリッドにより効果的に除去し，さらにグリッドの縞目を除去し画質を向上させるものである。ブッキー装置は，本体ケース，グリッド，グリッド移動機構，およびカセットトレーより構成され，グリッドの移動速度を調節し撮影時間に合わせて使用する片道等速移動型や速度の調節は行わず，グリッドの往復移動中にX線撮影が行われるレシプロ型がある。また，最近より精度の高い超高密度のグリッドが開発され移動機構の不要な静止グリッドとして固定形で使用されている（**図 4.7**）。

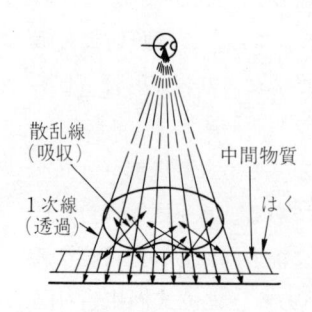

図 4.7　グリッドの作用原理

## 4.1　呼吸器系診断システム

呼吸器系診断のなかにあって，X線検査の代表的なものは胸部X線撮影である。その対象臓器である肺は身体のほかの部分に比べてX線が透過しやすい臓器であ

ることから，骨折や身体内の異物の検査についで早くからX線検査の対象として取り上げられた．現在もX線撮影のなかで最も一般的な対象であり，その撮影頻度も高い．肺のほかには喉頭，気管，胸膜，縦隔，横隔膜などがあげられる．

最近CTやMRI，CRなどの新しい画像診断機器の発達により呼吸器系診断も多様化したが，単純撮影法は胸部疾患のスクリーニングとして簡便で有効である．

X線画質を決定する要因は，管電圧，管電流，撮影時間，X線管焦点サイズ，FFD（焦点-フィルム間距離），SSD（線源-皮膚間距離），散乱線除去グリッドなどがある．撮影時のX線管電圧に応じて低圧撮影（70 kV程度）と高圧撮影（120～150 kV）とがあり，低圧撮影では病巣がコントラストよく描出されるので肺野の微細変化を検出できるが，肋骨や縦隔，横隔膜と重なった部分では読影困難となる．一方，高圧撮影では，これらの陰影の妨害が減少することから診断領域が拡大し肺炎および肺ガン検査に有効である．また，高圧撮影は短時間撮影が可能となるため被写体の動きによる鮮鋭度の低下を防ぐことができ患者の被曝低減にもなる．

一般に，撮影時間は心臓の拍動や呼吸の動きの影響を最小にするため5～50 msと短時間としている．さらに，X線管装置の焦点の大きさは，小さいほど幾何学的なぼけが少なく，解像力のよいX線像を作れるが，逆に焦点が小さくなれば許容できる管電流が少なくなり撮影時間が長くなるため動きによるぼけが増加してしまう．通常は，撮影時間との兼ね合いで0.6～1.0 mmのものが使用される．さらに，散乱線除去用グリッドとして高圧撮影には10：1から12：1程度の格子比を持つ移動式グリッドが，また固定式グリッドの場合は，60本/cm程度のものを使用するのがよい．

胸部は，疾患の種類が多く形態的な変化に加えてフィルム黒化度の濃淡による質的な変化が判定の基礎になるため適性な濃度範囲に納めるため自動露出制御装置が有効である．この場合，応答時間特性，管電圧特性，被写体厚特性など自動露出制御装置の調整が必要である．

## 4.2 骨格系診断システム

人体の骨格系は，頭部，軀幹部，下肢，上肢の四部からなり，その単純撮影としては，造影剤を用いない標準撮影法と断層，立体，拡大，近接などの特殊撮影法がある．また，股関節，膝関節，椎間板には造影剤を使用した造影撮影法がある．

（a）**断層撮影法** 骨の中心部にある病変や頭蓋などで多くの骨に囲まれて撮影困難な部位の撮影に用いられる．頭蓋には，単純な線軌道を描くものよりも，複雑な軌道によって多方向に障害陰影を消す装置が多用されている．

（b）**立体撮影法** X線管装置とフィルムが相対して動き，しかも撮影目的部位を回転中心としている頭部専用撮影装置の場合，X線移動角度が大きくなるほど立体感が増すが，立体視できる被写体の範囲は狭められる．このためふつうに

は6°くらいが多く用いられている。

**（c） 拡大撮影法**　拡大撮影装置は，テーブルの下に拡大撮影用のX線管装置を置き，テーブル上部のカセッテとテーブルを上下させて撮影距離と拡大率を選択できるようにしたもので，微少焦点のX線管装置（焦点サイズ0.1～0.05mm）により骨小梁の像が分離されやすくなる。

**（d） 近接撮影法（図4.8）**　目的とする部位をフィルムに近づけて鮮明な像とし，X線管装置を被写体の反対側体表面に近づけることによってフィルムに近い部分以外はすべて不鮮明な像とする撮影法である。胸部，肋骨，頭骨などの表在性の器官の撮影に用いられる。

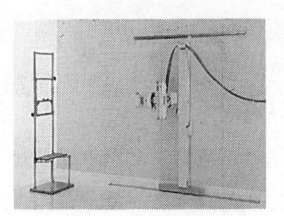

（a）床上走行式直接撮影システム（リーダ撮影台組合せ）　　（b）床上走行式直接撮影システム（ブッキーテーブルとブッキー立体撮影台組合せ）　　（c）天井走行式直接撮影システム（ブッキーテーブルとブッキー立体撮影台組合せ）

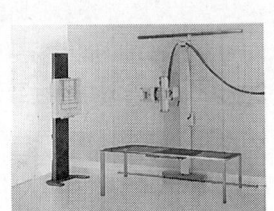

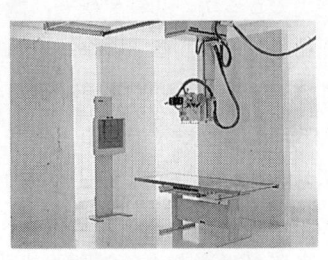

図4.8　直　接　撮　影　法

骨疾患の検査に使用される画像診断装置として，CT，MR，RIなどがあるが，X線撮影装置としてはブッキーテーブルとブッキー立位撮影台が基本的なものであり，骨撮影室はこの両者を組み合わせて天井走行式のX線管保持装置およびX線高電圧装置とともにシステムを構成する場合が多い。

ブッキーテーブルには，天板の下部にI.I.を装着しTV透視により撮影部位を確認できるよう考慮したものがあり救急用X線検査装置として有用である。さらに，撮影のスループットを上げるためにマガジンに大量のフィルムを装填してカセッテレスとし自動現像機と直結させたものや，X線フィルムの代わりにイメージングプレートを使用しディジタル画像を出力するものもある。

ブッキー立位撮影台のカセッテ装填部は，水平位から垂直位まで自由に傾斜できるものがあり頸椎全般，胸椎，肋骨，胸骨，胸鎖関節，骨盤，肩甲骨，上腕骨，肘関節，前腕骨，手関節などの撮影に広く用いられる。

## 4.3　泌尿器・産婦人科用装置

X線診断の対象部位は，腎臓，尿管，膀胱，尿道などの全尿路系と生殖器における精嚢，子宮，卵管などである。これらの器官をほかの器官と識別してX線像

として抽出させる造影剤としては，おもにヨウ化ナトリウムの水溶液などが使用される．造影法には，全尿路系の造影が可能な静注法，造影不良の強化手段として用いられる点滴法，さらにカテーテル法などがある．また，特殊な造影法としては，膀胱結石などの診断に用いる気体法，膀胱腫瘍を抽出させるための二重造影法などが考案され，数多くの臨床に応用されている．

前肘静脈より注入された造影剤は，上大動脈→右心→肺循環→左心→大静脈→腎動脈の進入経路を経て，腎臓→尿管→膀胱へと進む．これらの各器官の造影状態は，透視像にて診断される．基本的な泌尿器，産婦人科用装置としては，以下のおもなユニットで構成される（図4.9）．

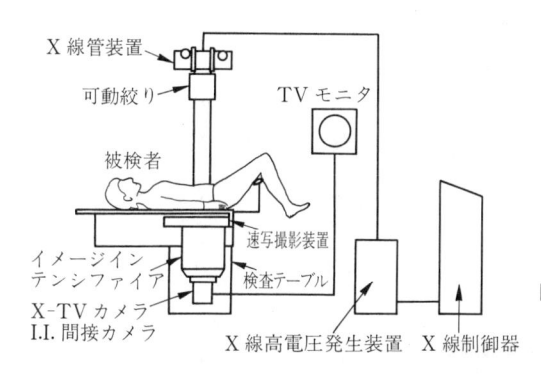

図4.9 泌尿器・産婦人科診断用システム概略図

**（a）検査テーブル（図4.10）** 通常の消化器系透視撮影台と異なる点は，医師が低部位の被検者に対して内視鏡検査やカテーテル操作を容易に行えるようにするため，X線束軸中心に対してテーブル下端までの距離が極端に短いことである．

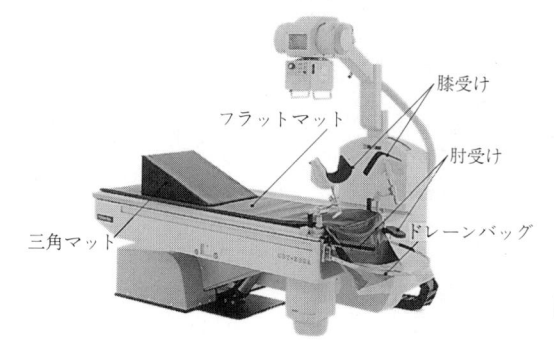

図4.10 検査テーブル

このテーブルは，X線管装置，I.I.などの機器を装着し，被検者の体位変換を容易に行うため，内視鏡検査，TRU手術時における医師の姿勢に対応したテーブルの上下動，造影剤の流れをコントロールするためのテーブルの起倒，位置決めのためのテーブルスライドなどの動作を行う．また，最近のテーブルには，傾斜撮影機構や断層撮影機構を備えたものがある．傾斜撮影機構は，膀胱結石のX線診断の場合，その陰影が仙骨や尾骨と重ならないよう入射X線を傾斜させることにより

骨盤腔を広く抽出させることができる。また，断層撮影機構は，腎臓などにおける病巣の形状，奥行きなどの診断を可能とする。診断の拡大を図るこれらの機構は，被検者の別の診断用 X 線診断装置に移行する手間を省き，その苦痛を和らげることができる。

（b） **付属品**（図4.11）　　内視鏡診断やカテーテル操作時において，被検者を底部位に位置付けるための支脚器，底部位から前後位へ体位変換させるための補助天板，前後位のまま水平位から立位へ体位変換を行うための踏台，前肘静注のための腕受け，尿，便など排泄物のための汚物受け，左右の尿管下部に綿球などを乗せて押えつけることにより，静注後の造影剤の流れを止め腎盂と尿管に濃い陰影を得るための圧迫帯，被検者に軸性位の体位を与え安定させるための背当て，さらに，排尿時膀胱尿道撮影架台，肘当て，背当て，内視鏡支持器，テーブルマットレス，シフトスコープシート，アルコックブーツ，小児用支脚器，カーテン支持器，およびこれらの付属品収納架台などある。これらの付属品の操作性の良否は，検査テーブル自体の性能を左右する要因となるため，ワンタッチ動作，簡便な脱着，耐錆性，重量の軽減化などの工夫がされている。

操作器には，用途によりデスク形遠隔操作器，移動式近接操作器，手持ち式操作

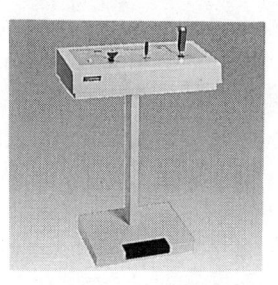

操作器

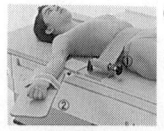

① コンプレッションバンド
② アームレフト圧迫帯

カーテン支持器

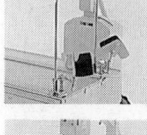

X 線防護垂れ

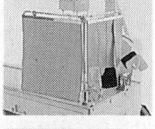

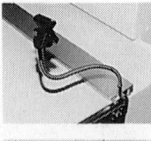

ドレーンロート

内視鏡支持器

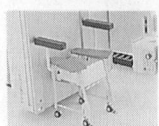

シストスコープシート

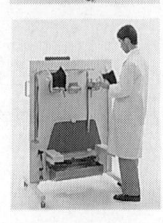

付属品収納架台

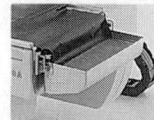

図 4.11　付　属　品

（c）　**X線高電圧装置**（図4.12）　　泌尿器・生殖器系の各器官は，ほかの臓器と比べ動きが少ないが，造影剤に比較的コントラストがつきにくいヨード系のものが使用されているため，低電圧撮影を行うことが多い。一般には，管電圧55〜90kV，管電流100〜500mA程度の撮影条件となる。最近，インバータ式X線高電圧装置が用いられている。

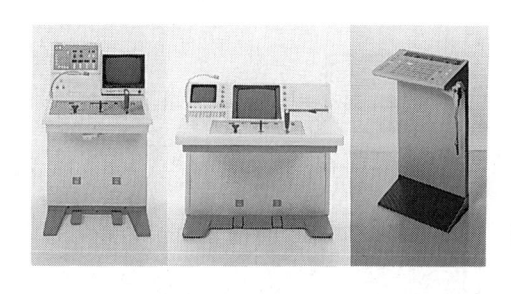

図4.12　X線高電圧装置

（d）　**I.I., I.I. 間接カメラおよびX線TV装置**　　I.I.とI.I.間接カメラを組み合わせて，排尿開始をX線TVモニタの透視像で確認した瞬間，I.I.間接カメラで数枚の連続した撮影を行う方法により，立位時排尿させながら行う排泄性膀胱尿道撮影法における排尿開始のタイミングをとらえたり，小児の短時間のX線撮影をする。

（e）　**速写撮影装置，ブッキー装置**　　直接撮影装置には，造影剤注入後の撮影サイクルが3〜10分/枚と比較的長いため，速写撮影装置だけでなく，ブッキー装置も使用される。直接用X線写真による診断は，微細抽出に優れ，疾患の発見の決め手となるとともに実物大の像の記録が可能となるため，重要な機能の一つとなっている。

## 4.4　外科用装置

外科手術，整復，救急室などで，患者を動かせない場合に，装置各部の自在な動きによって必要な位置決めができるように設計された移動型X線透視・撮影装置である。一般に，Cアームと呼ばれる半円形のアームの両端にX線発生装置とI.I.式X線TV映像装置が取り付けられ，それらの重量バランスがとられている。撮影の場合は，映像装置の前面にカセッテを取り付けて行われる（図4.13）。

（a）　**一体形X線発生部**　　小形，小容量のX線高電圧発生装置とX線管が一体化されたもので，通称モノタンク式X線高電圧発生部と呼ばれており，高電圧トランス，X線管およびフィラメント加熱用トランスが絶縁油で密閉された一つの容器内に収容されている。X線高電圧発生方式には，自己整流式，単相全波整流式，インバータ式がある。また，X線管装置は，固定陽極形二重焦点X線管が

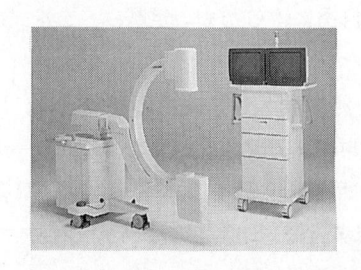

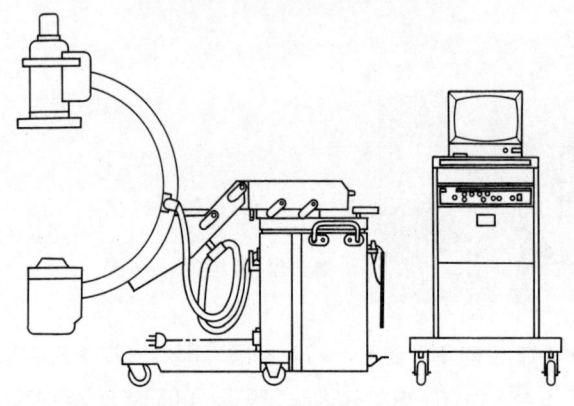

図4.13 移動形CアームX線TVシステムの構成

用いられ小焦点で透視，大焦点で撮影を行っている。

（b）**X線制御装置**　X線制御装置は，装置本体に組み込まれているものと制御盤面のみをTVモニタ部と一体にして装置本体から分離したものがある。

透視条件の制御は，自動線量率制御によりTVカメラからの映像信号をフィードバックして管電圧または管電圧と管電流を制御している。一方，撮影の制御は管電圧，管電流および撮影時間の3値制御のものと管電圧および管電流時間積の2値制御のものがある。また，管電圧と管電流を連動させて一定の出力を制御するものもある。

（c）**X線可動絞り装置**　透視中にI.I.有効入力面いっぱいに制限する円形固定絞りが用いられている。また，被写体の側面を通過する剰余X線により，X線TV映像がハレーションを起こしやすいので，これを弱めるために半透過絞りを付けているものもある。撮影時は，数種類のカセッテサイズに対応して，フィルム面積いっぱいに照射野が変わる。

（d）**XTV映像装置**　映像系として，I.I.有効入力面寸法6″（φ150mm）から7″（φ175mm），タンデム式レンズ群，1″（φ25mm）ビジコン管TVカメラと14″から16″TVモニタが組み合わされる。I.I.出力面と撮像管入力面の光カップリングに光ファイバを用いたものもあり，レンズ系と違い周辺光量の低下が起きないことや映像装置の寸法を短くできるなどの特長がある。最近では，単一レンズ＆CCDカメラに移行しつつある。ビジコン管式では，カメラヘッドがI.I.と一体になっており，カメラ制御器は装置本体内部に収容されている。CCD式では，

全体が小形であるため，すべてがI.I.内部にあり，同軸ケーブルで直接TVモニタに信号が送られる。CCDカメラは，素子自体にハレーションがないことやガンマ補正回路によって素抜け部分のハレーションを抑えるのが容易にできるので画質が改善可能である。さらに，高解像度ハイラインTVが，ビデオメモリ装置とともに改良され普及しはじめている。

（e）**Cアーム部機械装置** Cアーム部がいかなる回転方向および水平方向であっても，完全にバランスをとるためには，Cアームの両端に取り付けられたI.I. X-TV映像装置と一体形X線発生器とのX線束軸とCアーム自体を含めた全体の重心位置がCアームの回転中心と完全に一致することが機械的にスムーズな動きの要件である。Cアーム部は，一般に上下移動できるようにモータ駆動またはばねバランスの手動のものもある。

装置本体は，3輪キャスタ付きの移動形台車であり，3輪の中の2後輪がステアリングハンドルと連動して向きが変えられるのでハンドル中央部で自由な移動が容易となり，ハンドルを切るとその方向のみの直線運動が可能となる。これによって，手術台まわりの細かい動きが可能となる。

## 4.5 回診用X線装置

院内回診用X線撮影装置として幅広く用いられており，下記のおもな特長を有する。
① 商用電源を用いて，ベッドサイドでのX線写真撮影が可能である。
② 小形，軽量で手動または電動式駆動装置により院内の移動が可能である。
③ X線管装置支持アームが上下左右旋回可能でありすべての角度に位置決めできる。
④ カセッテ収納ボックスを備えており，必要な大きさの撮影が可能である。

また，種類としては，コンデンサ式，変圧式およびインバータ式の3種類があるが，ここではコンデンサ式とインバータ式について述べる。

### 4.5.1 コンデンサ式X線装置（図4.14）

撮影に必要なエネルギーを事前に高電圧のコンデンサに充電しておき，X線曝射時の短時間にX線管を通して放電するものである。X線管で発生されるX線定格出力 $P$〔kW〕は，コンデンサ容量 $C$〔μF〕および初期充電電圧 $V_1$〔kV〕と0.1s後の管電圧 $V_2$〔kV〕で決定され次式となる。

$$P = 1/2 \cdot C \cdot (V_1^2 - V_2^2)$$

また，電気容量 $Q$〔mAs〕は

$$Q = CV$$

で表されコンデンサ容量1μFの場合，100kVに初期充電し，90kVまで放電した

**図 4.14** コンデンサ式原理およびコンデンサ波形

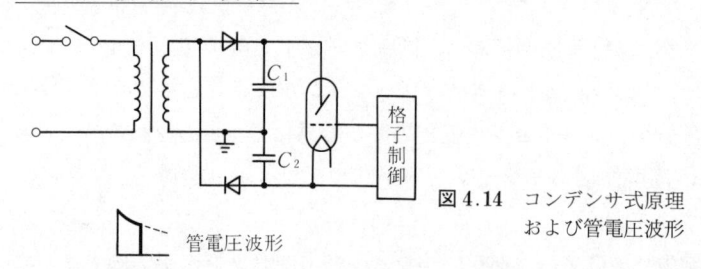

場合，$Q=10$〔mAs〕となる．すなわち，1mAs当り1kVの電圧降下となり撮影条件がkVとmAsで決定されるのでmAs制御方式と呼ばれる．

つぎに，各部の構成を示す．

（a） **高電圧発生装置** 高電圧の昇圧方式には，高電圧のコンデンサとダイオードを組み合わせた倍電圧整流方式とコッククロフト回路方式があり小形，軽量化を図っている．また，撮影電圧完了時に残留電荷を放電するため高電圧抵抗を通して放電する方式と暗流X線シャッタを閉じたまま充電電荷をX線管を通して放電する方式がある．

（b） **グリッド制御回路** 三極X線管装置のグリッド電圧を制御することにより高電圧コンデンサに充電された電圧を開閉する働きをする．その精度は，1msの極短時間制御が可能である．

（c） **制御回路** 基本回路の構成として充電制御回路と放電制御回路からなる．充電制御回路は，ある管電圧kVを設定して充電を開始すると自動的に設定kV値まで充電して，維持できる自動充電方式が一般的である．一方，mAsを設定して曝射スイッチを押すと三極X線管のグリッドバイアスがオフして放電が開始され電圧降下し，設定値に達したとき放電を停止するmAs制御方式をとっている．このように管電圧を検出して制御する波尾切断方式には，再現性のよい中性点回路に流れる電流を積分してmAs制御する方式をとっている．

（d） **X線源装置支持器と走行装置**（図4.15） X線源装置支持器は，撮影の位置決めが容易にできるようにX線源装置の放射方向が自由に変えられる構造となっている．すなわち，支持器全体が手動で容易に上下，回転できるように支柱内部や周辺にスプリングバランスやカウンターウェイト機構が内蔵されており，さらにX線源装置を位置決めできるように回転と伸縮ができるような多関節のパンタアーム式や水平方向に伸縮できるテレスコピックアーム式がある．位置決めした後の各操作部の固定には機械的ロックや電磁ロックが用いられている．

走行装置には，手動または電動駆動がある．後者の場合，バッテリーを電源としたモータ走行では，差動ギアと電磁クラッチを用いた可変速式が主流で狭所での移動旋回が可能である．また，ブレーキはデッドマンタイプである．さらにバンパが付いており走行時に前方の障害物に接触した場合に自動的に電源を遮断し走行停止させる機構も備わっている．

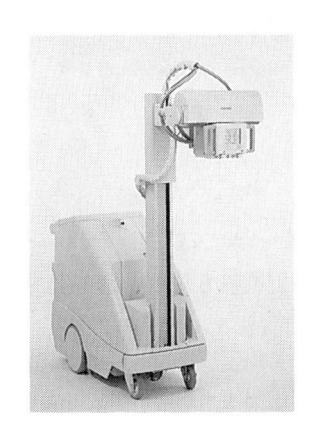

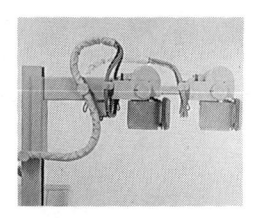

(a) テレスコピックアーム

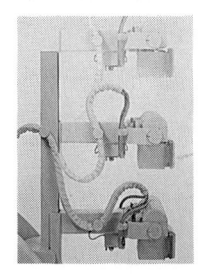

(b) 支持器上下動

図4.15　X線源装置支持器

### 4.5.2　インバータ式回診装置

インバータ式は，4.5.1項のコンデンサ式X線装置と比較して高電圧装置の部分が異なるほかは，同一機能を有する。すなわち，コンデンサ式が二次側直流の高電圧コンデンサにエネルギーを蓄積する方式であるのに対して，インバータ式は，一次側直流の蓄電池やコンデンサにエネルギーを蓄積する方式をとっている。このため，蓄電池エネルギー蓄積型とコンデンサーエネルギー蓄積型の2種類に分類されている。

〔1〕　蓄電池エネルギー蓄積型インバータ式装置

電源部は，蓄電池を直列に接続した100〜300Vの直流電圧とインバータから構成されている。蓄電池は，回診時以外のときに電源コードを商用100Vのコンセントに接続して充電しておき，回診時には，電源コードをコンセントから外して蓄電池のみのエネルギーにて撮影および走行が可能となる。インバータは，高周波電力用半導体素子を用いて直流を250Hz〜20kHzの高周波の交流に変換するものであり，高周波用昇圧トランスおよび高周波用高電圧ダイオードなどからなる高電圧発生装置と組み合わせて用いる。また，蓄電池の1回の充電において，撮影できる枚数は数百回（1500〜1000mAs）以上可能である。

〔2〕　コンデンサエネルギー蓄積型インバータ式装置

〔1〕の蓄電池の代わりに大容量の電解コンデンサを用いたものであり，コンデンサ式と同様に1回ごとの充放電が必要となるため充電中は撮影ができない。さらに，コンデンサの放電にて管電圧が降下するのを補正し矩形波とするようフィードバック制御が用いられている。コンデンサは，蓄電池と比べて重量が軽いため手押し走行タイプが多い。

## 4.6 歯科用装置

歯科領域で利用されるX線装置は，それぞれの診断目的に応じて大別して3種類に分類される。

### 4.6.1 口内法撮影用X線装置（デンタル）（図4.16）

この装置は，歯列に対して任意の方向からX線が照射できるようX線ヘッド（発生部）が軽快に移動でき，その位置に停止できるようアーム（支持腕）の操作性が最も重視される。装置の定格は，管電圧60～70kV，管電流6～10mA程度であり，ともに固定の場合が多い。したがって，撮影条件は撮影タイマーのみで行う。

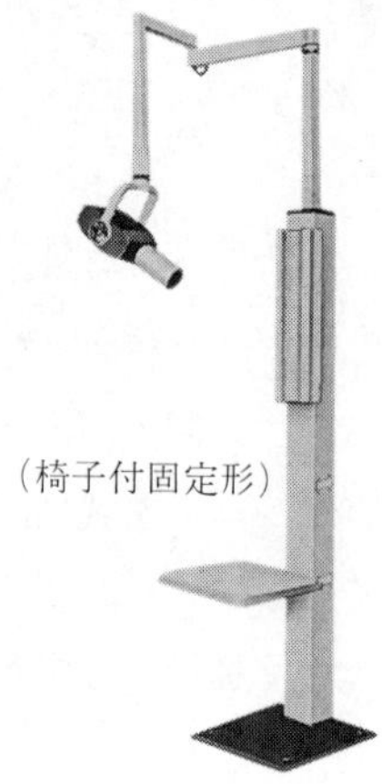

（椅子付固定形）

図4.16 口内法撮影用X線装置

デンタルフィルムとしては，増感紙を用いないノンスクリーンタイプが使用され，サイズは，3×4cmが標準であり口腔内に置き通常患者の指で保持させて撮影する。基本的な構成はX線発生部，アーム，制御器および支持装置からなる。

（a） **X線発生部** 前節の一体形X線高電圧発生部と同一な構成であるが，外科用と異なり撮影専用で低容量なためさらに小形・軽量化されている。X線高電圧発生方式には自己整流式が最も多く用いられている。また，X線管装置のフィラメントの加熱に関しては，高電圧の印加と同時に点火する同時点火式と先にフィラメントを点火しておいてから高電圧を印加する先点火式がある。

X線ヘッドはカバーで覆われ，X線可動絞り，付加フィルタ，照射筒を取付けハンガーによってアームに取り付けられる。

（b） **アーム** アームはX線発生部を支持し任意の位置に移動させるためスプリングにてバランスがとられている。アームの操作性の良否が装置性能を決定する。

（c） **制御装置** 制御装置は，電源スイッチ，電圧調整器，オートトランス，

撮影タイマなどから構成される。同時点火式の場合には，撮影タイマの実動作時間は，X線管フィラメントの立上り時間だけ表示時間よりも長くなる。電源電圧調整器を具備しない装置では，X線高電圧トランスの巻線抵抗の大きいことを利用して，管電流の変化とそれによる電圧降下との相補作用で管電圧の補正を行いmAsタイマと併用することにより所定の線量を得ているものもある。

（d） **支持装置**　アームを支持し固定するもので，その形態により移動式および壁，床などに取り付ける固定式に分かれる。

### 4.6.2　全顎総覧（パノラマ）X線撮影装置（図4.17）

口内法撮影は，目的の特定の歯を対象とするのに対して，パノラマ撮影では全歯域およびその周辺組織を同時に撮影し観察できる。断層式パノラマは，パントモグラフィと呼ばれ，曲面断層法と細隙撮影法を取り入れた撮影法である。

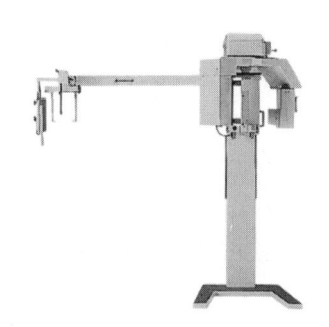

図4.17　全顎総覧X線撮影装置

〔1〕　**パントモグラフィ**

円形状に並んだ被写体の中心を軸として回転するアームの先端に，X線発生部とフィルムを対向して置き，X線発生部の前に置かれた細い間隙（スリット）を通してX線ビームを照射しながらアームを回転させると，X線ビームは，被写体を順次走査していく。このとき，フィルムをこの走査速度に同期させて移動させると，被写体の特定の面とフィルム面との線速度（X線ビームの移動速度）が一致する。この一致した面を断層面といい静止したX線像としてフィルム面に写し出される。線速度の一致しないほかの面は，運動によりぼける。

〔2〕　**オルソパントモグラフィ**

歯列のように円形状に被写体がない場合，アームの回転軸が一つでは，歯の一部が重なって投影され診断上不都合が生じるため，歯列に対してつねに正方向からX線が投影されるよう撮影中に回転軸を移動するようにしたものであり，正投影パノラマX線写真が得られる（**図4.18**）。回転軸の移動機構は，回転の進行に伴ってその中心が順次連続して変位していくものと何点かのポイントを経由して変位するものとがある。

撮影にあたっては装置に付随する位置決め装置によって装置固有の断層軌道に患

106　4. 直接撮影装置

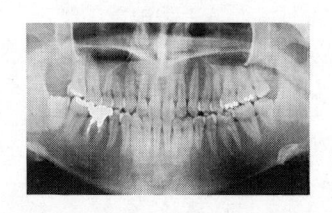

**図 4.18**　パノラマ X 線写真の例

者の歯列をうまく合わせることが必要であり，マイコン制御を用いている。フィルムは，15×30 cm がパノラマサイズであり，増感紙と組み合わせて用いる。カセッテにはフレキシブルカセッテと平面カセッテとがあるが，最近平面カセッテが多く使われている。基本的な構成としては X 線ヘッド，制御器，回転部，患者位置決め装置および支持装置からなる。

（a）**X線発生部**　X 線高電圧発生方式として，自己整流式，単相全波整流式，インバータ式がある。フィラメントはすべて先点火式であり，デンタルのような同時点火式はない。

（b）**制御部**　X 線と撮影機構の動きを制御する部分からなり多機能化に伴ってマイコン制御となっている。X 線はフィルムの動きと連動して照射される。また，自動露出機構を装備しており撮影条件は自動的にコントロールされるが，前示設定の場合は，管電圧，管電流および撮影タイマで決まり，撮影時間は 15 秒前後のものが多い。

（c）**回転部**　両端に X 線発生部とカセッテ受台が対向するように配置され，回転軸が駆動装置に連結されている。この水平部材を回転させるとともに回転軸の位置を順次移動させ断層像を形成させる。このとき，カセッテ受台が連動するような送り機構となっている。送りは摩擦車またはベルトなど機械的に連動するものとモータにより電気的に作動するものとがある。X 線ビームは X 線発生部の前面で必要な照射野に絞られ，さらにカセッテ台の前面に設けられたスリットでもう一度絞られフィルムに達する。

（d）**患者位置決め装置**　位置決めの基準は，前歯部，正中線，フランクフルト平面である。これらの基準面を光照射で指示する機構がある。

（e）**支持装置**　上記構成部品を支柱に固定または昇降可能にして組立てられる。固定式の場合は，座位撮影となり椅子の高さを調節して患者に合わせるが昇降式の場合はカウンターバランスにより調節する場合が多い。

### 4.6.3　セファロ X 線撮影装置

セファロ X 線撮影装置は，歯科矯正治療に使用され，セファロスタットと呼ばれる撮影機構にその特徴がある。被写体である患者の頭部を固定し，X 線源と被写体との位置関係をつねに一定の条件で撮影できるような機構となっており，長期

にわたる矯正治療の経過観察において繰返し撮影を行っても再現性がよくできるようにしている。すなわち，患者は両外耳口に挿入されたイヤーロットによってつねに同じ位置に固定される。側面撮影の場合，X線ビームの中心は，二つのイヤーロットの中心を正確に通過しフィルムに到達しなければならない。また，焦点からセファロスタットの中心およびフィルムまでの距離は，それぞれ150 cmおよび15 cmと規格化された値が撮影の基準となっている。X線発生部とセファロスタットは，強固な水平部材の上に一体となって配列された構造により位置的な相互関係をつねに確保できる。撮影方式は単純撮影に属し，カセッテは通常四つ切または六つ切が用いられる。**図4.19**はセファロX線写真の例である。

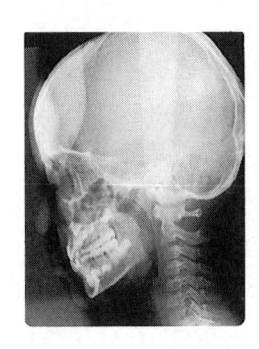

**図4.19** セファロX線写真の例

## 4.7 乳房用X線装置

乳房用X線撮影（マンモグラフィ）は，乳房などの軟部組織で高い減弱を示す低エネルギーのX線を効果的に利用し，微小石灰化および腫瘍など微細病変の描出が可能である。そのため，高い解像力とコントラストの画質が要求される。

乳房用X線装置（**図4.20**）として，インバータ式X線高電圧装置，微小焦点X線管装置，自動露出制御などの採用によりX線出力が安定し高感度，高コントラストフィルムの改良および散乱線除去グリッドの使用により画質向上が図られている。

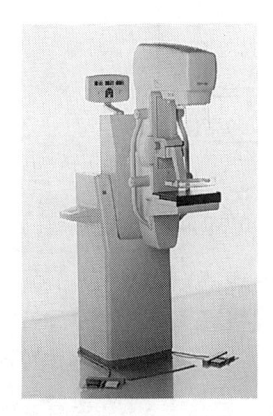

**図4.20** 乳房用X線装置

以下，各構成ごとにおもな機能について述べる。

（a） **インバータ式X線高電圧装置**　すでに4.5節でも触れたが，インバータ式の特徴は，フィードバックによる再現性，安定性に優れており，従来の3相6パルス方式の変圧器式と比べて電源変動の影響を受けないことおよび同一撮影時間での線量を比較した場合，20～50％多いので短時間撮影ができることがあげられる。代表的X線条件としては，管電圧は28 kV程度の低管電圧で，その波形は定電圧に近い低リプルが望ましい。管電流は，X線管装置の改良で100 mA程度も可能となっている。

X線曝射制御機能として，自動露出制御（AEC）を必ず備えており，それは撮影時間またはmAsを自動的に制御する。すなわち，乳房形態に応じて手動または自動で適切な線質（管電圧など）を選択した後，X線曝射を行い乳房通過後のX線を平均値として検出し，適切な露光（濃度）が得られた時点でX線を遮断する機能を有する。

（b）　**X線管装置**　X線管装置から発生するX線は，連続スペクトルを持つ制動X線と陽極物質特有の線スペクトルを持つ特性X線からなるが，マンモグラフィは乳房の微細病変の検出に特性X線を利用している。その検出能は，X線スペクトルと線質，すなわちX線管の陽極物質および付加フィルタの材質に大きく依存する。このため，X線吸収の非常に小さいベリリウム（Be）を放射窓に取り付け低管電圧でも陰極の熱電子を効率よく取り出すことができるMo，Rh，W陽極の特殊なX線管が使用されている。また，焦点寸法は，微小化およびX線出力は，増加の傾向にあり高速陽極回転X線管装置も用いられている。

（c）　**乳房用撮影台**（図4.21）　X線管装置保持部と受像装置保持部を対向して配置し，その状態を維持して回転および上下動などの位置決め操作ができるものである。焦点と受像装置の距離（SID）は60～65 cmのものが多い（図4.22）。また，照射野制限器や圧迫器が具備されている。

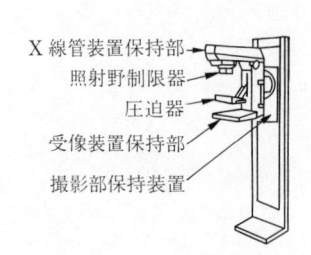

図4.21　乳房用撮影台

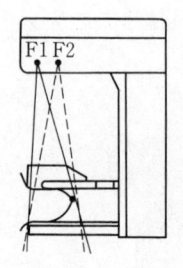

図4.22　X線管の焦点位置

照射野制限器は，受像装置の大きさおよび撮影法に応じてX線照射野を絞り込む機能とX線照射野領域を直視できる投光照準器を備えた構造である。

（d）　**圧迫器**　乳房を圧迫することにより乳房が薄く均一になり，被写体からの散乱X線と腺組織の重なりなどが少なくなるため画像コントラストが改善され

る。さらに，照射線量の減少による被曝線量の低減および被検者の体動防止にも有効である。圧迫板は，X線吸収の少ない破損しにくい材質で，撮影法に応じて各種のものが用意され交換して用いる。

（e）**受像装置保持部および散乱X線除去用グリッド**　受像装置保持部は，カセッテ装着を主体とした構造が多く，片面フィルム-片面スクリーンの乳房撮影用カセッテで撮影するのが一般的である。また，この保持部には移動型グリッド機構およびAEC検出器の位置を移動させる機構が組み込まれている。グリッドの使用は，被写体からの散乱X線を除去し画像コントラストを改善できるが，グリッドを使用しない場合に比べて照射線量が約2倍となり，長時間露光によるフィルムの相反則不軌などが発生する。また，管電圧で調整する場合，3kV程度の上昇が必要で，逆にコントラストを低下させる。最近は，高感度，高コントラストのフィルム-スクリーン組合せが，これらの問題を低減できるものとして評価され，グリッド撮影での使用が増えている。

# 5 間接撮影

　昭和11年，わが国において世界に先がけてX線間接撮影が実施され，昭和14年には間接撮影のための専用カメラが商品化された。以来，結核の早期発見を目的として胸部集団検診に広く用いられるようになった。昭和30年代には，ミラーカメラが登場し撮影X線量が大幅に低減され，X線間接撮影カメラは，結核の早期発見を目的とした集団検診ばかりでなく胃ガンの早期発見のための集団検診にも広く用いられるようになった。また，近年，肺ガンの急増に対処して結核の検診と同時に肺ガンの早期発見も同時に行う検診方式が実用となった。

〔1〕 X線間接撮影の原理と光学系の特性

　X線管より放射されたX線は，人体を透過することによって一部吸収，減衰される。この透過X線を蛍光板に照射すると，エネルギー変換されて蛍光板上に人体組織に対応した蛍光像が得られる。X線間接撮影法とは，この像をフィルム上に縮小して撮影する方式をいう。

　X線間接撮影の光学系は，一般カメラ用と異なりつぎのような条件が要求される。

① 被験者が受けるX線量を極力低減するため光学系はできるだけ明るいものとする。

② 蛍光板のコントラストの再現性が優れていること，すなわち蛍光板のMTFを十分カバーしていること。

③ 蛍光板上の蛍光像をフィルム上に結像するため，光学系は蛍光板の発光波長に対して色収差のないように補正されたものでなければならない。

〔2〕 光学系の種類

　ミラー光学系は，凹面反射鏡を撮影光学系の主要部分として用いることにより，高い屈折率の光学ガラスを用いたのと同じ効果があり（屈折率は，2.0に相当）かつ光反射によって色分散作用がまったくないという大きな特徴を持っているので，明るく高性能の光学系を得ることができる。間接撮影用として，つぎの2種類の方式のものがある。

① オデルカ方式のミラー光学系　1952年に開発され，収差を補正するために，同心レンズと断面が円錐形のコーンレンズを用い，明るさ1：0.63を得ているのが大きな特徴である。結像面は，ほぼこの光学系の焦点距離に等しい曲率で湾曲

している。

② キヤノン方式のミラー光学系　1962年に開発されオデルカ方式に比べて光学系の構成を若干複雑にすることにより結像面の彎曲度を弛くしたのが特徴である。

1970年に従来の表面鏡の代わりに裏面反射鏡を取り入れた新タイプの光学系が開発された。前述のミラーカメラに比べて外径および全長の大幅な小形化が図られた。100mmミラーカメラにこの光学系が採用されている。

## 5.1　ミラー間接撮影方式

ミラーカメラとテレビ系を組み合わせたものである（図5.1）。

透視時には，回転ミラーと高感度のイメージオルシコンを用い，蛍光板上の像を直接撮影して明るいTV像として透視を行い，写真撮影時は，回転ミラーを退避させてミラーカメラを使用するものである。

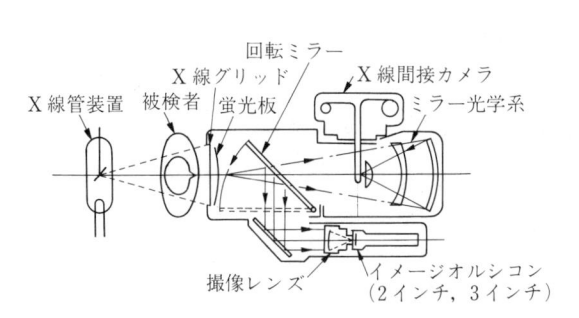

図5.1　X線TV付きミラー間接撮影方式

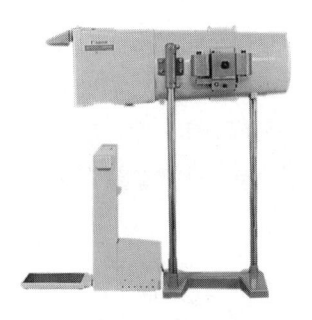

図5.2　直フード形胸部用ミラーカメラ

（a）**胸部用ミラーカメラ**　直フード形（図5.2）と曲フード形（図5.3）の2種類があり，一般的に車載の場合は狭所対応の曲フード形が用いられている。また，それぞれのフードの形状に対して70mmフィルム用カメラと100mmフィルムカメラとがある。曲フード形は蛍光板とミラー光学系との間に光束を90°曲折させるための平面鏡が設置され全体がコンパクトになっている。

（b）**肺ガン検診用ミラーカメラ**　一般に胸部X線撮影で得られる写真は，肺野部を適正濃度になるように撮影したとき，気管や気管支分岐部などは写りにくい。グラデーション蛍光板はこの欠点をなくすことを目的としたもので，蛍光板の感度が全面均一でなく左右に対し中央部（縦隔撮影部）は山形状に高くなっている。したがって，肺野部を適正濃度になるように撮影したとき，従来写りにくかった縦隔部も同時に写しこまれ，肺野部肺ガンばかりでなく，肺門部の異常発見にも役立つようになっている。この希土類からなるグラデーション蛍光板を組み込んだミラーカメラが肺ガンの早期発見に用いられている。

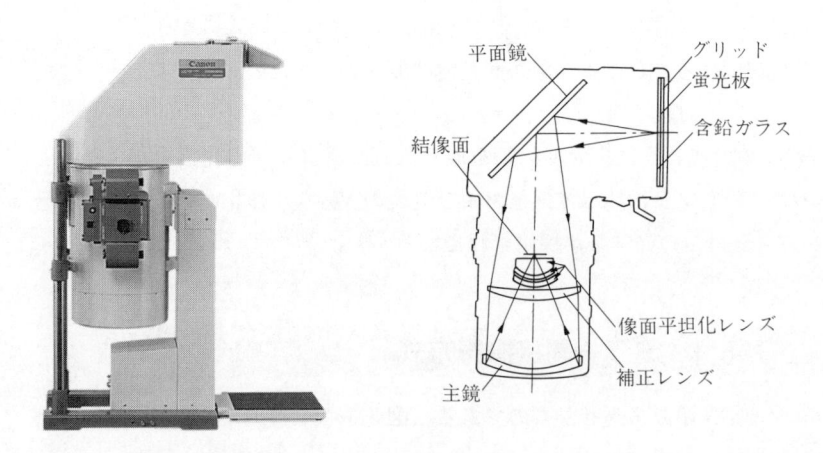

図5.3 曲フード形胸部用ミラーカメラ

## 5.2 X線イメージインテンシファイア間接撮影方式

X線イメージインテンシファイア（I.I.）の出力像を拡大してフィルムに結像，記録する方式をいう（**図5.4**）。すなわち，I.I.を使用したX線TVシステムにおいてI.I.の出力蛍光画面をTV像として透視し，撮影時は，光分配器の回転ミラーを180°回転させて70mmあるいは100mmスポットフィルムカメラを用いて撮影する方式である。

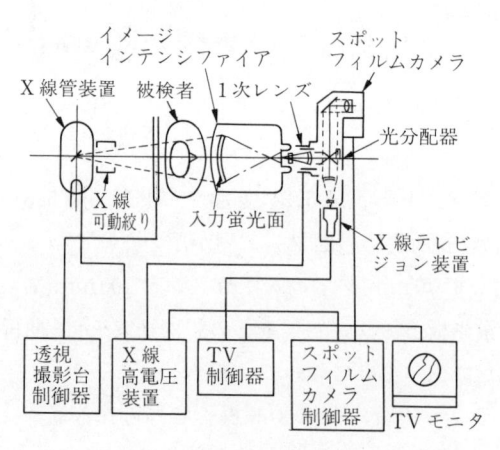

図5.4 X線I.I.間接撮影方式

## 5.3 モニタ面間接撮影方式

TV系の最終出力であるモニタ画面を撮影する方式で，前記2方式に比べ写真解像力の点で劣るが撮影時の被曝線量も少なく，透視中の任意のタイミングで撮影可能である。

# 6 循環器撮影装置

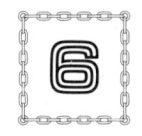

## 6.1 循環器撮影とは

　循環器撮影とは，血管をX線撮影するものである．血管はそのままではX線では画像化できないので，血管の中にカテーテルを挿入して，目的とする部位まで進め，カテーテルの先から造影剤を注入して，造影剤の流れを連続的にX線撮影する．これにより血流を診断することができる．近年CTやMRIにより非侵襲的に血管像を得られるようになり，症例によっては循環器撮影が不必要になったものもある．

　しかしCTやMRIでは細い血管や，血管内壁の状態までは読影できない．また血流を動画像として画像化することはできない．循環器撮影では抹消血管までの血流を動画観察でき，また血管内壁の不整や閉塞の状態が観察できるので，現在でも最終診断として重要な検査法である．

## 6.2 心臓血管撮影システム

　循環器系では最も動きが激しい心臓の心房，心室，および冠状動脈の造影を目的とするシステムである．心筋梗塞などの緊急患者が多く，検査のスピードが重要である．

### 6.2.1 冠動脈造影

　心臓を養っている冠動脈に選択的に造影剤を注入して撮影する方法である．冠動脈は心臓とともに激しく拍動している．拍動している冠動脈にカテーテルを差し込み，5～7 ml の造影剤を注射器より注入し，造影剤の流れをパルスX線で15～30 f/s の動画撮影をする．冠動脈造影により血管壁の不整や閉塞，また閉塞後の副血行路の形成の状態を診断する．

　冠動脈造影は，従来はシネカメラに記録する方式が主流であったが，近年はTVカメラの画像をディジタル画像として収集するDA撮影（digital angiography）だけで，シネカメラを付けないシステムが増えている．

### 6.2.2 PTCA

近年カテーテルにより血管内腔の治療をすることが可能になってきた。PTCA（経皮的冠動脈形成術：parcutaneous transluminal coronary angioplasty）とは冠動脈の狭窄部にバルーン（風船）付きカテーテルを挿入して，バルーンを加圧して膨らませ，狭窄部を拡張する治療法である（**図6.1**）。従来はバイパス手術が主体であったが，PTCAにより手術することなく治療ができるようになった。バルーンによるPTCAのほか，回転するカッターで切削する方法（アセレクトミー）など，種々の血管内形成方法が施行されている。また拡張した狭窄部が再狭窄しないように金属製の網目を血管内に設置するステントも使用されている。PTCAなどではガイドワイヤを冠動脈の奥深くまで進める必要があるので，カテーテル操作には熟練を要する。またDA撮影システムにより，撮影した画像を繰り返し観察してバルーンのサイズや治療方針を決める。

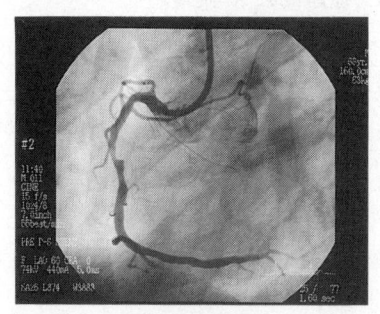

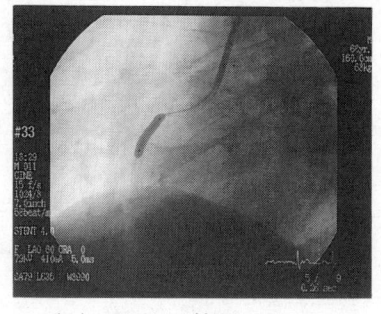

（a）PTCA前（狭窄がある）　　　（b）バルーン拡張とステンツ

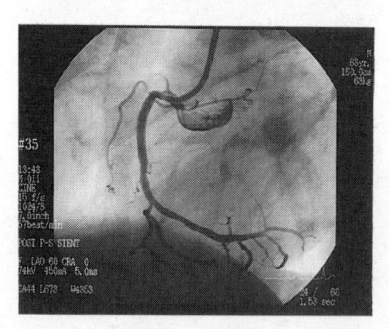

（c）PTCA後（狭窄部は拡張されている）

**図6.1** 右冠動脈のPTCA治療

### 6.2.3 左心室造影

全身に血液を送っている左心室に造影剤を入れて左室の収縮運動を動画観察して梗塞部位の心筋の活性状態を診断する。30〜40mlの造影剤をインジェクターで注入して，パルスX線で30〜60f/sの動画撮影する（**図6.2**）。左心室造影では形態的診断だけではなく，拡張末期，および収縮末期の心容積を計測してポンプとしての機能を測定することにより治療計画が立てられる。

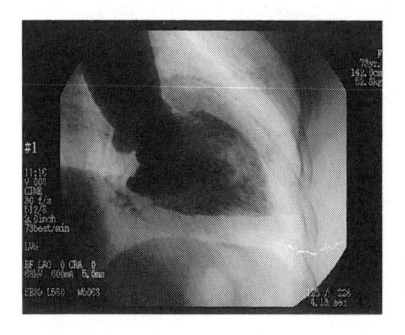

図 6.2 左心室造影

### 6.2.4 冠動脈撮影で要求される撮影角度

X 線投影像は X 線焦点から検出器までの間の X 線吸収率を積分した画像である．一方，図 6.3 の冠動脈のシェーマに示すように，冠動脈は心臓の表裏を取り巻いて 3 次元的に走行している．したがって，冠動脈を選択造影しても複数の分岐に分かれ多くの血管が重なって写る．冠動脈撮影では，病変のある血管をほかの血管と分離するために，さまざまな角度から撮影する必要がある．

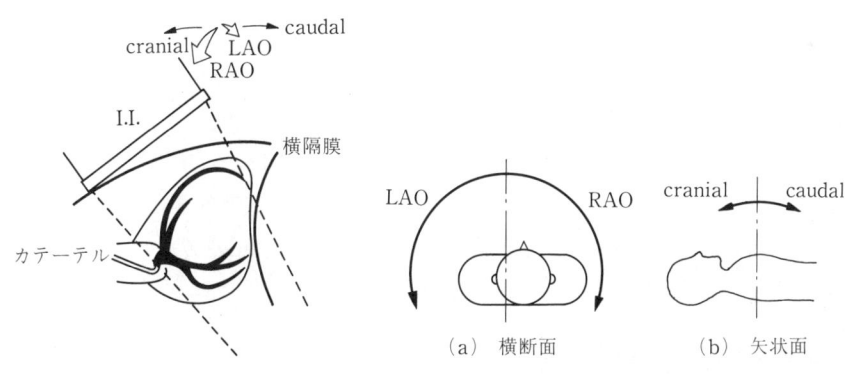

図 6.3 左冠動脈のシェーマ（側面図）　　図 6.4 撮影方向

また，検出器に斜めに走行している血管はひずんで写るので，検出器に病変血管が平行になるように角度付けしなければならない．さらに狭窄は円形ばかりではなく偏平形状の場合があり，撮影方向によっては狭窄率が異なって撮影される．そのために冠動脈は図 6.4 に示すように，横断面（RAO-LAO 方向）および矢状面（cranial-caudal 方向）の角度を組み合わせた複合の深い角度付けをして撮影する必要がある．

### 6.2.5 心血管撮影システム

図 6.5 に基本的なシステムを示す．被検者の側面に立ってカテーテル操作をする術者の作業領域を確保して，深い角度付けをするために，X 線管-I.I.の保持装置は C アーム構造になっている．C アームを回転により横断面に，またスライドするこ

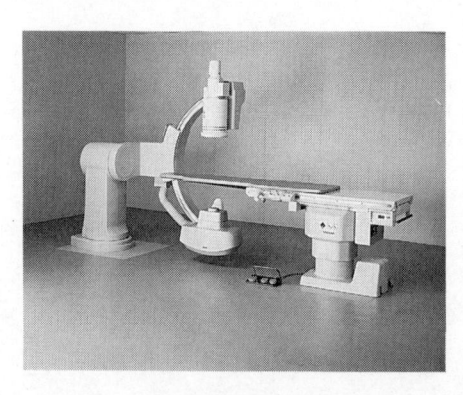

図6.5 心血管撮影システム

とにより矢状面に角度付けすることができる。I.I.は小型の9インチサイズが使用され，深い角度付けの場合でも患者に密着できる構造になっている。

　心臓は，特に深い角度付けが必要である。X線管絞りは小形のものとして，深い角度を付けても天板に干渉しにくい構造になっている。カテーテルは大腿部，または腕から挿入される。心臓からカテーテル挿入部までの範囲は透視で確認できることが必要である。そこで，Cアームの回転中心を横にずらせる構造により懐を深くして，天板を移動するだけで大腿部まで透視できるようにしている。

### 6.2.6　心血管撮影バイプレーンシステム

　心臓は特にいろいろな角度からの撮影が必要となるので，同時に2方向から撮影できるシステムが有用である。図6.6にバイプレーンシステムを示す。床置きCアームと天井走行式Ωアームの構造で，それぞれ独立に角度を設定することができる。

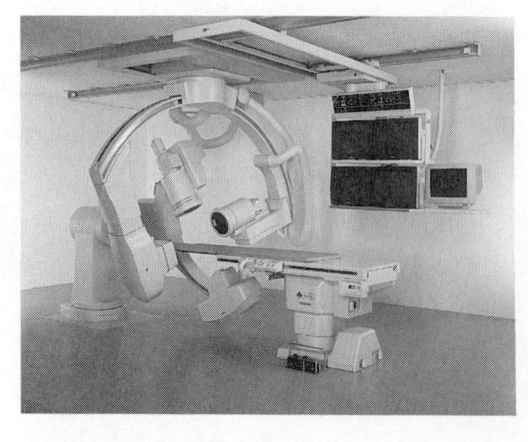

図6.6　心血管バイプレーンシステム

　バイプレーンシステムは，特に造影剤があまり使用できない小児検査では有用である。またPTCAでは冠動脈深くカテーテルを進めるので，2方向から透視することにより立体的に血管構造を把握することができる。

## 6.3 全身血管撮影システム

図6.7に頭腹部から下肢血管までの全身対応のシステムを示す。近年，IVR (interventional radiology) が多様化して，全身の血管に施行されるようになった。そのためいろいろな血管からカテーテルを挿入するようになり，術者は被検者のあらゆる方向からアプローチするようになった。また麻酔器，超音波装置，および血管内超音波装置などのいろいろな装置をカテーテルテーブルのまわりに設置する必要が出てきた。そこでCアームは天井走行式で，被検者のどの方向からでもCアームをセットすることができる構造にした。また，緊急時などはCアームを退避させて，完全にテーブルのまわりをクリアにすることができる。

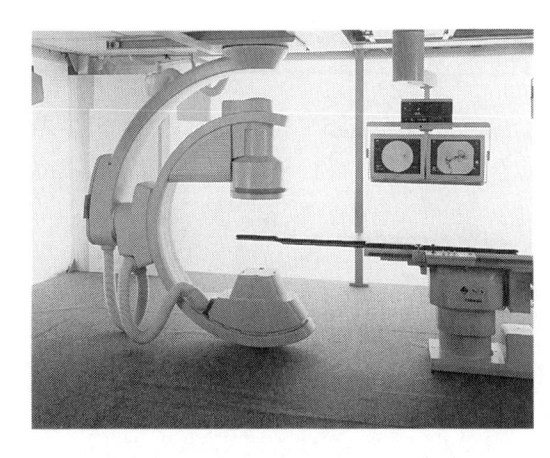

**図6.7** 全身血管撮影システム

### 6.3.1 DSA

DSA (digital subtraction angiography) とは，造影剤注入前のマスク像と，造影剤注入後のコントラスト像をサブトラクションして臓器や骨などの背景画像を消して造影血管だけの画像にする。さらに引き算した画像の血管成分を強調することにより，弱い血管成分を強調して表示することができる。

DSAでは背景によらずに造影剤濃度だけの画像にするために対数変換して引き算する。マスク画像の透過X線強度は被検者により下式で減衰する。

$$I_m = I_o \exp(-\mu x)$$

ただし $I_m$：マスクの透過X線量
$I_o$：被検者の入射X線量
$\mu$：被検者のX線吸収量（簡単化のために一定とする）
$x$：被検者の厚さ

一方，コントラスト像の透過X線は

$$I_c = I_o \exp(-\mu x - \Delta\mu \Delta x)$$

ただし $\Delta\mu$：造影剤の吸収率

$\Delta x$：血管の厚さ

マスク像とコントラスト像を対数変換すると

$$\log I_m = \log(I_0 \exp(-\mu x))$$
$$= \log I_0 - \mu x$$
$$\log I_c = \log(I_0 \exp(-\mu x - \Delta\mu\Delta x))$$
$$= \log I_0 - \mu x - \Delta\mu\Delta x$$
$$\log I_m - \log I_c = \Delta\mu\Delta x$$

となり，背景の $\mu$，および $x$ が除去され，背景によらずに血管だけの画像になる。すなわち図 6.8 に示すように，背景が薄いときも厚いときも血管の濃度は一定の信号として画像化される。

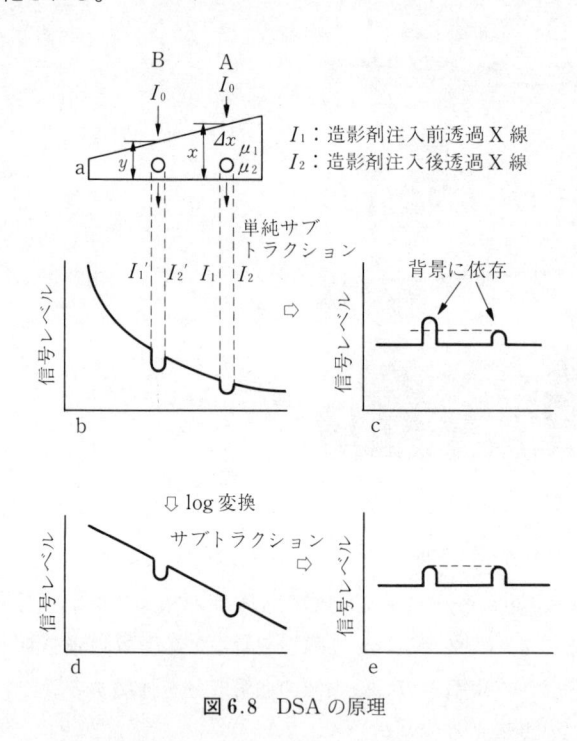

図 6.8 DSA の原理

## 6.3.2 回　転 DSA

複雑に走行している血管を立体的に診断する目的で，X 線管-I.I. を回転させながら撮影する方法である。背景を消去して血管像だけにするために，造影剤を注入する前に回転してマスク像を収集し，造影剤を注入してからコントラスト像を再度回転して撮影し，同じ角度の画像間で引き算することにより血管像を作る。動画表示することにより血管が回転して立体的に観察することができる（図 6.9）。

1 回の造影でより多くの角度を取るために回転 DSA 時の回転スピードは高速化する必要がある。本システムでは 30°/s の回転スピードを備えている。回転 DSA では特に訓練はしなくても立体視することができるので，特に手術前に血管を立体

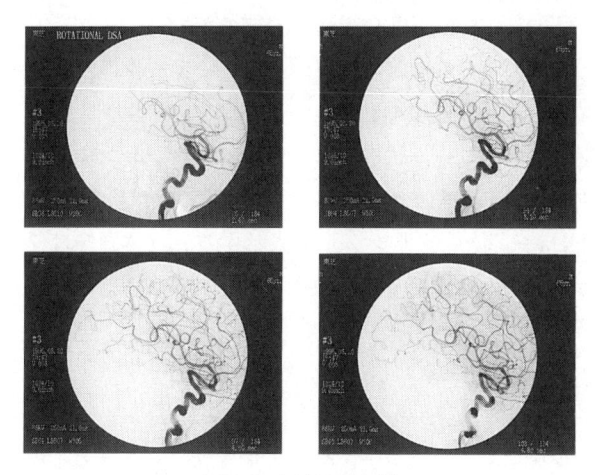

図6.9 回転DSA例

的に把握して，アプローチの方向を検討するのに有用である。

#### 6.3.3 3次元再構成画像

CTは基本的には検出器は1次元でファンビームにより平面断層画像を再構成するのに対して，回転DSAでは，2次元検出器で円柱ビームで撮影するために，1回の回転DSAで，立体の再構成像が得られる。CTの検出器に比べて，I.I.-TV系ではSN比が低いために濃度分解能は高くないが一度の回転撮影で立体像が得られるためにコントラストの高いDSAによる血管撮影では立体像にすることにより，任意の方向から観察できるので，**図6.10**に示すように動脈瘤のネックの確認などで非常に有用な方法である。

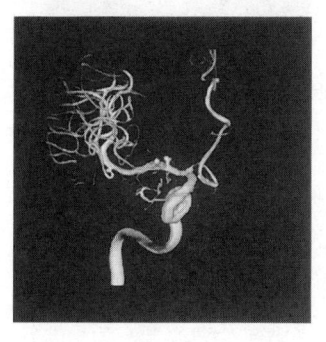

図6.10 脳血管（動脈瘤）の3次元再構成画像

3次元画像の再構成はつぎの方法で行う。

① 180度以上の高速回転DSA　3次元画像に再構成する血管は，180度以上の回転DSAで撮影する必要がある。頭部血管では，動脈に造影剤を注入してから7〜8秒後には静脈相が出てくるので，高速にCアームを回転して撮影する。

② I.I.ひずみ補正　I.I.画像には，I.I.周辺部のひずみ（糸巻きひずみ）と，地磁気などの磁力によるひずみ（S字ひずみ）が混在する。このようなひずみは再構成の前にひずみ補正する必要がある。

③ Cアームの軌道補正　CTのように正確な円軌道を描く装置ではなく，Cアームで回転撮影するので，アームのたわみなどの要素が入る。Cアームの回転軌道を測定して，バックプロジェクションの補正をする。

④ バックプロジェクション　円錐ビーム状にバックプロジェクションすることにより3次元画像を再構成する。

⑤ 3次元画像の表示　ボリュームレンダリングして表示する。立体画像は任意の方向から観察できる。また計測，カットなど種々の3次元アプリケーションが適応できる。

### 6.3.4 頭部IVR

近年，動脈瘤内部にカテーテルを進めて，バルーンやコイルで動脈瘤を詰める治療方法が可能となった。また動静脈奇形でもカテーテルを病変部まで進めて塞栓物質を流して異常血管を詰める治療も可能になっている（図6.11）。これらは従来の開頭手術に比べて患者の負担が少ない治療方法である。このようなカテーテルによる血管内治療を総称してIVRと呼ぶ。特に頭部のIVRでは非常に細いマイクロカテーテルを使い，頭部血管の先端にまでカテーテルを進める必要がある。そのために画像処理による種々のカテーテル操作支援が必要となる。

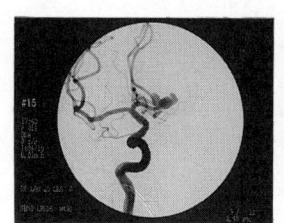

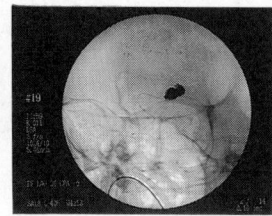

（a）治療前　　（b）コイルによる塞栓　　（c）治療後の造影

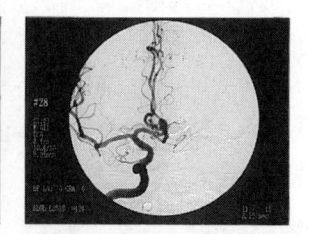

図6.11　頭部動脈瘤のコイル塞栓

### 6.3.5 ロードマップ

IVRではマイクロカテーテルを非常に細い血管を進めて動脈瘤や動静脈奇形などの病変部まで到達しなくてはならない。この場合マイクロカテーテルのコントラストは弱く，透視だけでカテーテルを進めるのは困難である。そこでカテーテルの操作支援として，血管像を作り，血管内のカテーテルと重ねて表示する方法がある。これがロードマップである。

ロードマップで重ねる血管像は直前の透視により作成する（図6.12）。ロードマップを選択して，最初の透視で，造影剤を少しフラッシュすると，造影剤が流れた画像をトレースする方法で血管像が作られる。造影剤が血管の先端まで流れ着いたときにいったん透視を切って，再度透視を出すと，直前に作成された血管像と，現在の透視像がサブトラクションで表示され，図6.13の例では，血管は黒く，一方

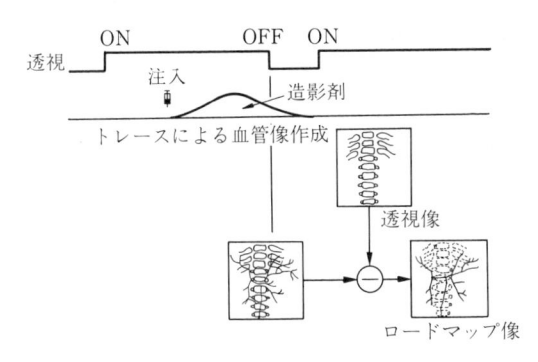

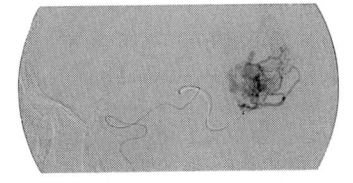

**図 6.12** ロードマップの原理

**図 6.13** ロードマップ例

血管像を作成した後に動いたカテーテルは白く表示される。これにより通常透視では識別が困難なマイクロカテーテルでも可視化することができる。また進むべき血管像を重ねることができる。

## 6.4 X線発生装置

### 6.4.1 X線高電圧発生装置

X線管に高電圧をかけてX線を発生させる装置である。特に心臓のDA撮影では，大電流，短時間パルスX線による繰り返し撮影なので，わずかな管電圧波形の変化がX線出力に大きく影響してフリッカとして現れる。高圧波形は，短形波で安定したX線出力を出力できる装置でなければならない。またDA撮影では，撮影中に被検者が呼吸をした場合など，大きくX線吸収率が変化する。つねに最適露出で撮影できるために高速にX線条件が制御できることが重要である。

近年はこのような高出力X線発生器もインバータ方式の発生装置が主流になっている。インバータ方式では，10kHz程度の高周波に変換して高圧トランスで高電圧を発生させる。周波数が高いので，高圧トランスを小形モールドトランスにすることができ，大幅に装置を小形化することができる。

### 6.4.2 X 線 管

図6.14に回転陽極X線管の構造を示す。フィラメントより放出された電子は，陽極電圧で高速に加速されてターゲットに衝突してX線を発生させる。血管撮影ではDA，DSA撮影を繰り返すので，大電流出力で，熱容量の大きいX線管が必要である。心臓の検査では，DA撮影を80kV，640mA，5mS，30f/s，10s撮影した場合の陽極蓄積熱量は77kWs（108kHU）となる。一連の撮影で10回繰り返し撮影した場合，蓄積熱量1 000kHUを超える。したがって，血管撮影に使用するX線管は陽極熱容量が1 500kHU以上のものが必要となる。

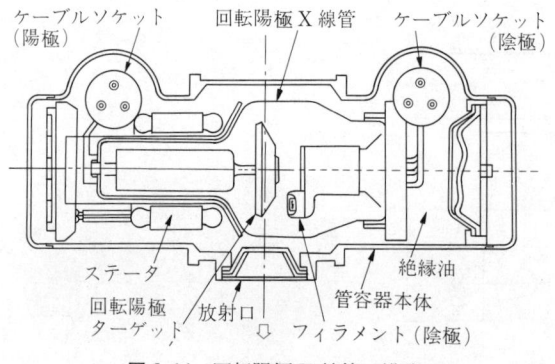

図 6.14 回転陽極 X 線管の構造

## 6.5 画像検出装置

### 6.5.1 I.I.

I.I.（image intensifier）は X 線を検出して光学像に変換する大型の真空管である。図 6.15 に構造を示す。入力蛍光面は CsI（ヨウ化セシウム）で，X 線が当たると電子が放出される。放出された電子は陽極電圧により増幅されて，出力蛍光面に収束され光学像となる。

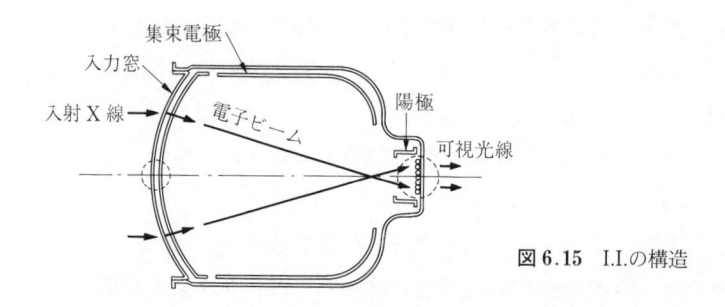

図 6.15 I.I.の構造

I.I.サイズは目的とする部位に応じて選択する。小形の I.I.ほど，画質，X 線条件，および角度を付けた場合の機械的な干渉が有利になる。なるべく小形の I.I.を選択することが重要である。

心臓専用装置は 9″ I.I.を組み合わせることにより深い角度まで撮影できる。頭部撮影装置では大動脈からの検査が必要な場合もあるので，12″ I.I.が適正サイズである。腹部下肢血管撮影では，14″，または 16″ の大口径 I.I.が使用される。

### 6.5.2 平面検出器

I.I.-TV 系に代わる次世代検出器として平面検出器がある。これは外観が図 6.16 のように薄い平面で，解像力がフィルム以上に優れているために，数年後は I.I.に置き換わる検出器として期待されている。構造は，図 6.17 に示すように 2 次元平

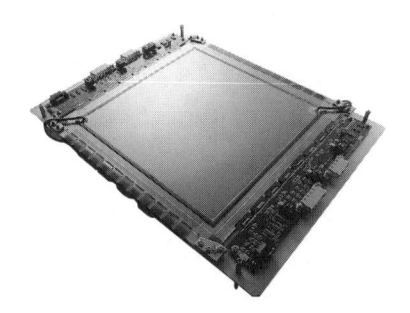

図 6.16　平面検出器外観

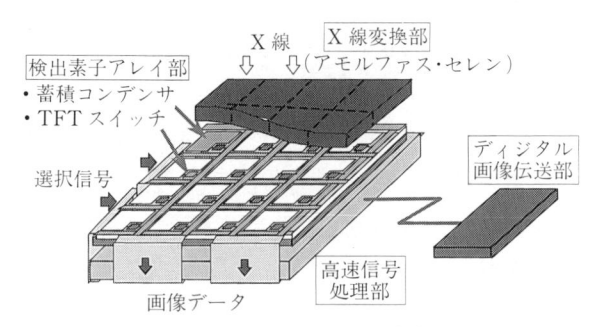

図 6.17　平面検出器の構造

面に X 線の検出器を配列して，各画素ごとに X 線強度を電気信号に変換するものである。平面検出器およびフィルムの空間解像力特性を図 6.18 に示す。平面検出器は画素ピッチによる限界周波数はあるが，中間周波数領域ではフィルムより優れた特性を持つ。

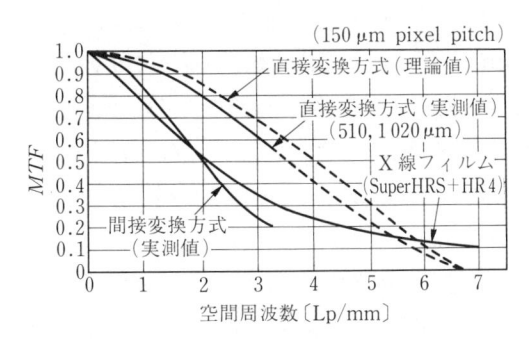

図 6.18　平面検出器の空間解像力特性

## 6.6　画像収集装置

《ディジタルフルオログラフィ》

　TV カメラの画像をディジタル入力して，リアルタイムに画像処理をしたり収集する装置である。図 6.19 に装置のブロック図を示す。D-A や DSA 撮影では最大 1 024×1 024 マトリクスで 30 f/s で画像が取り込まれる。これをリアルタイムに記

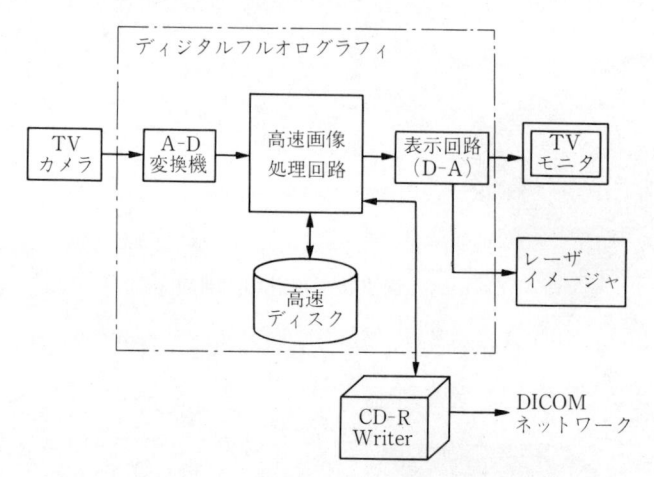

図 6.19 ディジタルフルオログラフィシステムブロック

録する必要があるため，高速，大容量のディスクが組み合わされている。

画像は CD-R に記録してほかの病院に持って行くことができる。また病院内はネットワークに接続して観察することができる。

## 6.7 画像レビュー装置

### 6.7.1 シネフィルムからディジタル画像へ

シネフィルムは高速撮影が可能で，解像力が優れているために，1980 年代より心臓検査のゴールドスタンダードとして急速に普及した。最初の頃は，TV 画像を VTR に録画するシステムであったので，診断は検査後シネフィルムを再生して実施していた。その後 DF 装置が実用化され，ディジタル画像処理によりディジタル画質が飛躍的に向上した。これにより検査中のディジタル画像で診断できるレベルまでになった。これと同時に PTCA が発達してきた。PTCA では検査中にバルーンのサイズなどの治療方針を立てなければならない。そのために高信頼のディジタル画像で定量的な診断をする必要がある。

さらに，コンピュータ技術の発達により，画像のファイルおよび通信が可能になって，病院間の画像交換がディジタル画像でできるようになった。そのためにシネフィルムに撮影するシステムは急激に少なくなってきている。

### 6.7.2 画像交換に関する標準化

医用画像がディジタル化されるにつれて，病院内外での画像データの交換が重要となり，画像通信の標準化の必要性が出てきた。そのために，アメリカ放射線学会（ACR）と電子機器工業界（NEMA）が共同で 1985 年 ACR・NEMA V 1.0，および 1988 年に V 2.0 を制定した。しかしその当時の規格および周辺技術はまだ未熟だったために普及には至らなかった。

1994年に汎用のネットワーク技術を取り入れて，DICOM（digital imaging and communication in medicine）3.0として大幅に規格を改定して世界的な標準化がスタートした．

### 6.7.3 CD-R

CD-R（compact disk recordable）は1回のみ書き込み可能な媒体で，データの消去や，後での追記はできない．この性質により間違ってデータを消去してしまったり，改ざんするなどのことがなく，永久保存媒体としてデータの保存性，信頼性に優れている．DICOM 3.0規格では，CD-Rには1患者のデータのみ記録する．CD-Rには512×512マトリクスで4 800枚記録できる（**表6.1**）．

表6.1 心臓用X線画像に関するDICOM規格概要

| 使用媒体 | CD-R |
|---|---|
| 記録画像サイズ | 512×512, 8 bit |
| 画像圧縮 | JPEG 2：1可逆圧縮 |
| 画像枚数 | 最大4 800画像/枚 |
| 記録データフォーマット | DICOMDIRファイルを持つDICOMフォーマット |

CD-Rは専用のレビューステーション，または汎用コンピュータにビュアーソフトを入れることにより再生することができる．CD-Rの画像は，ディジタル画像としては情報ロスはないが，再生画質はコンピュータのモニタに依存する．したがって，一次診断はあくまでも高画質のDF装置のモニタで行い，CD-R再生像はカンファレンスや患者への説明などの二次的な目的で使用するのが基本である．

### 6.7.4 カーディアックネットワーク

カーディアックネットワーク（cardiac network）とはDF装置で収集した動画像をサーバに保管して，読影室や，手術室に設置したレビューステーションでオンライン観察できるシステムである．**図6.20**にシステムブロック図を示す．

シネフィルムや，CD-Rによるオフラインシステムでは，媒体を管理する必要があるが，ネットワークでは，大容量サーバと長期保管媒体を備えることにより，長

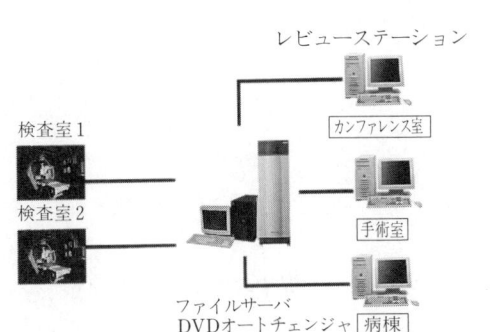

図6.20 カーディアックネットワーク

期間の患者を自動管理して，患者をリストから選択すると，自動的に画像が表示されるので，大幅な省力化とスピードアップを図ることができる．

〔1〕 **DF 装置とネットワークの接続**

画像は DF 装置より DICOM 3.0 に準拠したディジタルデータとしてネットワークに出力される．DICOM 規格では，512×512 マトリクス 8 ビット画像を 2：1 JPEG 可逆圧縮で送信されるので，情報量を落とすことなくネットワークで観察することができる．

〔2〕 **ファイルサーバ**

大容量ディスクに画像を保管するものである．サーバに保管されている画像はレビューステーションで即時に再生することができる．運用上サーバの容量は，PTCA 後，再検査される 3 か月間程度の画像容量を備えるのが望ましい．1 日当り発生する画像容量は，1 人当りの撮影フレーム数と検査数による．例えば 1 人 2 200 フレーム撮影して，月 150 検査する病院は，3 か月 450 人分をファイルサーバに保管する場合は，512×512×2 200（フレーム/人）×1/2（画像圧縮）×450（人）≒130 GB（$10^9$ バイト）程度の画像容量が必要となる．

ファイルサーバではファイルが一杯になると古い画像は上書きされて自動的に消去され，つねに最新のデータのみが残されている．

〔3〕 **長 期 保 管**

ある程度時期が過ぎたデータは再生する機会は少なくなるが，データとしては保管しておく必要がある．またサーバが故障した場合のバックアップの意味でもほかの媒体に保管しておくのが望ましい．このような目的で，DVD オートチェンジャなどの大容量の媒体に保管する．現在では DVD 1 枚 4.7 GB で 670 枚，約 3 TB（$10^{12}$ バイト）（約 10 000 人分）程度のオートチェンジャがある．DVD に保管されている画像は患者を選択すると，1 分程度で DVD をサーチして動画表示することができる．

〔4〕 **レビューステーション**

ファイルサーバや，長期保管装置に保管されている画像を再生観察するもので，カンファレンスや，患者への説明に使用する．画像は患者名や検査日などにより検索する．レビューステーションではファイルサーバより直接動画表示することができる．また同時に複数のレビューステーションからアクセスしてもスピードは落ちることなく動画再生できる．

## 6.8 臨 床 解 析

### 6.8.1 冠 動 脈 解 析

冠動脈の狭窄を定量的に測定して PTCA バルーンなどの選択や，インターベンション前後の変化を客観的に評価したり，術後のフォロー検査では，客観的で信頼

性の高い定量データが計測できることは非常に重要である。

図6.21に解析結果例を示す。この解析システムでは，血管の輪郭は再現性高く自動的に抽出される。定量解析としての撮影方法を守り，計測をマニュアルに従って実施することにより精度の高い計測ができる。

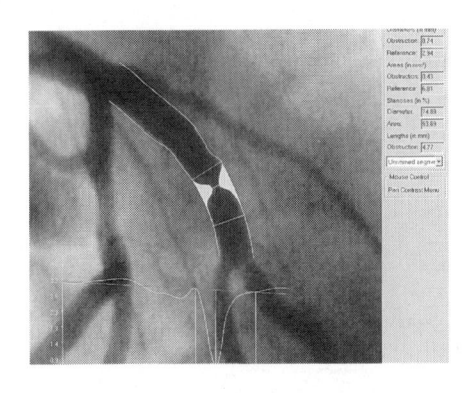

図6.21 冠動脈解析例

結果としてつぎのパラメータが計算される。

- Obstruction ：狭窄部の血管径〔mm〕
- Reference ：仮想の正常血管径〔mm〕
- Length Obstruction ：血管径の比較による狭窄率〔％〕
- Area Obstruction ：血管断面積（血管直径に基づいた真円）に比較による狭窄率〔％〕

### 6.8.2 心容積解析

拡張末期および収縮末期の左心室容積を計算して，心機能を定量的に解析するものである。キャリブレーションはSID-PIDを測定して拡大率を計算する方法や，球形ファントムや1cmの格子チャートを左心室と同じ位置に置いて撮影する方法などがある。

左心室の計算にはRAO 30°で撮影する。計算方法はSimpson法が最も精度が高い。これは図6.22のように心室を長軸に直角に細かくスライスして，各断面は円形であると仮定して積算していくものである。図6.23に解析結果例を示す。おも

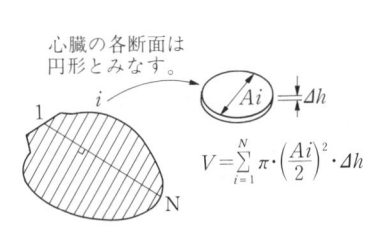

$$V = \sum_{i=1}^{N} \pi \cdot \left(\frac{Ai}{2}\right)^2 \cdot \Delta h$$

図6.22 Simpson法原理図

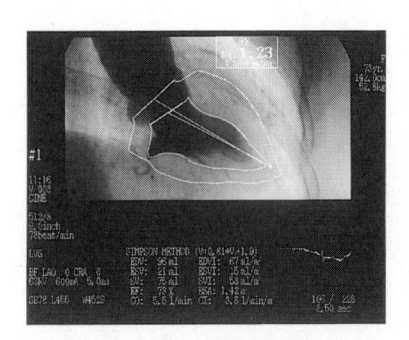

図6.23 左心室解析結果例

なパラメータは

　EDV：拡張末期容積

　ESV：収縮末期容積

　ST ：一心泊の拍出量（EDV-ESV）

　EF ：心駆出量（SV-EDV）

である。

# 7 消化器撮影装置

## 7.1 概　　　要

　日本における胃や大腸などの消化器系の疾患は欧米などと比べても非常に多く，特にガンによる死亡率が高い。そのため，早期発見が重要視され，消化器系の診断技術は世界の先端を進んでいるといわれている。この消化器系の疾患の診断に用いられる機器においては，硫酸バリウムの造影剤などを用いてX線で診断する消化管診断用透視撮影装置が使用されてきた。現在は，この消化管診断用透視撮影装置に代わり，内視鏡を用いた診断なども増加しているが，内視鏡を用いた診断では，技術を要すること，一人の被検者を診断するための時間が多くかかることなどから，特に検診などでは，まだ消化管診断用透視撮影装置が主流である。

　さらに，近年においては内視鏡や超音波診断装置との組合せや，血管系や非血管系のIVRに使用されるなどその用途はより多目的な方向に進んできている。またディジタル技術の急速な進歩とともに高性能なディジタルラジオグラフィ装置が開発され普及してきている。従来のフィルムおよび増感紙による直接撮影とディジタルラジオグラフィ装置を使ったディジタル撮影の両方が可能な装置もある。

## 7.2 装　置　構　成

　遠隔操作式オーバテーブルチューブタイプ透視撮影装置のおもな構成を**図7.1**に

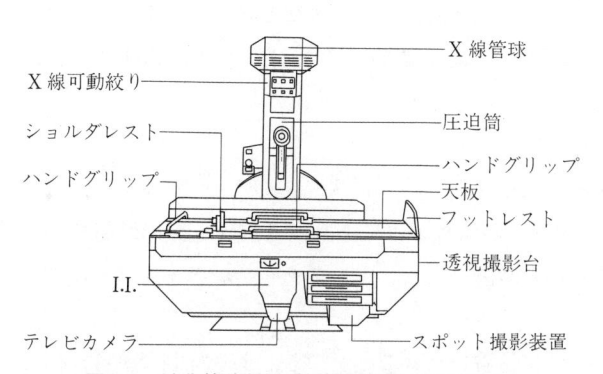

図7.1　消化管診断用透視撮影装置の基本構成

示す。ほかのタイプの透視撮影装置も基本的な構成要素は同じである。消化管診断用透視撮影装置のおもな構成要素は同じである。

### 7.2.1　透視撮影台

消化管診断用透視撮影装置は診断対象となる臓器を，硫酸バリウム系の造影剤などを用いて検査を行う。その造影剤の流れを追いながら患部の位置決めを行うために，被検者を乗せて起倒および位置決めなどの動作を行うことができる機構となっている。

〔1〕　オーバテーブルチューブタイプ

図 7.2(a) に示すように X 線管球が天板の上にあり，スポット撮影装置やイメージングシステムが天板の下にある装置をいう。

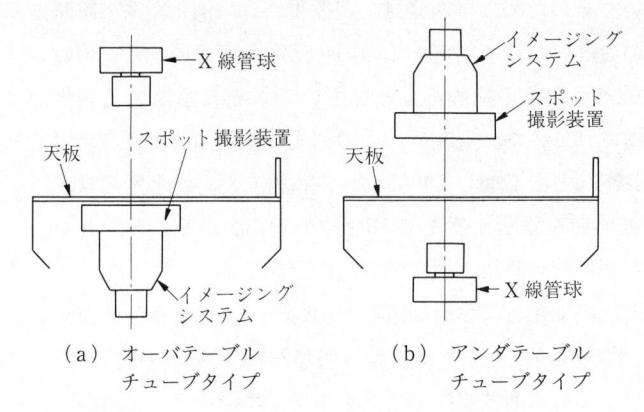

図 7.2　オーバテーブルチューブタイプとアンダテーブルチューブタイプ

オーバテーブルチューブタイプにはつぎのような特徴がある。

① X 線管球が天板より離れた位置にあるため，寝台の上部空間が大きく，被検者の観察も容易であり，さらに被検者の体位変換なども行いやすい。
② 装置の動作時，被検者と X 線管球との干渉にあまり注意を払わなくてもよいため，動作が行いやすく，診断効率もよい。
③ 寝台の上部空間が大きいため，被検者に対する多種の診断（例えば，ミエログラフィや IVR）を行う場合や，ほかの診断（例えば，内視鏡診断や超音波診断など）を併用する場合に便利である。
④ 重いスポット撮影装置を保持しやすい。

〔2〕　アンダテーブルチューブタイプ

図 7.2(b) に示すように X 線管球が天板の下にあり，スポット撮影装置やイメージングシステムが天板の上にある装置をいう。アンダテーブルチューブタイプではつぎのような特徴がある。

① スポット撮影装置を被検者に密着させることができ，より鮮明な画像が得られる。

② X線管球とスポット撮影装置の距離がオーバテーブルチューブタイプに比べ短いため，X線管球の容量が小さくてすむ。
③ スポット撮影装置を被検者から遠ざけることにより拡大撮影が行いやすい。

### 7.2.2 天　　　板

透視撮影台の一構成要素で被検者を乗せるところを天板と呼んでいる。この天板部に，立位時にて被検者を保持するフットレスト，被検者の手を握らせるハンドグリップ，逆傾斜のときに被検者の肩を支えるショルダレストなどを取り付け被検者の安全を確保する。

診断のとき，X線がこの天板を透過しなければならないため，被検者の被曝を低減する目的で天板の材質はX線透過率のよいものを使用している。

### 7.2.3 スポット撮影装置（速写撮影装置）

スポット撮影装置は，TVモニタ上の透視像を見ながら，撮影すべき部位や体位を選択した瞬間に，X線フィルムを撮影位置にすばやく搬送し，X線曝射し撮影を行うための装置である。

X線可動絞りやフィルムの前に配置された分割マスクを使用して，X線照射野を制限し1枚のフィルムを区分することにより数枚の撮影を行うという分割撮影も可能で，撮影部位の小さいときなどにフィルムを有効に活用することができる。例えば4分割撮影というと，1枚のフィルムを4区分し，それぞれの区分されたところに異なったX線写真を撮影することができる。このとき，フィルムの区分された部分の中心を撮影中心に合わせるようにフィルムの位置を変えるような機構を有している。

フィルムは増感紙に挟み込まれて撮影される。ここで増感紙は被検者の被曝線量を減らす目的で，フィルムの感度を補うものとして使用される。またフィルムの前には散乱線をカットする目的でグリッドが取り付けられている。さらにフィルム上にこのグリッドの縞模様が写るのを防止するために，撮影時にグリッドを揺動させることのできる装置，撮影および透視において最適なグリッドをそれぞれ持っており，撮影および透視ごとに入れ替えることのできる装置などもある。

**(a) カセッテ方式**　　1枚の未撮影フィルムを入れたカセッテをスポット撮影装置に入れ，そのフィルムの撮影ごとにつぎのカセッテと交換する装置である。

カセッテをスポット撮影装置に入れるとカセッテは撮影待機位置に移動し，撮影された後カセッテを取り出す。そしてつぎの未撮影フィルムの入ったカセッテと交換しながら，撮影を続けていく。カセッテを操作者側から入れるフロントローディングタイプと，撮影待機位置にカセッテを入れるリヤローディングタイプがある。また，多種のカセッテサイズ，例えば六つ切判（$8″\times10″$）から大角（$14″\times14″$）までならほとんどのサイズが対応可能な装置も開発されている。この方式では，カ

セッテレス方式に比べ機構が簡単で，スポット撮影装置が小形になり，スポット撮影装置の内部を外部の光から遮断する必要がないといった利点がある。

**（b） カセッテレス方式**　多数枚の未撮影シートフィルムを未撮影フィルム収納ケース（フィードマガジン）に入れ，そのフィードマガジンをスポット撮影装置に装着し，1枚ずつのシートフィルムを順次撮影位置に移動させ撮影することのできる装置である。撮影済みのシートフィルムは撮影済みフィルム収納ケース（テイクアップマガジン）に溜められ，テイクアップマガジンごと一度に現像に出すことができる。

カセッテレス方式の動作原理の一例を**図7.3**に示す。フィードマガジンから未撮影シートフィルムを真空吸着にて1枚ずつ取り出し，撮影待機位置にある密着板の位置まで移動させ密着板の中に挟み込む。撮影スイッチを押すと，密着板ごとフィルムが撮影位置に移動し撮影された後，密着板は撮影待機位置に戻る。そして，密着板から撮影済みフィルムが取り出され，テイクアップマガジンに溜められる。

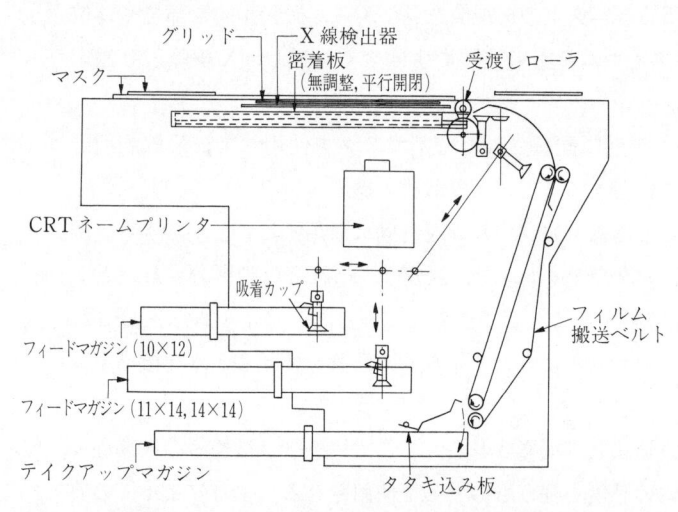

**図7.3　カセッテレス方式スポット撮影装置の構成**

ここで密着板とは増感紙でシートフィルムをしっかりと挟み込み保持する機構部を称し，一般的には**図7.4**のようになっている。

スポット撮影装置に装着できるフィードマガジンの種類により，2チャンネル3サイズなどと呼ばれている。ここでチャンネルとは，同時に入れられるフィードマガジンの数量であり，2チャンネルとは，2個のフィードマガジンが同時にスポッ

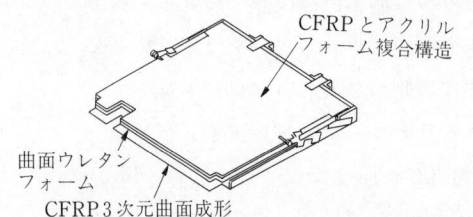

**図7.4　密着板の外観例**

ト撮影装置に装着できることを示している。

#### 7.2.4 イメージングシステム

X線を可視光線に変換するイメージングインテンシファイア（I.I.）や，この可視光線をTVカメラで撮影しTVモニタに映し出すシステムをイメージングシステムと呼んでいる。I.I.やTVカメラをスポット撮影装置に取り付け，臓器の動きなどをX線透視像として連続して観察することができる。

I.I.はX線の入力受像面の口径により区分されている。消化器系の診断では，従来は9″I.I.が主流であったが，最近は12″I.I.，14″I.I.，16″I.I.などの大きな口径のI.I.を搭載した装置が増加している。またI.I.にはモノ，デュアル，トリプルなどの種類もある。9″I.I.の場合モノだと9″の受像面の透視像のみしか観察することができないが，トリプルだと3種類の透視像，例えば9″，7″，4.5″の受像面の透視像が選択でき，拡大された透視像も見ることが可能である。

また，可視光線を100 mmフィルムなどに写すことのできる間接撮影カメラなどを取り付けることも可能である。この間接撮影カメラを用いたシステムは被検者の被曝が少なく，診断効率も高いため集団検診などで多く使用されてきたが，最近ではディジタルラジオグラフィ装置に置き換わりつつある。

#### 7.2.5 X線管球およびX線可動絞り

X線管球より曝射されたX線をX線可動絞りに備えられた羽根により照射野範囲を制限して，被検者にむだなX線を照射しないようにしている。X線可動絞りはフィルムサイズに合わせて自動的に照射野を制限することができ，また，手動にて照射野を任意に変えることも可能である。オーバテーブルチューブタイプの透視撮影装置の場合，X線を曝射する前に光を照射してX線照射を事前に確認することもできる。

## 7.3 透視撮影装置の分類

透視撮影装置は操作方法および臨床的手法に合うように種々の分類の装置があるが，ここでは一般的な分類の説明を行う。

#### 7.3.1 遠隔操作式透視撮影装置

この装置は，別室の操作室から，鉛ガラス窓を通して被検者を観察，インタフォンで被検者と対話しながら，X線TVモニタを観て，体位変換，透視，照射野の選択，圧迫操作，速写撮影のほか，透視撮影条件の選択，フィルムの交換，フィルムマークなどが遠隔操作できるものである。I.I.およびXTVの開発以来，消化器系疾患の多いわが国では，この装置が高度に発達普及している。

## 7. 消化器撮影装置

操作者にとって，X線を完全に遮蔽した操作室でX線透視像が観察できるので，近接操作式に比べ，X線被曝はほぼ完全に防護できることと，防護具の着用や近接の手動操作から開放され，比較的楽な姿勢で検査や操作ができること，すなわち疲労軽減はこの装置の大きな特長である。また，寝台のそばに近接操作器を配置し，近接でも操作ができるようになっている装置もある。

**図7.5**に遠隔操作式透視撮影装置の概観写真を示す。装置に必要な機能と構造的特長は，透視撮影台，速写撮影装置および遠隔操作機卓に集約されているといえる。

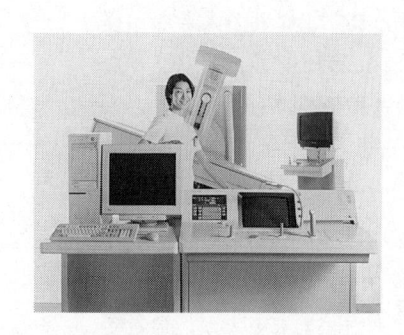

**図7.5** 遠隔操作式透視撮影装置

手動操作から開放された速写撮影装置は，重量的規約が緩和されてもっぱら高性能化，自動化が進み，多数枚のシートフィルムをマガジンにて装着，順次使用するカセッテレス方式の速写撮影装置も，遠隔操作式診断システムと相まって発達してきたといえる。

透視撮影台についても操作性，能率が追求され，遠隔から被検者の姿勢が観察容易である。遠隔操作機卓は，遠隔操作が主眼となるので，操作者が楽な姿勢で能率よく操作できることを考慮したデスク形の操作卓が採用されており，これらの操作卓には人間工学的な配慮のもとに，各制御機器が簡易化あるいは自動化されて機能

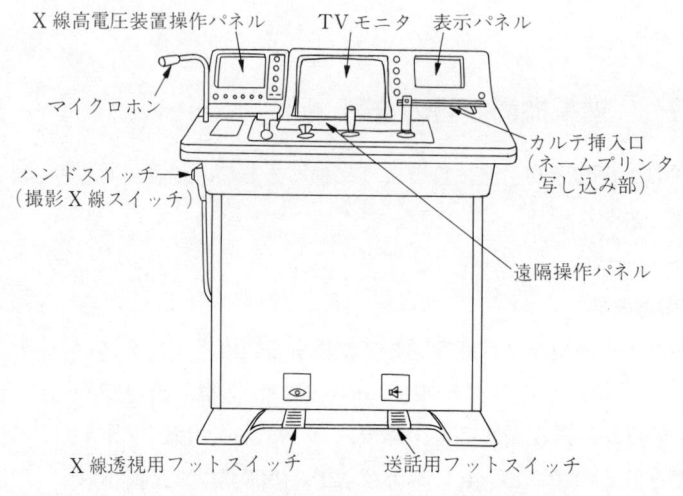

**図7.6** 遠隔操作卓

的に配列されている．遠隔操作卓の一例を図 7.6 に示す．

#### 7.3.2　近接操作式透視撮影装置

操作部がスポット撮影装置および X 線透視撮影台に付いていて，操作者が被検者の近くで操作する装置である．図 7.7 に近接操作式透視撮影装置の概観写真を示す．

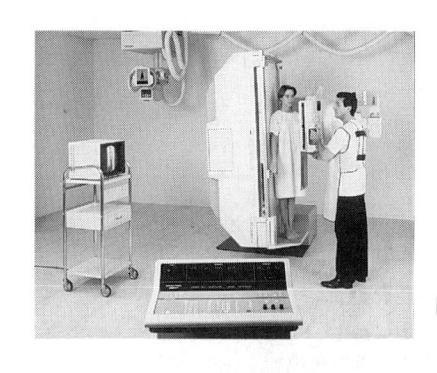

**図 7.7**　近接操作式透視撮影装置

　この装置では，操作者が被検者の近くに位置しているため，被検者への指示が与えやすく被検者に与える不安感が少ない，撮影すべき部位への位置決めや圧迫が行いやすいなどの特徴がある．よって，幼児や老人，重症患者など自分で動くことができない患者の診断に適している．ただし，操作者への被曝の危険性があるため，操作者は防護エプロンや防護手袋などを着用しなければならない．
　スポット撮影装置に付いている操作ハンドルを握り，手動にてスポット撮影装置上下動，左右動，前後動を行う必要があるため，スポット撮影装置上下動および前後動方向は反対側にバランスウエイトを設けつり合わせている．また，近年のイメージングシステムの大型化に伴い，手動のみではスポット撮影装置を動かすのにかなりの力が必要なため，操作ハンドル部に加える力を検出しスポット撮影装置上下動および前後動方向をモータにてパワーアシストする機能を有する装置も多い．米国では被検者とのコミュニケーションを大事にするため，近接操作式透視撮影装置が主流となっている．

## 7.4　透視撮影装置のおもな動作

　遠隔操作式オーバテーブルチューブタイプ透視撮影装置のおもな動作を図 7.8 に，遠隔操作式アンダテーブルチューブタイプ透視撮影装置のおもな動作を図 7.9 に，近接操作式アンダテーブルチューブタイプ透視撮影装置のおもな動作を図 7.10 に示す．
　各電動駆動の動作では，ソフトスタート，ソフトストップ制御を採用して被検者になるべく不快感を感じさせないような工夫をしている．

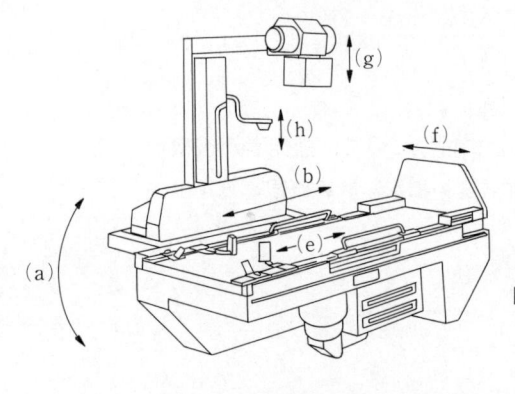

## 7. 消化器撮影装置

**図7.8** 遠隔操作式オーバテーブルチューブタイプ透視撮影装置の動作

（a）：起倒，（b）：スポット撮影装置上下動（長手動），（e）：天板上下動（長手動），（f）：天板左右動（横手動），（g）：管球前後動，（h）：圧迫動

**図7.9** 遠隔操作式アンダテーブルチューブタイプ透視撮影装置の動作

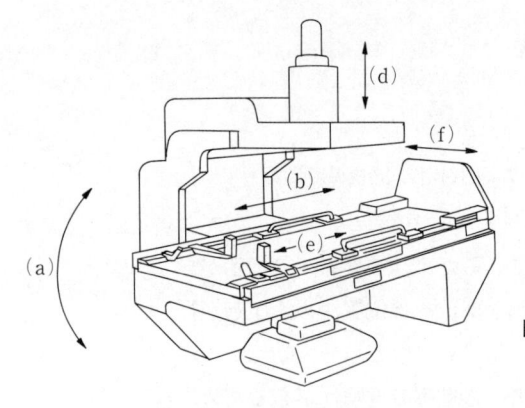

（a）：起倒，（b）：スポット撮影装置上下動（長手動），（d）：スポット撮影装置前後動，（e）：天板上下動（長手動），（f）：天板左右動（横手動）

**図7.10** 近接操作式透視撮影装置の動作

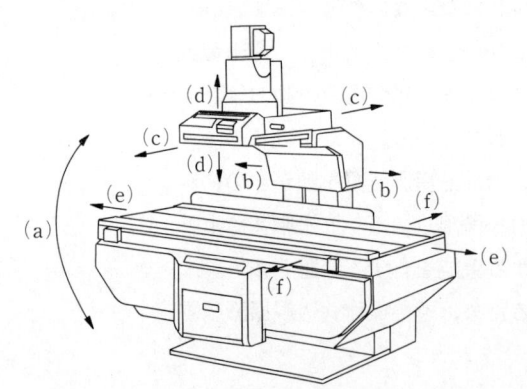

（a）：起倒，（b）：スポット撮影装置上下動（長手動），（c）：スポット撮影装置左右動（横手動），（d）：スポット撮影装置前後動，（e）：天板上下動（長手動），（f）：天板左右動（横手動）

社会的には高齢化の波が押し寄せてきており，消化器系診断用装置にも人にやさしい装置が求められていることから，最近では車椅子の被検者やストレッチャからの乗り降りが楽な昇降式透視撮影装置も出現している。

図7.8～図7.10の動作方向の記号はつぎに示す動作の記号と一致している。

**（a） 起倒** 被検者を立位～水平位～逆傾斜（頭が足より下になる位置）まで動かす機能である。立位側はすべての装置で90°まで可能であるが，逆傾斜側は装置により角度が異なり，逆傾斜角度が90°，45°，30°，15°などがある。逆傾斜角度が大きくなると，起倒支点が固定のままでは透視撮影台が床と干渉するため，起

倒するにつれて起倒が透視撮影台長手方向に移動していくせりあがり機構を設ける必要がある。

（b）**スポット撮影装置上下動（長手動）**　スポット撮影装置を被検者の横方向へ動かす機能である。スポット撮影装置とともにX線管球も機械的に結合されていて同時に移動する。近接操作式にはほとんど備わっており手動で動作するようになっているが，遠隔操作式には備わっていないものが多い。遠隔操作式では被検者の横方向の動きは，後述の天板左右動のみにて行う装置が一般的である。

（d）**スポット撮影装置前後動**　スポット撮影装置を被検者に近づけたり遠ざけたりする動作である。アンダテーブルチューブタイプ透視撮影装置には必須の動きであるが，オーバテーブルチューブタイプ透視撮影装置ではスポット撮影装置が天板の下にあるため必要とされない。遠隔操作式では電動駆動であるが，安全のためバランスウエイトによりつり合わせているものが一般的である。

近接操作式でもバランスウエイトにより完全につり合わせており，手動またはパワーアシスト駆動で動作させる。

（e）**天板上下動（長手動）**　被検者を乗せた天板を被検者の体長方向へ動かす機能である。電動にて駆動している。

（f）**天板左右動（横手動）**　被検者を乗せた天板を被検者の横方向へ動かす機能である。電動にて駆動している。

（g）**管球前後動**　X線管球を近づけたり遠ざけたりする動作であり，オーバテーブルチューブタイプ透視撮影台でこの動作が可能な装置がある。この動きにより，X線管球焦点と受像面の距離（SID）を変えることができる。

（h）**圧迫動**　被検者を圧迫筒にて局部的に圧迫する動作である。オーバテーブルチューブタイプ透視撮影装置では圧迫筒が単独で動作するが，アンダテーブルチューブタイプ透視撮影装置ではスポット撮影装置に圧迫筒が付いていてスポット撮影装置前後動と一緒に圧迫動を行う。また圧迫筒を使用しないときは，圧迫筒を退避することもできる。圧迫筒の形状は円錐形状またはお椀（半球状）のものが一般的である。

## 7.5　多方向診断装置

X線入射方向がつねに天板に垂直方向のみでは，被検者のどのような体位でも，診断の対象となる部位がほかの部位や造影剤と重なったりすることがある。このため，オーバテーブルチューブタイプではX線入射方向を寝台長手方向に回転させる斜入機構を持った装置の一例を図 7.11 に示す。

さらに最近では，X線入射方向と被検者の体位を自由に変えることのできる装置も開発されており，その一例を図 7.12 に示す。またその動作を図 7.13 に示す。

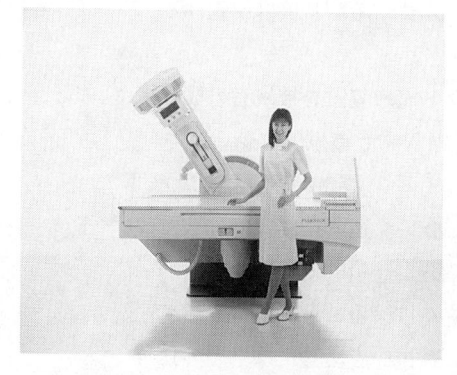

図7.11 斜入機構付き透視撮影装置

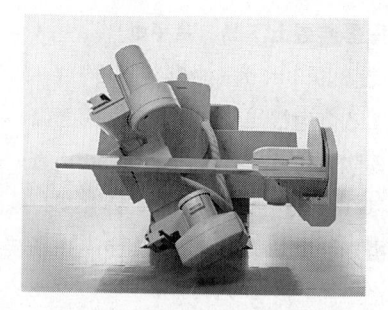

図7.12 多方向透視撮影装置

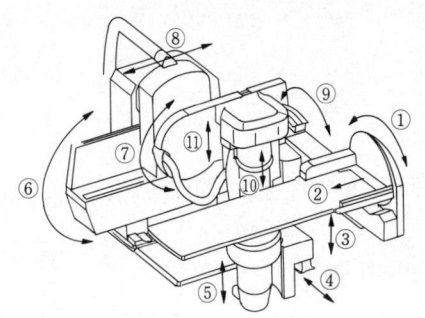

① 天板ローリング
② フットレスト長手動
③ 寝台上下動
④ Cアーム左右動
⑤ I.I.前後動
⑥ 透視撮影台起倒
⑦ Cアーム回転
⑧ Cアーム長手動
⑨ Cアーム円弧動
⑩ X線管前後動
⑪ Cアーム前後動

図7.13 多方向透視撮影装置の動作

## 7.6 断層撮影装置

　断層撮影を行うと見たい層のみフィルム上に鮮明に写り，この層から離れるほどぼけた像となる。この鮮明に写し出された面を截断面（截面）または断層面という。天板とこの截断面との距離を截面高さといい，截面高さを変化させながら断層写真を撮影する。

　断層撮影には円弧運動方式（**図7.14**）と平行運動（**図7.15**）とがある。

　平行運動方式の原理を**図7.16**に示す。X線管球とフィルムを截断面上のある点 O に対し反対方向に配置し，点 O を中心に截断面と平行に X 線管球とフィルムを X 線を照射しながら移動させる。断層撮影を行うことによりフィルムの中心は点 $O_1$ から点 $O_2$ に移動したとすると，截断面上の点 A はフィルム上に最初点 $A_1$ として写し出されるが点 $A_2$ に移動する。ここで

$$\overline{O_1A_1} = \frac{\overline{OA} \cdot (L_1+L_2)}{L_1}$$

$$\overline{O_2A_2} = \frac{\overline{OA} \cdot (L_1+L_2)}{L_1}$$

$$\therefore \overline{O_1A_1} = \overline{O_2A_2}$$

となる。よって，フィルム上では点 $A_1$ と点 $A_2$ は同じ点になる。同様に截断面上

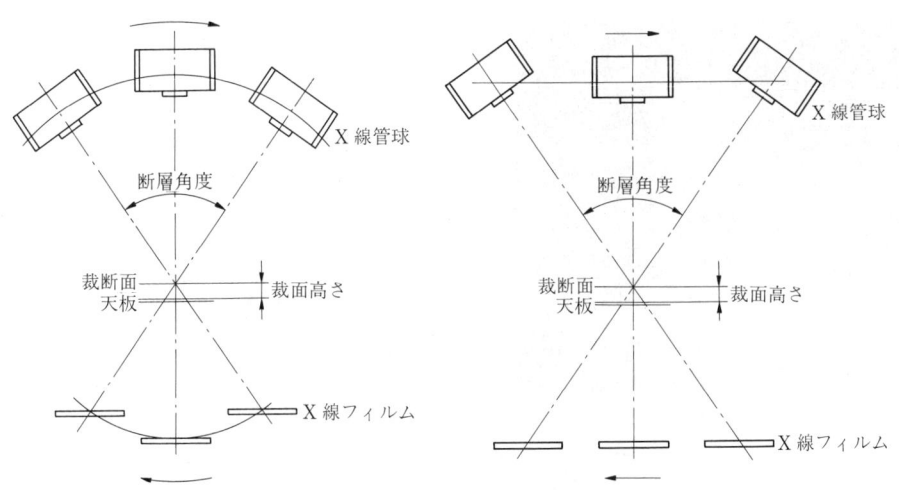

**図 7.14** 円弧運動方式断層撮影

**図 7.15** 平行運動方式断層撮影

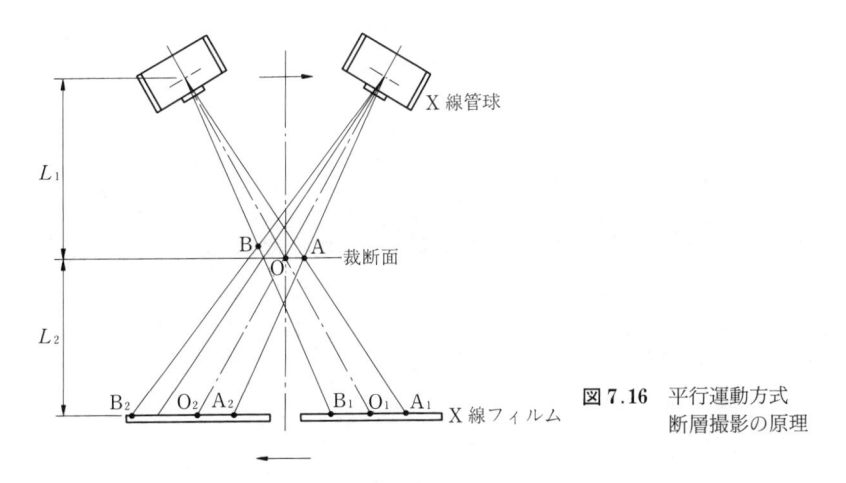

**図 7.16** 平行運動方式断層撮影の原理

の点はすべてフィルム上で同じ点になり，鮮明に写し出される．しかし，裁断面上にない点Bはフィルムの移動によりフィルム上で$B_1$から$B_2$に移動するが，明らかに

$$\overline{O_1B_1} \neq \overline{O_2B_2}$$

であるため，ぼけた像となる．円弧運動方式も原理はほぼ同じである．

平行運動方式の断層撮影機能を持った透視撮影装置の一例を**図 7.17**に示す．

また，断層専用装置などでは，上記のようにX線管球とフィルムが一方向の動きだけでなく，裁断面上の一点を中心に種々の軌道を描くことのできる多軌道断層方式の装置もある．これにより，裁断面以外のものはどの方向にも均一にぼけることになり，裁断面の像がより鮮明に写し出される．

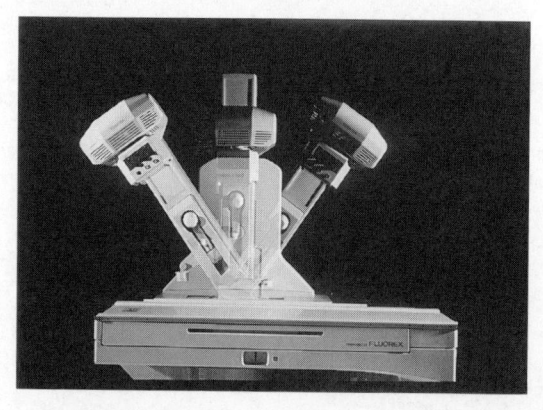

図 7.17 断層撮影機能を持った透視撮影装置

## 7.7 今後の展望

消化器系診断用透視撮影装置に共通な問題としてつねにあげられているのは,操作性の向上,画質の向上などであり,その時代の臨床上の要求に合うように装置を改良していく必要がある。また,今後消化器系診断用透視撮影装置は臨床方法の多様化に合わせて,多種の診断にできるような装置が必要となる一方,集団検診のように一つの目的にしか使用されず,より操作の簡単な診断能率のよい装置が求められるだろう。

さらに,検査時に見落としのないリアルタイムで検査結果がわかる装置,診断能を高めるために見やすい処理画像と検査内容が動画で見ることのできる装置が求められてきており,従来のX線フィルムだけではなく,ディジタル画像に対応した装置が急速に普及していくと思われる。

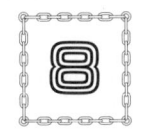

# 8 ディジタルラジオグラフィ装置

## 8.1 ディジタルラジオグラフィとは何か

〔1〕 ディジタルラジオグラフィの目的

X線画像の撮像にはレントゲン以来X線フィルムを用いたシステム（フィルム法，conventional法などと呼ばれる）が用いられてきたが，近年のコンピュータ技術の進展のなかで，X線画像においても

① 現像なしですぐに画像が見たい
② 階調変換，鮮鋭化，画像間差分（サブトラクション：subtraction）などの画像処理や各種計測により診断確度を向上させたい
③ 画像データの電子保存やネットワーク上での利用により省スペース化，省力化を図りたい

といった要求が高まり，各種のディジタルラジオグラフィ装置（digital radiography；DR）が開発され広く使われるようになってきた。

〔2〕 DRの定義

DRはX線像が記録，表示される前に，これを電気的にとらえてディジタル化し，種々の画像処理を加え表示するものを指す。したがって，輝尽性蛍光体を使ったコンピューテッドラジオグラフィ装置（computed radiography）[1]やI.I.方式のDRで造影血管の差分像を得るディジタルサブトラクションアンジオグラフィ装置（digital subtraction angiography）[2]もDRに含まれるが，それらはCRやDSAと呼ばれることが多い。単にDRといった場合は，消化管検査などに用いられる高精細のI.I.方式DRや，フラットセンサを使った撮影装置などを指すことが多い。

〔3〕 DR装置の一般構成

図8.1にDR装置の一般構成を示す。X線発生部で発生したX線を被写体に照射し，画像収集部で透過X線画像を撮像してディジタル画像信号に変え，画像処理部で画像処理や画像計測等を行う。処理された画像データは画像出力部のCRTモニタやレーザイメージャに出力されたり，画像保管部で電子保管されたり，ネットワーク上で利用されたりする。その際，データの圧縮が行われることも多い。本章では，このDRの一般構成に従って，各部の構成や機能を述べる。

## 8. ディジタルラジオグラフィ装置

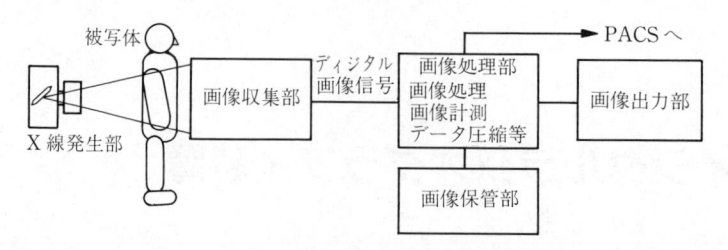

**図8.1** DR装置の一般構成

## 8.2 画像収集

### 8.2.1 画像収集プロセスと各種のDR

〔1〕 画像収集プロセス

図8.2に示すように，DRの画像収集プロセスは信号変換・標本化と量子化・各種補正の二つのプロセスに分かれる。信号変換・標本化では，①X線像を場合によっては中間プロセスを経て電気信号に変換する信号変換と，②X線像の時間的変化から場面を切り取る時間サンプリングと視野を画素に分割する空間サンプリングの二種類の標本化が行われる。量子化・各種補正では①アナログ電気信号をディジタル信号に変換するアナログ-ディジタル変換を含む量子化と，②信号変換時に混入した暗電流などのオフセット，感度の不均一性，画素欠陥などの固定的なノイズを取り除くオフセット補正，ゲイン補正，シェーディング補正，傷欠陥補正のような各種補正が行われる。量子化では普通のアナログ-ディジタル変換器による線形量子化のほかに，場合によっては，アナログ-ディジタル変換器の前に対数アンプを置いたり後にルックアップテーブル（look-up table）を置いたりして非線型信号変換を付加した非線型量子化も行われる。

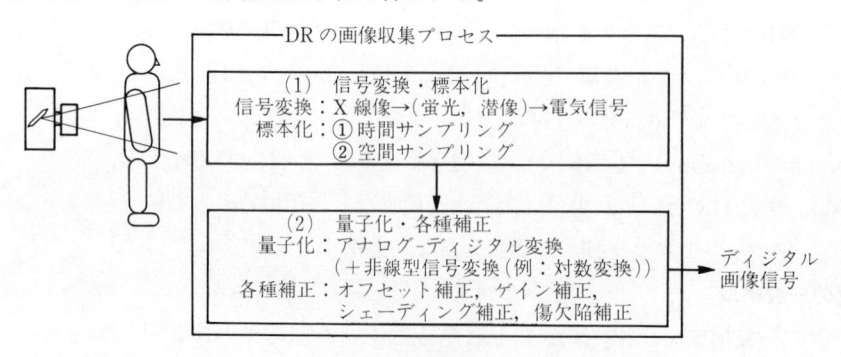

**図8.2** DRの画像収集プロセス

〔2〕 各種のDR

信号変換・標本化の形式によってさまざまなDRがある。表8.1に示すように，①X線束の形状（点状，扇状，錐状），②信号変換形式（X線像が直接電荷像に変換されるものと中間プロセスとして蛍光や潜像を介するもの），③空間サンプリング方式（画素列や画素マトリックスで行われるものとX線束，電子ビーム，レ

表8.1 各種のDR

| X線束の形状 | 信号変換形式 | 空間サンプリング方式 | システム例 |
|---|---|---|---|
| 点 状 | 蛍 光 | X線束走査 | medical micro-dose system[3] |
| 扇 状 | 蛍 光 | 画素列 | digital chest system[4]<br>X線CTのスキャノグラム<br>量子計数型X線撮影法[5] |
| 錐 状 | 電荷像 | 微小電極走査 | thoravision |
| | | 画素マトリックス | 直接変換型フラットセンサ |
| | 蛍 光 | 電子ビーム走査 | 撮像管型 I.I.-DR(DSA) |
| | | 画素マトリックス | CCD型 I.I.-DR(DSA)<br>蛍光体型フラットセンサ<br>(蛍光板＋光学系＋CCD)型 |
| | 潜 像 | レーザ光走査 | computed radiography |

ーザ光などの走査で行われるもの）で分類できる。

## 8.2.2 信 号 変 換

〔1〕 信号変換系

図8.3に代表的なDRの信号変換系をブロック図で示す。

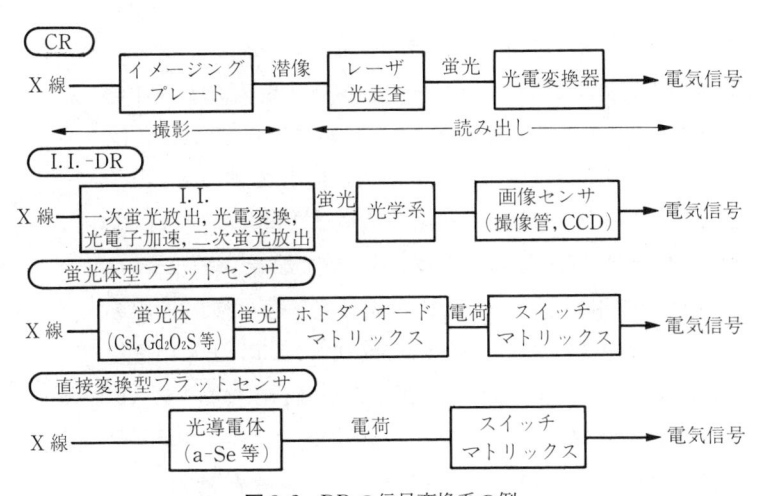

図8.3 DRの信号変換系の例

（a） CR　　X線像はいったん輝尽性蛍光体のイメージングプレート上に潜像（励起エネルギーの像）を形成する。これを赤色レーザ光で走査すると励起エネルギーが開放され青色蛍光の信号が取り出され，さらに光電子増倍管のような光電変換器で電気信号に変換される。

（b） I.I.-DR（DSAを含む）　　X線像はI.I.（image intensifier）に入射し，I.I.の内部で，CsIの一次蛍光面によるX線吸収と蛍光放出，光電面による光電変換，電子レンズ系による光電子の加速，二次蛍光面による高輝度光学像の出力という一連の信号変換が行われる。I.I.出力蛍光像はレンズやミラーで構成された光学

系を介し撮像管やCCDのような画像センサのセンサ面上に結像され電気信号に変換される。CRのように撮影と読み出しの二つのプロセスに分かれていないので撮影像をリアルタイムで見ることができる。

（ c ） **蛍光体型フラットセンサ**　X線像はいったんCsIや$Gd_2O_2S$のような蛍光体で光学像に変換されるが，I.I.のように信号増倍は行わず，蛍光体直下に設けられたホトダイオードとMOS型スイッチよりなる画素がマトリックス状に配置された半導体パネルで光電変換され，順次電気信号として取り出される。なお，このような蛍光体と光電変換パネルが密着したタイプのほかに，蛍光体に密着した光ファイバや光学系を介して複数のCCDセンサに光像を導くタイプの蛍光体型フラットセンサもある。

（ d ）　**直接変換型フラットセンサ**　MOS型スイッチがマトリックス状に配置された半導体パネルの上にアモルファスセレニウム（a-Se）などの光導電体を配す。X線によって光導電体の表面に直接に電荷像が形成され，これがMOS型スイッチを介して順次取り出される。

〔2〕 **信号変換の量子数ダイアグラム**

いくつかの中間プロセスを経る信号変換の解析に変換の各ステージにおける信号を担う光子や電子といったキャリアの数をプロットした量子数ダイアグラムが用いられることがある。図8.4にI.I.-DRと蛍光体型フラットセンサの量子数ダイアグラムの例を示す。横軸は信号変換の各ステージであり縦軸は入射X線光子1個に対する各ステージでの信号キャリヤの量子数を対数スケールで表している。I.I.-DRの場合，I.I.の光増倍作用により発生する蛍光の光子数は検出X線の100万倍くらいになるが光学系で低下するので，最終的な信号電荷数は透視の場合で1 000倍程度，撮影の場合は光学絞りなどで光量を落とすので数十倍になる。蛍光体型フラットセンサの場合は，光増倍作用がないので発生蛍光の光子数は検出X線の1 000倍程度だが，センサパネルが密着しているので，最終的にはI.I.-DRの透視の場合と同じ程度の信号電荷数となる。量子数ダイアグラムが最低となるステージの量子数の統計的ゆらぎが，電気回路系のノイズのような付加的なノイズを除く信号変換系の主たるノイズ源となる。通常は検出X線のステージが量子数最低であ

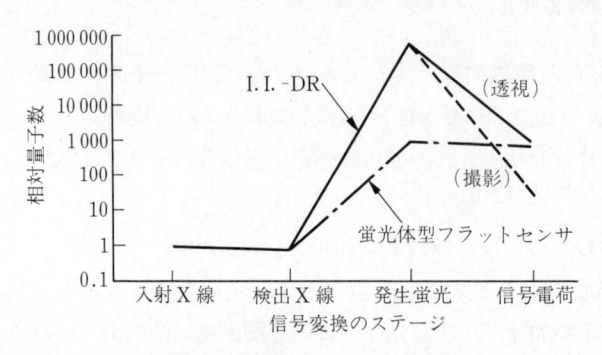

図8.4　量子数ダイアグラムの例

るが，例えば，蛍光板の発光を光学系でセンサに導く系の場合は，発光蛍光の量子数は蛍光体型フラットセンサ並みで，発光蛍光から信号電荷への量子数低下は，I.I.-DR 並みとなるので，信号電荷が量子数最低のステージとなることがある。

〔3〕 **信号変換のダイナミックレンジ**

**図 8.5** に DR が対象とする X 線像のダイナミックレンジを検出器に入射する 1 画像当りの線量範囲として示した（横軸は対数スケールの線量）。DR の信号変換のダイナミックレンジはこの線量範囲をカバーするようにしている。X 線の減弱は体厚 10 cm 当りほぼ 1 桁なので，撮影，透視それぞれだけを行う場合は 3〜4 桁のダイナミックレンジとなるが，撮影と透視で 2 桁近く線量が異なるので，双方を同じシステムで行うことには，全体で 5〜6 桁のダイナミックレンジが必要となる。I.I.-DR の場合，I.I.は十分なダイナミックレンジを有しているので，光学絞りやミラーの光分配比で光量調節を行い撮像管や CCD のダイナミックレンジに合わせている。このような調整機構を持たないフラットセンサのような場合，センサ自体で広いダイナミックレンジが要求される。

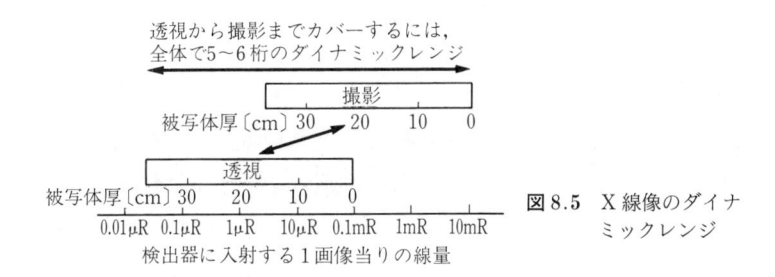

**図 8.5** X 線像のダイナミックレンジ

### 8.2.3 標本化

〔1〕 **時間サンプリング**

一般に画像データは撮影タイミングにより一定の時間範囲を切り出す時間サンプリングを受けている。動きのある対象の場合，時間サンプリングが画質に大きく関係する。**図 8.6** は I.I.-DR の連続パルス撮影のタイムチャートである。造影剤の注入以降，撮影対象の血管が徐々に造影されていく。撮像管や CCD からは数十ミリ秒の「フレーム繰り返し時間」で連続的に画像信号が読み出されているが，造影剤注入の前から画像信号の読み出しに同期して X 線の曝射が始まり，「第 1 フレーム」，「第 2 フレーム」，……と一連の X 線画像信号が得られる。撮影対象の動きによるぼけを少なくするために，画像信号に同期した数ミリ秒の短い幅のパルス列による X 線曝射が行われる。X 線パルスのパルス幅が各フレームの露出時間である。X 線パルス曝射は画像信号が読み出されない期間（ブランキング期間）に行われなければならない。

フレーム繰り返し時間の逆数をフレームレート（frame rate）と呼ぶ。**表 8.2** に標準的な DR（DSA）撮影のフレームレートを示す。動きが激しいほど高いフレー

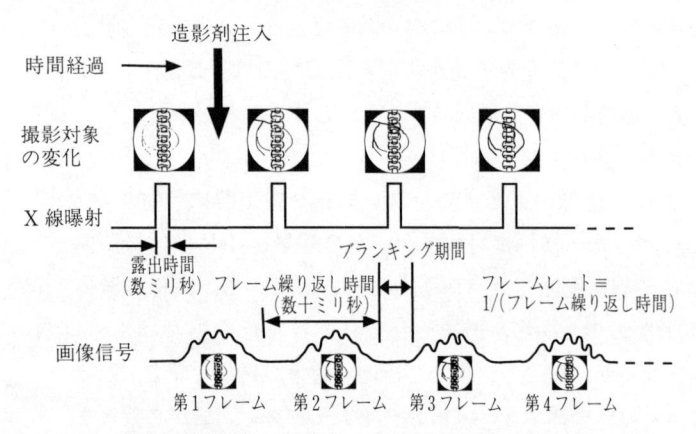

図 8.6　I.I.-DR の連続パルス撮影のタイムチャート

表 8.2　標準的な DR（DSA）撮影のフレームレート

| 部位・術式 | フレームレート〔フレーム/秒〕 |
|---|---|
| 胸部, 骨, 乳房等 | 1 以下 |
| 食道を除く消化管造影検査 | 1～2 程度 |
| 食　道 | 4～8 程度 |
| 心臓を除く血管造影検査 | 8～30 程度 |
| 心　臓 | 30～60 程度 |

ムレートが必要だが, 不必要に高いフレームレートは無用な X 線被曝をもたらすので部位・術式に合った値を選ぶべきである。なお, 透視のフレームレートは動画像としての動きの滑らかさを損なわないために通常 30 フレーム/秒（frame per second：fps）にとられているが, 最近は IVR などでの被曝低減のため 15 fps や 7.5 fps の低フレームレートのパルス X 線による透視も使われるようになってきた。

〔2〕　**空間サンプリング**

　画像を一定視野内に限定し, そのなかを有限個の画素に分割して各画素を代表する物理量を抽出するのが空間サンプリングである。図 8.7 に示す CCD 型 I.I.-DR の場合は, 視野は I.I. によって限定される。円形の I.I. 出力像は光学系を介して正方形の CCD センサに内接するように結像し, 2 次元に配列された $N \times N$（$N = 1\,000 \sim 2\,000$）個の画素でサンプリングされ標本化画像になる。（この $N \times N$ を画像マトリックス（matrix）数と呼ぶ）。各画素のなかには一つの感光素子があり一定の領域の光を集めて信号電荷に変換する。この領域がサンプリングアパーチャ（sampling aperture）であり, 各画素のサンプリングアパーチャは画素間隔より狭い場合も広い場合もある。また, 感光素子の形状などにより縦横で異なる場合もある。サンプリングアパーチャを画素中心からの相対位置における信号を集める効率で重み付けして 2 次元関数化するとアパーチャ関数となり, これをフーリエ変換するとセンサの MTF（正確にはプリサンプリング MTF）が得られる。

　サンプリング定理によれば原画像信号の空間周波数成分が $U$ lp/mm（line-pair

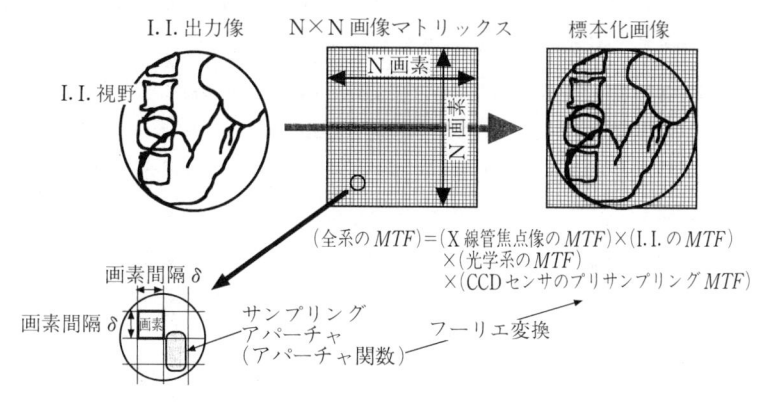

図8.7 CCD型I.I.-DRの空間サンプリング

per mm）までの場合，画素間隔を $1/(2U)$〔mm〕以下にすれば標本化画像から原画像が再現できる．逆に，画素間隔 $\delta$ mm のセンサで正しくサンプリングできる空間周波数の限界 $1/(2\delta)$〔lp/mm〕をナイキスト（Nyquist）周波数と呼ぶ．ここで，原画像信号の空間周波数分布はもともとのX線像の空間周波数分布に信号変換系の $MTF$ を乗じたものである．CCD型I.I.-DRのような複合した信号変換系では全系の $MTF$ は構成要素であるX線管焦点，I.I.，光学系，CCDの積となる．DRでは，対象となるX線像で診断上有意な空間周波数の範囲に適合したナイキスト周波数になるように視野とマトリックス数が定まり，X線像のナイキスト周波数までの信号を伝えるように信号変換系の $MTF$ がとられる．表8.3に各種DRの対象，視野，マトリックス数，ナイキスト周波数の例を示す．

表8.3 各種DRの対象，視野，マトリックス数，ナイキスト周波数の例

| 種類 | 対象 | 視野 | マトリックス数 | ナイキスト周波数 |
|---|---|---|---|---|
| 蛍光体型フラットセンサ（光ファイバ＋CCD型） | 乳房 | 180 mm×240 mm | 4 800 × 6 400 | 13.3 lp/mm |
| 蛍光体型フラットセンサ（光電変換パネル型） | 胸部等 | 430 mm×430 mm | 2 688 × 2 688 | 3.1 lp/mm |
| DSA用 CCD型I.I.-DR | 血管 | 12″モード：直径310 mm<br>9″モード：直径240 mm<br>7″モード：直径190 mm | 1 024 × 1 024（外接正方形） | 1.7 lp/mm<br>2.1 lp/mm<br>2.7 lp/mm |
| 高精細 CCD型I.I.-DR | 消化管等 | 12″モード：直径310 mm<br>9″モード：直径240 mm<br>7″モード：直径190 mm | 2 048 × 2 048（外接正方形） | 3.3 lp/mm<br>4.3 lp/mm<br>5.4 lp/mm |

〔3〕 エリアシング

空間サンプリングで，原画像の空間周波数成分がナイキスト周波数を超えた高周波領域に大きく存在する場合，ナイキスト周波数を超えた成分が本来のスペクトルにナイキスト周波数で折り返されるように重なり本来の画像にないノイズを生じるエリアシング（aliasing）と呼ばれる現象が起こる．特に，原画像にナイキスト周波数の整数倍に近い周波数の規則的なパターンが含まれている場合は，干渉縞とか

モアレ模様（moire pattern）と呼ばれるパターンが現れる。DR では，信号変換系の前に置かれる散乱線除去グリッドが問題になることがある。

図 8.8 に，グリッドの周波数がナイキスト周波数の 1，2，3 倍に近い場合のモアレ発生の様子を示した。波形の実線はグリッド像のプロファイルで，黒丸がサンプリング点である。エリアシングをなくすには，空間サンプリングの前に光学的方法や電気的方法による空間フィルタで，ナイキスト周波数より高い成分をカットするのが一般的であるが，ナイキスト周波数近くの MTF が低下したりする悪影響もある。グリッドによるモアレに限れば，グリッド揺動機構やグリッドの格子密度の選択で防ぐことができる。

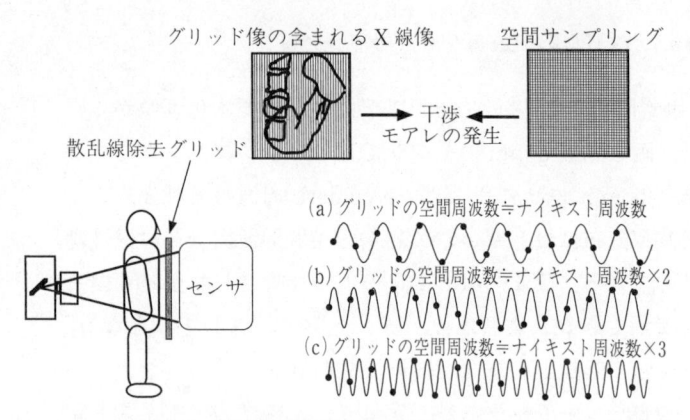

図 8.8 散乱線除去グリッド像によるモアレ

### 8.2.4 量子化，各種補正
〔1〕 量 子 化

図 8.9 に X 線画像信号の量子化プロセスを示す。空間サンプリングで標本化された画像信号は，画像マトリックスの左から右，上から下に順次出力され，各画素

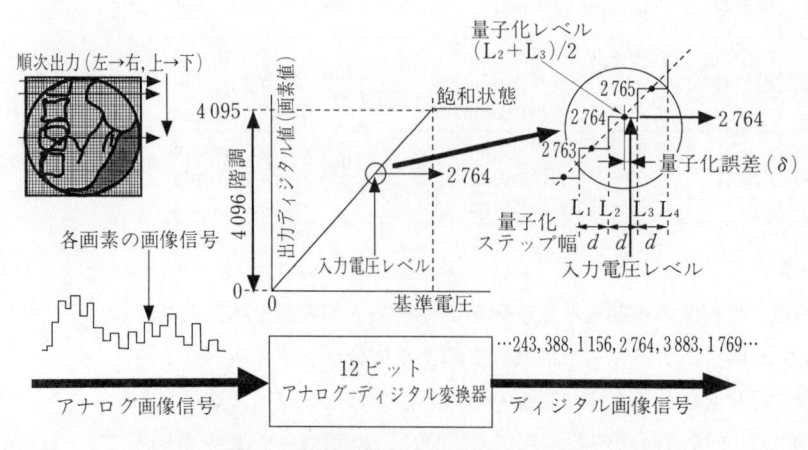

図 8.9 X 線画像信号の量子化プロセス

の画像信号にあたる電圧レベルが時系列的に変化するアナログ画像信号としてアナログ-ディジタル変換器（analog-to-digital converter：ADC）に入力し，画素に相当する時間周期でサンプリングされて画素ごとのディジタル値（画素値（pixel value）ともいう）に変換され，一連のディジタル画像信号として出力される。図では12ビットADCを使っているので，出力ディジタル値は0から4 095までの4 096（＝$2^{12}$）階調の値となる。通常のADCでは0Vが出力値0で一定の基準電圧で4 095になるまで電圧に比例した出力値となり，基準電圧を超えると出力値は4 095に飽和する。

入力電圧と出力ディジタル値の関係は詳細に見ると階段状で，その各段を量子化ステップと呼ぶ。図8.9の例ではしきい値レベル$L_2$，$L_3$（$L_2<L_3$）の間の電圧はすべて中間値$(L_2+L_3)/2$（これを量子化レベルと呼ぶ）で代表され，同じ画素値2 764を出力する量子化ステップに含まれる。入力電圧レベルと代表する量子化レベルとの間の差（図中の$\delta$；量子化誤差）は量子化で切り捨てられる。量子化誤差$\delta$は信号伝達過程で付加されるノイズ（noise）の一種であり量子化ノイズとも呼ばれる。量子化誤差（量子化ノイズ）$\delta$は量子化ステップの幅を$d$とすると$\pm d/2$の値をとるが，その自乗平均は誤差分布が一様と仮定すると$d/\sqrt{12}≒0.29d$になる[6]。

量子化ノイズは本来の画像信号自体やほかのノイズが大きくて画像信号が大きく変動する場合は目立たないが，それらが小さい場合は目に見えてくる。例えば，比較的線量が高く信号対雑音比（SN比）も高いDRの撮影像を8ビット程度のディジタル信号に量子化すると，体側や大きな臓器像の辺縁のように画素値がなだらかに変化するところに等高線状の階調段差が現れる。

〔2〕 **非線型量子化**

量子化には，図8.9に示したように通常のADCを使い，アナログ入力のしきい値レベルが等間隔で，量子化レベルに比例する（オフセットの除去を含む場合があるので一般には量子化レベルの1次関数の）出力を得る線形量子化のほかに，しきい値レベルが等間隔でなく，量子化レベルの2次関数や対数のような非線形な出力を得る非線形量子化とがある。DRでは特に量子化レベルの対数に比例する出力を得る対数量子化がよく用いられる。X線が単色にみなせ，かつ散乱線の影響が小さい場合，透過X線量は透過する被写体の吸収係数と厚さの積の指数関数に逆比例するので，透過X線量に比例するアナログ画像信号を対数量子化することによって，被写体の吸収係数と厚さの積に相当するディジタル画像信号が得られる。特にDSAの場合，造影剤の注入前後で対数量子化されたディジタル画像信号を収集し，それらの差をとることで，注入された造影剤の吸収係数と厚さの積に相当する画像信号を，理想的にはほかの被写体の影響なしに抽出することができる。

**図8.10**に対数量子化の二つの方法を示す。図(a)はトランジスタなどの非線形特性を利用したアナログ対数アンプをADCの前に置く方法で，図(b)はADCの

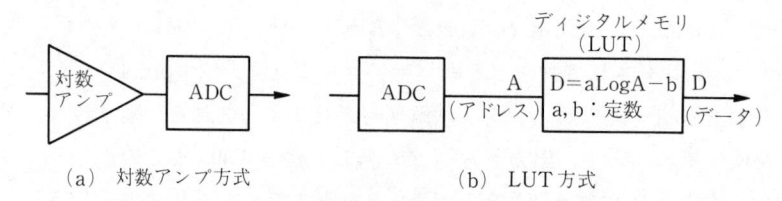

```
                        ディジタルメモリ
                          (LUT)
  対数                         ┌─────────────┐
  アンプ ── ADC →    ADC  A  │ D=aLogA−b │ D
                      (アドレス)│ a,b：定数  │(データ)
                              └─────────────┘
  (a) 対数アンプ方式        (b) LUT 方式
```

図 8.10 対数量子化の方法

後にルックアップテーブル（look-up table：LUT）を置く方法である。ここでLUT は，ディジタルメモリ上で入力値に対応するアドレスに出力値を書き込んだ表（table）を作っておき任意の関数変換を実現する機構である。

〔3〕 固定ノイズとその補正

表 8.4 に DR のノイズ分類を示す。DR のノイズにはランダムに変動して予測不可能なものと，ある程度固定的で予測可能な固定ノイズに分かれる。前者には X線量子ノイズや信号変換系内のショットノイズといったノイズの大きさが信号の平方根に比例するものや，電気回路系のノイズや量子化ノイズのようなノイズの大きさが信号によらないものがあるが，リセットノイズのような画素ごとの画像信号のなかである程度予測できるものを除いては，いずれも補正はできない。これに対して固定ノイズはその性質に応じて各種の補正が行われる（なお，リセットノイズの除去には相関二重サンプリング回路というアナログ回路が使われる）[7]。

表 8.4 DR のノイズ分類

|  | ランダムに変動する | 固定ノイズ |
|---|---|---|
| ノイズの大きさが信号による | X 線量子ノイズ<br>信号変換系内のショットノイズ | 検出器の感度むら<br>シェーディング |
| ノイズの大きさが信号によらない | 電気回路系のノイズ<br>量子化ノイズ | オフセット（検出器の暗電流等）<br>とそのばらつき |
| 傷欠陥 | — | クラスタ欠陥，行欠陥，列欠陥，点欠陥 |

（a） **ゲイン補正，シェーディング補正** 検出器の感度むらやシェーディングといったゲインの不均一性は位置や大きさが固定的なのであらかじめ求めたゲインキャリブレーションデータで原データを割る（または対数変換後差分をとる）ことで補正する。

（b） **オフセット補正** 検出器の暗電流等によるオフセットとそのばらつきもある程度固定的に考えられるので，オフセットキャリブレーションデータを求めておき原データから引くことで補正する。

（c） **傷欠陥補正** 傷欠陥は周囲と著しく異なる画素値を示す部分で，無信号の場合や，著しい感度むらや高いオフセットを示す場合がある。いずれも検出器の製造過程で生じ，DR のように画素数が多い場合はある程度避けられない。集団（クラスタ）状，行状，列状，点状と分類される。位置は固定しているので，周囲

の正常画素値から予測した値で埋めるといった補正が行われる。

### 8.2.5 高精細I.I.-DR装置の画像収集
〔1〕 全体構成

本項では，DRの画像収集部の例として，図8.11に示すような高精細I.I.-DR装置の画像収集部の構成と特性を詳しく述べる。高精細I.I.-DR装置の画像収集部は高精細X線I.I.，光学系および400万画素程度の高精細撮像カメラから構成されている。

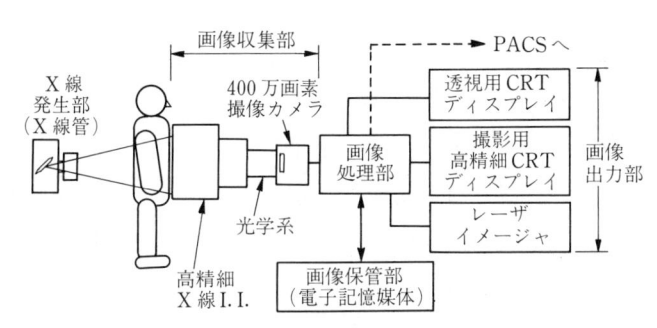

図8.11 高精細I.I.-DR装置の構成

〔2〕 高精細X線I.I.

高精細I.I.-DR装置には，①二次蛍光面の直径を6cm程度に拡大，②内部の電極数を8電極程度に多くしかつ電界強度を高めて電子軌道を最適化，③CsI柱状結晶の微細化などによって高精細化されたX線I.I.を用いる[8]。図8.12に高精細X線I.I.と従来のI.I.の解像力をMTFで比較する。2.0lp/cm付近より上の中〜高空間周波数領域では2倍近くMTFが増している。

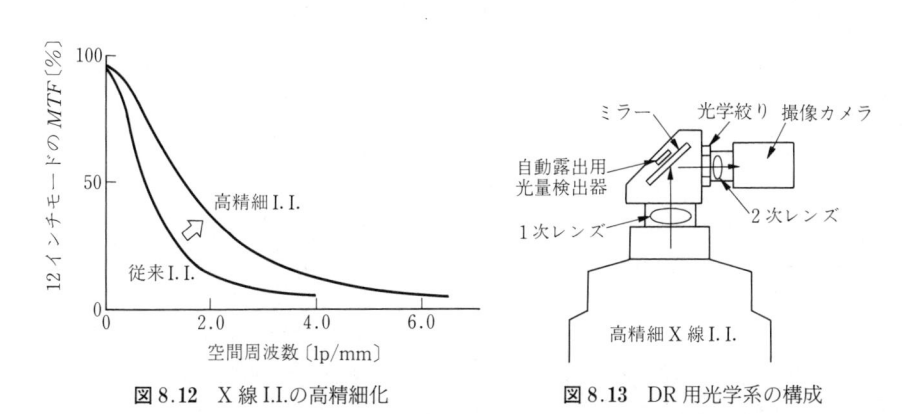

図8.12 X線I.I.の高精細化　　図8.13 DR用光学系の構成

〔3〕 光学系

図8.13に高精細X線I.I.と400万画素撮像カメラを結ぶ光学系の構成を示す。I.I.側に1次レンズ，撮像カメラ側に2次レンズがあり，中間に自動露出用光量検出器やミラー，光学絞りなどがある。ミラーは光学系全体を折り曲げ，撮像カメラ

を被写体と平行にしてコンパクトに納めるためである。光学絞りは外部信号で開口を制御して透視と撮影のI.I.出力光量の違いを調整し，いずれの場合にも撮像カメラのダイナミックレンジに適合させるためで，光量低下フィルタを併用する場合もある。

I.I.-DR の撮影像の画質は光学絞り開口に大きく依存する。開けすぎると撮像カメラの出力が飽和する線量が低くなりハレーションに弱くなり，逆に絞りすぎると関心領域の信号に含まれる撮像カメラのノイズがX線量子ノイズより大きくなって総合画質が低下する。

〔4〕 撮像カメラ

高精細I.I.-DR装置が作られた当初は，リアルタイムでフィルム法に匹敵する 2 000×2 000 画素以上の画像を撮像するために撮像管式の TV カメラを使っていたが[9]，大視野での解像力やラチチュードが撮像カメラで制限されていた。感光素子をマトリックス状に配置した固体撮像素子は走査ビームの広がりに応じたアパーチャ関数を持つ撮像管と比較して画素当りの解像力がよい。なかでも CCD (charge coupled device) センサはノイズ特性がよく，近年ビデオカメラやディジタルスチルカメラなどに広く使われるようになり，2 000×2 000 以上の画像マト

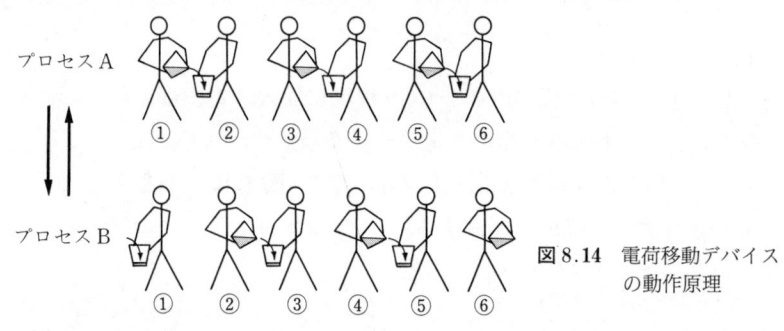

図8.14 電荷移動デバイスの動作原理

| FFT（フルフレーム転送）型 | FT（フレーム転送）型 | IT（インターライン転送）型 |
|---|---|---|
| 1) 比較的構造が単純で画素数大きい。（最大4 000×4 000程度）<br>2) 連続露光不可。 | 1) 感光部と同じ大きさの蓄積部必要。画素数中位（最大2 000×1 000程度）<br>2) 連続露光可能だが，ハイライトで垂直スミア発生の場合がある。 | 1) 画素構造が比較的複雑で画素数も（1 000×1 000）程度と少なかったが，最近大形（2 000×2 000）のものも出てきた。<br>2) 連続露光可能。 |

図8.15 I.I.-DR用各種CCDセンサの構造と特徴

リックスのものも出てきたので，高精細 I.I.-DR に適用するようになった[10]。

CCD は代表的な電荷転送デバイスである。電荷転送は半導体の表面に 2 次元や 1 次元に電極を配列し，印加する電圧を操作して電気的ポテンシャルの井戸（各画素に相当）を作り，その中に光電変換などで電荷を貯め，各井戸に蓄えられた電荷を電極に加える電圧を一斉に変化させることで，図 8.14 に示すバケツリレーのようにバケツ（ポテンシャル井戸）の中の水（電荷）を順次隣の人（画素）に移していく機構である。

図 8.15 に I.I.-DR 装置に使用されている各種の CCD センサの構造と特徴を示す。

（a） **FFT（フルフレーム転送）型** 全面が感光素子で各感光素子が垂直 CCD の列を構成する。露光で発生した信号電荷は電荷移動機構で垂直 CCD を伝わり一段ずつ下方に送られて水平 CCD に至り，水平 CCD の電荷移動機構で一画素ずつ出力される。構造が単純で画素数が大きいので撮影に向いているが，全画像が出力されるまでつぎの露光ができないので連続透視はできない。

（b） **FT（フレーム転送）型** 感光画素マトリックスの下方に同じ大きさの遮光した蓄積部を配したもので，露光後，信号電荷は比較的短時間に蓄積部に転送されるので，転送時の露光の影響は少ないが，それでも連続透視時に直接 X 線像のような強い光が入ると垂直スミアという上下方向に白い線が出る現象が生じる場合がある。画素数も最大 $2\,000 \times 1\,000$ 程度で高精細撮影には足らない。

（c） **IT（インターライン転送）型** 感光素子のホトダイオードと垂直 CCD が別になっており，各画素の信号電荷は露光後きわめて短い時間ですぐ横の遮光された垂直 CCD へ転送されるので，連続露光でも問題はない。画素構造が比較的複雑なため従来画素数は $1\,000 \times 1\,000$ 程度と少なかったが，最近 $2\,000 \times 2\,000$ 画素の大形のものも出てきて，つぎに述べる複数出力チャンネルとセンサ内画素加算（ビンニング）の技術を用いて高精細撮影と透視の双方が可能になった。

なお，このほかに FT 型と IT 型の構造をあわせ持つ FIT 型があり，低スミア

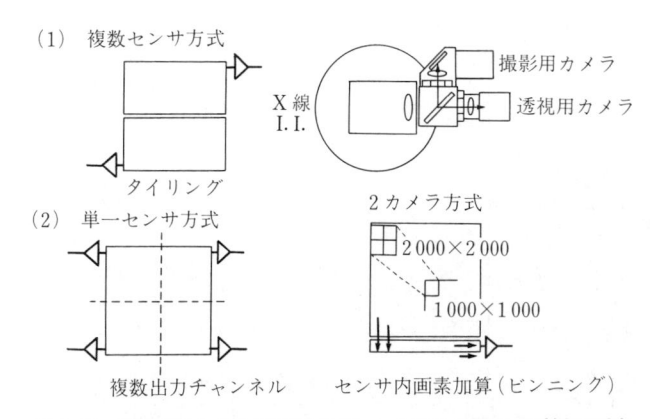

図 8.16 高精細 I.I.-DR 装置用 CCD カメラでの撮影と透視の両立

性から放送局用カメラなどに用いられているが，まだ高精細 I.I.-DR に適した画素数のものはない。

400万（2 000 × 2 000）画素 CCD センサで通常の 30 フレーム/秒の透視を行うには 240 MB/秒程度のデータ処理速度が必要でそのままでは技術的に困難である。透視時の画素数は撮影より少ない 100 万（1 000 × 1 000）画素程度でよいので図 8.16 に示すような解決策が考えられる。

**（d） 複数センサ方式**　画像を分割して複数のセンサで撮像し画像処理で結合するタイリング（tiling）と，撮影と透視で別々のカメラを使う2カメラ方式がある。前者はセンサ間の機械的な接合や特性の違いを補償する技術が必要である。後者は撮影用に FFT 型，透視用に IT 型といったそれぞれに適したカメラが使えるが，透視撮影台への組み込みに際して，例えば二つのカメラを体軸に平行になるように配置するといった，全体をコンパクトに納める工夫が必要となる。

**（e） 単一センサ方式**　1枚のセンサに複数の出力チャンネルを付けて高速化したり，水平 CCD の上で上下の画素の信号電荷を加算し，水平 CCD の出力の手前で左右の画素の信号電荷を加算して画素数を少なくして高速化するビンニング（binning）という技術がある。どちらも特別なセンサ構造を必要とする。また，前者には出力チャンネルの特性を補償する技術が必要である。

**〔5〕 画質特性**[11]

図 8.17 に高精細 I.I.-DR の SN 比特性の一例を示す。SN 比は信号（signal）の大きさのその信号に含まれるノイズ（noise）の大きさ（自乗平均の平方根）に対する比で，大きいほどざらつきの少ない高品位の画像であることを示す。通常，SN 比の値の常用対数を 20 倍したデシベル（dB）単位で表される。図は X 線条件をアクリル板被写体厚 20 cm に対する標準撮影条件に固定し，種々の厚さの均一なアクリル板を撮影した画像の SN 比プロットしたもので，縦軸は dB 単位の SN 比で，下の横軸には X 線 I.I. に入射する X 線の相対線量が対数スケールで，上の横軸にはアクリル板の厚さが表されている。実線が撮像カメラに 400 万画素の

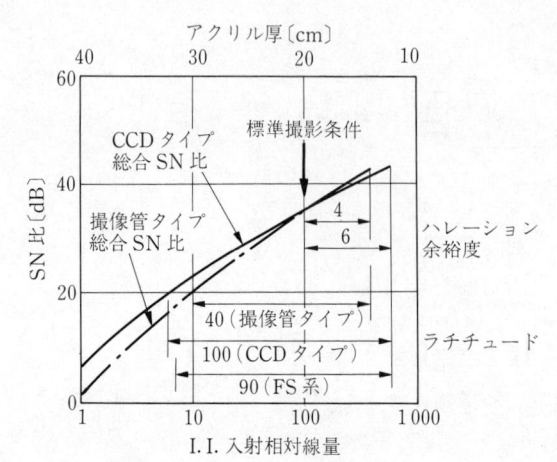

**図 8.17**　高精細 I.I.-DR の SN 比特性の例

CCD カメラを使ったシステム，一点鎖線はそれ以前の撮像管カメラを使ったシステムの結果である．標準撮影条件より上の中～高線量領域の SN 比は X 線量子ノイズで決まるので両者に差はないが，CCD タイプのほうがハレーションに対して 1.5 倍余裕度が増している．造影剤や骨などの像に相当する低線量領域の SN 比はおもに撮像カメラの電気回路系のノイズで決まっており，CCD タイプのほうが 3～4 dB 高くなっている．フィルム法のラチチュード（latitude，利用可能な濃度領域の上下限を与える線量の比）と比較するため高精細 I.I.-DR のラチチュードを，最大出力を与える線量と SN 比 20 dB（10% の線量ゆらぎ，フィルム上では 0.1 程度の濃度ゆらぎに相当する）を与える線量の比と経験的に定義すると，CCD タイプのほうが 2.5 倍ラチチュードが拡大し，フィルム法と同等以上となっている．

**図** 8.18 に高精細 I.I.-DR の撮影画像の $MTF$ の一例を示す（水平方向，I.I. 視野 9 インチ）．グラフの縦軸は % で表した変調度，横軸は I.I. 入力面での空間周波数である．下の 2 本の実線が DR の総合 $MTF$ で，上が撮像カメラに 400 万画素の CCD カメラを使ったシステム，下がそれ以前の撮像管カメラを使ったシステムの結果である．それらは図中に一点鎖線で示した I.I. と光学系の $MTF$ および破線で示した撮像カメラ単体の $MTF$（図中には CCD カメラと撮像管カメラの 2 本の結果が示されている）の三つの $MTF$ の積となる．CCD タイプと撮像管タイプを比較するとカメラ単体の $MTF$ が大幅に向上（細い矢印）したことによって総合 $MTF$ も大幅に上がっている（太い矢印）．特に 2 lp/mm 以上の中～高空間周波数の領域では変調度が 2 倍以上になった．

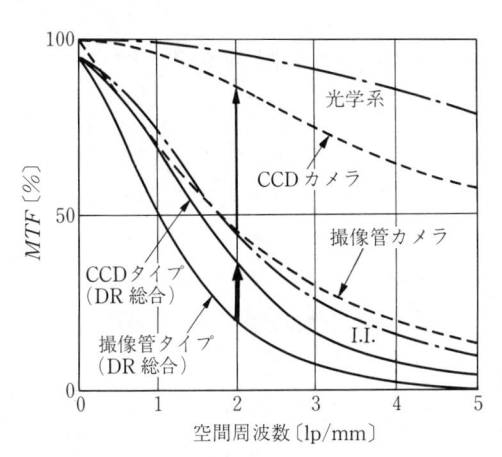

**図** 8.18 高精細 I.I.-DR の $MTF$ の例

## 8.3 画像処理

従来のフィルム法と比較した DR の大きな利点の一つは多種の画像処理が容易にできることである．**表** 8.5 に DR で用いられる画像処理の代表例を分類して示す．

**表 8.5** DR で用いられる各種画像処理

| 分類 | | | 例 |
|---|---|---|---|
| 画像内演算 | 画面の向き，大きさの操作 | 並べ替え | 左右・上下反転，横転(90°，270°)<br>再サンプリング，部分画像切り出し |
| | | 補間 | 任意角度回転<br>任意倍率拡大・縮小 |
| | コントラストの操作 | 階調変換 | 白黒反転<br>自動階調変換<br>ウィンドウ処理 |
| | | 平滑化 | 移動平均<br>メディアンフィルタ |
| | | 鮮鋭化 | 非鮮鋭マスク<br>ラプラシアンフィルタ |
| | | 局所的な階調変換・補正 | ダイナミックレンジ圧縮<br>拡散光・散乱線補正 |
| 画像間演算 | 画像間差分 | 撮影時刻の違う画像間 | DSA |
| | | X 線線質の違う画像間 | エネルギーサブトラクション |
| | 画像の重ね合わせ | 撮影角度の違う画像間 | ディジタル断層<br>コーンビーム CT |

　これらのなかのいくつかはフィルム法でも行われてきたが，特殊な器具，現像条件の調整，長い処理時間などが必要だった。DR では多彩な画像処理が，容易に，再現性よく，短時間で可能であり，日常的に広く用いられている。

### 8.3.1　画面の向き，大きさの操作

〔1〕　並 べ 替 え

　画面の左右・上下反転や横転 (90°，270°)，再サンプリングや部分画像切り出しは画素の並べ替えだけでできる簡単な処理だが，画像を診断用に表示するうえでそれぞれ重要な意味を持っている。例えば，多目的 C アーム装置などに取り付けられた DR では図 8.19 に示すように A-P と P-A の二種類の撮影方向が可能だが，診断画像は被写体を正面から見たように表示する取決めになっているので，左右反転処理が不可欠となる。上下反転や横転も，診断画像を表示するうえでの取決めに従うために必要な処理である。反転や横転は，多くの場合，画像収集部の中か画像処理部の入り口のハードウェアで高速に実行するようになっている。

　一方，再サンプリングや部分画像切り出しは画像収集の画像マトリックス数に比較して画像表示の画像マトリックス数が小さいとき必要になる。表 8.3 に示したように，多くの DR の画像収集部は 2 000 × 2 000 以上の画像マトリックス数を持つが，画像表示に使われる高精細ディスプレイは 1 000 × 1 500 程度の画像マトリックス数を持つものが一般的なので，収集された原画像の全体を表示する場合は，原画像を縦横一つおきにとるような再サンプリングで縮小する。また，こうしたディスプレイに原画像と同じ精細度で表示するには，縮小された全体画像の上でマウス

図 8.19 DR 画像の左右反転

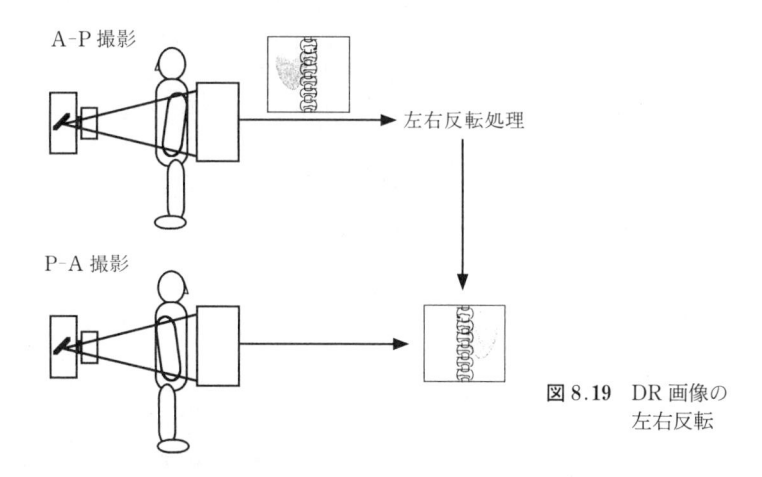

などを使って関心領域を指定し，その部分画像を原画像から切り出す。これらも診断の流れに合わせた高速な処理が必要なので，画像処理部の出口か画像出力部の中のハードウェアで行うことが多い。

〔2〕 補　　間

原画像を任意の角度に回転したり，任意の倍率で拡大，縮小したりするには補間演算が必要である。画像マトリックスを構成する各画素の中心点を格子点と呼ぶが，これらの処理では，処理後の表示画像の格子点は，原画像の格子点と異なるため，処理後の各画素の画素値は，その画素の格子点をとりまく原画像格子点の画素値から補間演算で予測する。高速な処理が必要なときなどでは最も近い原画像格子点の画素値をそのまま使う場合もあるが，通常は隣接する四つの原画像格子点画素値の一次式で予測したり，さらにその外側まで含めた $4\times4=16$ の原画像格子点画素値の多項式で予測したりする。

### 8.3.2　コントラストの操作

〔1〕 階 調 変 換

原画像の画素値を一定の関数関係を使って別の画素値に変換することで，診断しやすいコントラストの付いた画像を得る処理が階調変換（gray-scale transformation）である。図 8.10（b）の対数量子化と同様に所定の関数関係を LUT に書き込んでおくことで高速に処理できる。**図 8.20** に DR で使われる各種の階調変換を組み合わせた例を示す。図中のブロック図の上には階調変換に伴って変化する画素値のヒストグラムを，下には LUT に書き込まれた入出力の関数関係を示す。

① 白黒反転は DR 画像を従来のフィルム法と同じように低線量部が白く，高線量部が黒くなるようにするために行われる。一般に画像収集部では高線量ほど高い画素値となる出力が得られ，画像出力部では高い画素値ほど高輝度の（白い）表示となるので，フィルム法に合わせるには一連の階調変換系のどこかで白黒反転が必要である。装置によっては対数変換と同時に行ってしまう場合もある。

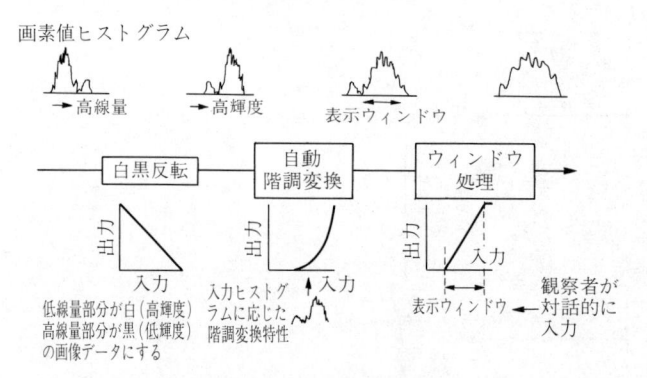

図 8.20　DR の各種階調変換

② 自動階調変換は原画像の特性に応じて適切なコントラストを持つ変換画像が得られるような関数関係を自動的に作成，または選択して，撮影条件に多少の過不足があってもつねに安定した画質が得られるようにする DR に特徴的な処理である．種々の方法があり，入力画像の画素値ヒストグラムの範囲に，見やすい出力階調になる変換曲線をあてはめるような方法が多いが，入力ヒストグラムから直接変換曲線を作成するヒストグラム等化（histogram equalization）処理と呼ぶ方法もある．これは入力ヒストグラムを低画素値側から積分した関数を変換関数とすることで入力ヒストグラムが高く画素が集中している濃度領域のコントラスト（＝変換関数の傾き）を高める方法で，処理後のヒストグラムが一様となるのでこう呼ばれる．原理的には原画像の情報を最も引き出す方法だが，診断に向かない奇異な階調が得られる場合もありそのままで適用することは難しい．

③ ウィンドウ処理（windowing）は DR 画像をディスプレイで観察するときに使われる．最初は画像全体が見えるように画素値範囲の全体を表示しているが，観察者が一部の濃度範囲を特によく見たい場合，例えば胸部画像で縦隔と重なった気管の走行を観察したいといった場合，対象が含まれる狭い画素値範囲の表示ウィンドウだけを強調して表示する処理である．表示ウィンドウはロータリーエンコーダ，トラックボール，マウスなどを使って対話的に指定するようになっている．

〔2〕 平 滑 化

8.2.2項〔3〕で述べた通常の補正処理では除去できないランダムに変動するノイズが多く，細かいパターンのコントラストが若干低下してもノイズの削減を図りたい場合平滑化処理が行われる．最も簡単な平滑化処理は式(8.1)に示すように原画素値 $O(i,j)$ をその周囲 $\{(k,l)|k=i-m \sim i+m, l=j-m \sim j+m\}$ 内の画素値の平均値で置き換える移動平均処理である．ここで平均をとる範囲は場合に応じて菱形や十字形の場合もあり，また，式(8.1)のような単純平均ではなく重み付け平均にする場合もある．

$$P(i,j)=\left[\sum_{k=i-m}^{i+m}\sum_{l=j-m}^{j+m}O(k,l)\right]/(2m+1)^2 \tag{8.1}$$

移動平均処理と同様の方法だが，置き換える値を周辺画素の平均値ではなく中央値（メディアン；median）にする方法がメディアンフィルタ（median filter）である。式(8.1)で $m=3$ に相当する場合，メディアンフィルタでは $(i,j)$ の周囲 $7\times 7$ 領域内の $O(k,l)$ を値の小さい順に並べ，その中央である 25 番目の画素値を新しい画素値 $P(i,j)$ とする。メディアンフィルタは判断を含む処理なので移動平均法より処理時間がかかるが，画素値が大きく変化する境界の情報がよく保存される。

〔3〕 鮮 鋭 化

平滑化と逆に，若干ノイズが増えても細かいパターンのコントラストを強調しようという場合には鮮鋭化処理が行われる。鮮鋭化処理は画像の高空間周波数成分を強調する処理であり，周波数空間上での処理を含め多くの方法があるが，ここでは，DR でよく用いられる非鮮鋭マスク（アンシャープドマスク；unsharped mask）処理とラプラシアンフィルタ（Laplacian filter）を紹介する。

**図 8.21** に非鮮鋭マスク処理のブロック図およびその各段階における周波数応答を示す。また，図には処理の各段階での信号プロファイルも参考に示した。非鮮鋭マスク処理はつぎの 3 段階で構成される。① 平滑化処理：原画像に移動平均処理のような平滑化処理を行い，高空間周波数成分を落としたぼけ画像を作成する。② 高域フィルタ処理：原画像から①で作ったぼけ画像を引くと①で落とされた高空間周波数成分のみによる画像となる。これは原画像に対する高域フィルタ処理に相当する。③ 高域強調処理：②で作った高空間周波数成分のみによる画像に強調係数を乗じ再び原画像に加えることで高空間周波数成分が強調された鮮鋭化画像が得られる。

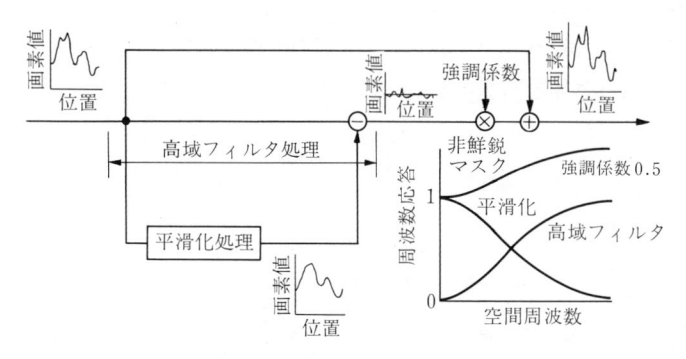

図 8.21 非鮮鋭マスク処理

ラプラシアンフィルタはラプラシアンと呼ばれる 2 次微分演算子を使って濃度の境界を際だたせる方法である。例えば，黒（低画素値）から白（高画素値）へ徐々に変化するぼやけた境界があったとする。この濃度変化の 2 次微分をとると境界の黒側は画素値変化の傾きが増す領域なので正の値をとり，白側では傾きが減少する領域なので負の値をとる。この 2 次微分を原画像から引くと，境界の黒側はより黒く，白側はより白くなるので，より鮮明な境界像が得られる。

### 〔4〕 局所的な階調変換・補正

画像のなかで低濃度の領域や，直接線や散乱体に近い領域の階調を局所的に変換，補正する処理としてダイナミックレンジ圧縮と拡散光・散乱線補正がある。ダイナミックレンジ圧縮は，対象画素近傍の画素値の平均値に応じた補正信号を対象画素値に加えることにより，低濃度領域を高濃度部に持ち上げ画像全体のヒストグラムを狭める（＝ダイナミックレンジを圧縮する）処理である[12]。拡散光・散乱線補正は計測された原画像に含まれた検出器内部の光拡散や被写体のX線散乱による画像を原画像から近似的に予測して求め，それらを原画像から差し引く処理であり，特にDR画像を定量的な解析や，コーンビームCTなどに利用する際に有効である[13),14]。

### 8.3.3 画像間演算

#### 〔1〕 画像間差分

DR画像間の差分（サブトラクション；subtraction）には撮影時刻の違う画像間のテンポラルサブトラクション（temporal subtraction）とX線線質の違う画像間のエネルギーサブトラクション（energy subtraction）の2種類がある。前者は特に血管造影に適用されるので，ディジタルサブトラクションアンジオグラフィ（digital subtraction angiography：DSA）と呼ばれる。図8.22にDSAの原理を示す。造影後の画像（ライブ像；live image）から造影前の画像（マスク像；mask image）を差し引くことで造影血管像を抽出する。このとき，8.2.2項〔2〕で述べたように対数変換した画像データを用いることで注入された造影剤だけの画像を原画像に重畳した他の被写体の影響なしに得ることができる。

エネルギーサブトラクションはX線吸収係数のエネルギー依存性が物質によって異なることを利用し，同一の被写体を複数の線質で撮影し，それらに適当な重み

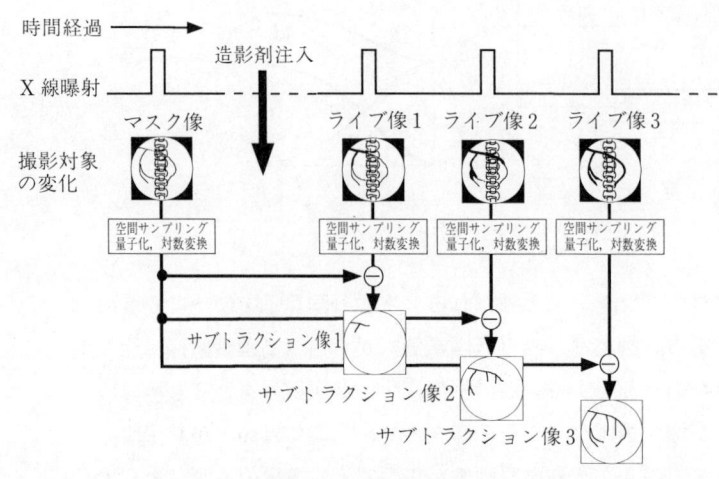

図8.22 DSAの原理

を付けて差分をとることにより，吸収係数が大きく変化した成分とそうでない成分を分離して画像化する方法である．骨と軟部組織の分離，造影剤とそれ以外の分離などが行われている．ヨード系造影剤の場合は，ヨウ素のK吸収端（33.16 keV）前後の大きな吸収係数変化を利用する方法もある．また，通常は管電圧や付加フィルタを変えて2回曝射するが，イメージングプレートを2枚重ねその間に金属フィルタを入れて1回の曝射で2種類のエネルギー成分の画像を得る方法もある[15]．

〔2〕 画像の重ね合わせ

同一被写体の射入角度の異なるX線像を重ね合わせる断層撮影はフィルム法で行われてきたが，DRの場合は各射入角度の画像を別々に保存しておいて後で画像処理で重ね合わせるので，角度を変えた一組の画像群から複数の断面の断層像を構成することができる[16]．図8.23にディジタル断層撮影の原理を示す．射入角度を変えた①～③の画像を単純に加算すると，フィルム法と同様に黒丸で示した裁断面が同じ位置で重ね合わされ白丸で示したようなほかの断面の像はぼやかされるが，①～③を矢印で示した方向にずらして加算するとほかの断面の像が重ね合わされるようになる．ディジタル断層撮影は従来 I.I.-DR で行われ I.I. の画像ひずみが問題であったが，フラットセンサのようなひずみのない検出器を使えば，より容易に高画質のディジタル断層が可能となる．

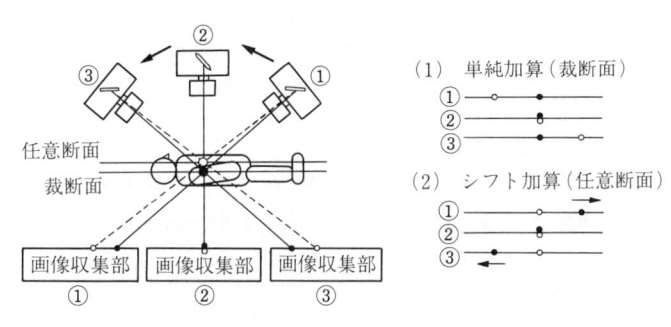

図8.23 ディジタル断層撮影の原理

さらに，射入角度を少しずつ変化させて1回転させた一連のDR画像からCTと同様の処理によって3次元の断層画像を得ることができる[17]．円錐状のX線束を使うのでコーンビームCTと呼ばれる．Cアームや専用のガントリーを使って被写体の回りにX線管と検出器を回転させる方式とX線管と検出器は固定したまま被写体を回転させる方式とがある．従来のCT画像から作った3次元画像と比較して特に体軸方向の分解能や連続性が優れている．

## 8.4 画像の出力，保管，ネットワーク上での利用

### 8.4.1 画像の出力

収集され，画像処理されたDR画像は透過型のフィルムにハードコピーとして出

力されるか，またはディスプレイに表示されて診断に使われる。**表**8.6にDR画像の出力に使われる装置をあげる。フィルム出力には通常レーザイメージャが使われる。従来は銀塩フィルムを使い自動現像機が付属した湿式のレーザイメージャが用いられてきたが，最近では現像設備の要らない乾式レーザイメージャも用いられるようになってきた。ディスプレイはCRT（cathode ray tube）が一般的である。高精細で微妙な濃淡を持つDR画像を表示するために，走査線1 000本以上の白黒型で，ちらつきが少ない順次走査型（ノンインターレース）のものが広く使われている。最近では走査線2 000本以上のものも使われるようになってきた。最近開発が進んでいる高精細の液晶ディスプレイやプラズマディスプレイは輝度やコントラスト，視角依存性といった点でいまだCRTに及ばずDR画像への適用はこれからであるが，いずれも平面タイプなので，今後，省スペースが望まれる臨床現場への適用などが期待される。

表8.6　DR画像の出力装置

| 分類 | 例 |
|---|---|
| フィルム出力 | 湿式レーザイメージャ<br>乾式レーザイメージャ |
| ディスプレイ | CRTディスプレイ<br>液晶ディスプレイ<br>プラズマディスプレイ |

　フィルム＋ライトボックスとディスプレイ表示とを比較すると，**表**8.7に示すように輝度やダイナミックレンジといった基本的な画質性能ではフィルム＋ライトボックスが優位に立っているが，ディスプレイには，画像収集の後ですぐ画像を見ることができる即時性，観察者が対話的に画像処理を行うことで見やすい画像を作ることができるといった利点がある。さらに次節で述べる画像データの電子保管と合わせてフィルムレス化を図ることで省スペースや省力化などの効果が生じる。

表8.7　フィルム＋ライトボックスとディスプレイ表示の比較

| 項目 | フィルム＋ライトボックス | ディスプレイ |
|---|---|---|
| 輝度 | 3 000～7 000 cd/m² | 300～700 cd/m² |
| ダイナミックレンジ† | 400～1 000程度 | 40～100程度 |
| 即時性 | 処理時間が必要 | 瞬時 |
| 画像処理 | 出力前 | 対話的にできる |

　†　150 lxの環境照明下での画面反射光約7 cd/m²[18]と最高輝度の比とした。

### 8.4.2　画像の電子保管

　ディジタルラジオグラフィがフィルム法を完全に置き換えるにはフィルム自体の持つ画像情報の保管機能をシステム的に実現する必要がある。DR画像は表8.3に示したように数千×数千のマトリックス数なので画素数は数百万から数千万にな

り，それぞれ10ビット以上の階調数を持っているので，8.4.4項で述べるような画像データ圧縮を行っても1フレーム当り数MBの容量となる。さらに，造影検査などでは1検査当り数十枚の画像が撮影されるので，大きな施設では毎週GB単位で画像データが発生する。この大量のデータを効率よく保管し，必要に応じてすばやく使用できるようにするために，DRでは記録媒体の読み書きのスピード，コスト，可搬性などを考慮して階層的に保管する方法をとっている。表8.8にDR画像データの階層的保管の例を示す。画像収集，処理，表示中は高速の読み書きが可能な半導体メモリを使い，数日から数週間の短期的な保管にはDR装置に固定された大容量の磁気ディスクを使う。より長期的な数年にわたる保管には可搬型の光ディスク（DVD-RAM）や光磁気ディスク（MOD）といった記憶媒体を使う。

表8.8 DR画像データの階層的電子保管の例

| 記憶媒体 | 半導体メモリ | 磁気ディスク | 光ディスク(DVD-RAM) 光磁気ディスク(MOD) |
|---|---|---|---|
| 容量 | 数十～数百MB | 数十GB | 数GB |
| スピード | (高速) | ← | (低速) |
| コスト | (高価) | ← | (安価) |
| 可搬性 | 固定 | 固定 | 可搬 |
| 用途 | 画像収集，処理，表示中 | 短期的な保管（数日～数週間） | 長期的な保管（数年） |

### 8.4.3 DR装置のネットワーク

DRはCTやMRIのような原理的に新しい画像診断装置ではない。即時性や画像処理といった利点はあるが撮像原理は従来のフィルム法と同じである。また，DR装置が1台あるだけではいろいろなところで画像を見たり画像を保管するのにフィルムへの出力が必要である。しかし，DRをネットワークに接続し，ネットワーク上で画像データの電子的な保管や画像ワークステーションのディスプレイを使った診断を行う一種のPACS（picture archiving and communication system）を構成して，フィルムを使わないシステムを構成すると，フィルムの出力や持ち運びの手間が不要，フィルム紛失がなくなる，フィルム保管庫不要，ランニングコストの低減といった利点が出てくる。

図8.24は，そのようなDRを用いたフィルムレスシステムの構成例である。消化管透視撮影用の2台の高精細I.I.-DRと胸部撮影用の1台のフラットセンサDRで撮影された画像は検査が終わるとネットワーク経由で自動的に光磁気ディスクライブラリと画像ワークステーションに送られる。DVDライブラリは数百枚のDVD-RAMと搬送機構で構成された大容量（数TB）の記憶装置で，付属のデータベースによってネットワーク上で患者名や症例分類などで検索ができる。画像ワークステーションは読影室と診察室に設置され診断や患者への説明に使用される。また，このシステムはゲートウェイを介して病院全体の病院情報システムや

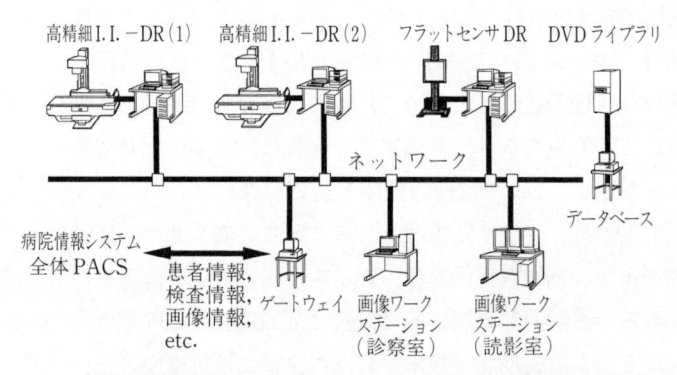

図 8.24 DR を用いたフィルムレスシステムの構成例

PACS につながり，患者情報，検査情報，画像情報等のやりとりを行っている。

### 8.4.4 画像データ圧縮

DR 画像はデータ量が多いのでデータの保管やネットワークを介した転送を行う前に画像データ圧縮でデータ量を減らし，読み出して再利用する際や転送した先で伸長して通常の画像データに戻す技術が有効に使われている。また，DR 画像自体の性質として，いろいろな臓器が重なって投影された自然画像なので，個々の臓器の断面を表示する CT や MRI と比較して冗長度が高く，さらに直接線や X 線絞りのような像を含む場合もあるので圧縮しやすい。

表 8.9 に DR でよく使われている画像データ圧縮を示す。画像データ圧縮にはいったん圧縮した後で完全に元どおりの画像データに戻すことができる可逆圧縮と，完全に戻すことは保証されない非可逆圧縮の二種類がある。可逆圧縮にはハフマン符号に代表されるデータの確率分布に適合した符号（例えば高い出現確率の数値は少ないビット数で，少ない出現確率の数値は多いビット数で表すような符号）を使う方法や，画像の時間的・空間的な相関性を利用して，近傍画素の画素値や前のフレームの画素値から画素値を予測し，予測値からの誤差を少ないビット数で表す方法がある。これらの可逆圧縮法は相互に組み合わせて，また各種の非可逆圧縮技術

表 8.9 画像データ圧縮の種類

| | 分類 | 例 |
|---|---|---|
| 可逆圧縮 | データの確率分布に合わせた符号 | ハフマン符号化 |
| | 画像の空間的・時間的な相関性を利用 | フレーム内予測符号化<br>（前値予測，平面予測，DPCM など）<br>フレーム間予測符号化 |
| 非可逆圧縮 | 変換符号化法 | KL(Karhunen Loeve)変換法<br>フーリエ変換法<br>離散コサイン変換(DPC)法<br>ウェーブレット変換法 |
| | 画像の局所的なパターンを分類 | ベクトル量子化 |
| | 部分ごとの精細度を変える | 非等長ブロック符号化法 |

と組み合わせて使用されることが多い。

　非可逆圧縮で最も一般的に使われているのは変換符号化法である。これは画像を多くの種類の縦縞や横縞の重ね合わせに変換すると，細い縞の振幅は小さい，太い縞の振幅は大きい傾向があることを利用して，細い縞には少ないデータ量を，太い縞には大きなデータ量を与える方法である。いくつかの方法があり離散コサイン変換（discrete cosine transform；DPC）法が最も一般的であるが，最近では基になる縞の性質に場所ごとの違いも含めたウェーブレット変換法が高い圧縮比（圧縮前のデータ量と後のデータ量の比）を得る方法として注目されている。また，この変換符号化のほかに画像の局所的なパターンを分類するベクトル量子化や，画像の部分ごとに精細度を変える非等長ブロック符号化法といった圧縮手法もある。

　可逆圧縮の圧縮比はたかだか3：1程度であり，それを超えた圧縮比を得るには非可逆圧縮を用いることになる。非可逆圧縮では完全に画像を復元することができず画質が劣化する場合がある。一般に圧縮比が高いほど激しい劣化が起こる可能性がある。DR画像が臨床的にどの程度の圧縮比まで許されるかは，圧縮手法，対象部位，見いだすべき疾患の種類，原画像の画質（精細度やコントラストなど）に依存するが，10：1～20：1の圧縮比では問題ない場合が多いので[19),20)]，通常，撮影直後の一次診断には非圧縮もしくは可逆圧縮の画像を用い，長期保管するデータにはその程度の非可逆圧縮を行う。

　近年ではパソコンが広範に普及しインターネットを介した画像データのやりとりなどが頻繁に行われるようになってきた。JPEGはパソコンでよく使われる標準的な静止画像の画像データ圧縮法で，フレーム内予測符号化の一種であるDPCM（differential pulse code modulation）法を使った可逆型とDPC法を使った非可逆型がある。今後のDR画像の画像データ圧縮には，病院内に設置された多種の画像ワークステーションとのデータ互換性を考えると，こうした標準的な方法が用いられるようになるだろう。

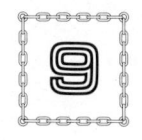

# 9 X線コンピュータ断層撮影装置

## 9.1 X線CT装置の歴史と原理

### 9.1.1 X線CT装置の歴史

〔1〕 CTの出現まで

1895年にレントゲン博士によりX線が発見されて以来，特に医学分野においてX線撮影法は必要不可欠な診断手法として広く利用され，種々の改良が加えられてきた。しかし従来の手法は，人体という3次元物体にX線を照射し，透過してきたX線をフィルムなどの2次元の感光板で検出する方法であるため，多くの情報がこの間で失われるだけでなくX線の吸収差の小さい組織の判別が難しく，さらに散乱線による影響も大きいという欠点は本質的に避けられないものであった。

一方，数学の世界では1917年にオーストラリアの数学者ラドン（J. Radon）により「異なった角度方向からの多くの投影データを用いてより鮮明な断層像を再構成できる」ことが証明された。しかし，計算量が膨大であるため，この理論が実用に供されるまでには50年以上の年月を要した。この理論が現在のコンピュータ断層撮影（computed tomography；CT）の基礎となっている。

また，故高橋信次教授は断層撮影に関する研究を1945年頃から独自に行い，その実験結果を1957年にまとめて発表している。このなかにはコリメートしたX線ビームを，目的とする身体断面に多方向から照射し，収集した投影データを基にして断層像を再構成するという考えがみられる。しかし真に実用的な画像再構成に基づく断層撮影装置は，コンピュータ技術の向上とともに生まれたEMIスキャナを待たねばならなかった。

〔2〕 EMIスキャナの開発

現在，X線CT装置と総称されているものの最初の装置がEMIスキャナである。1972年に初めて公表され，X線CTならびにディジタル医用画像技術の幕開けになった。

1967年頃より，イギリスEMI社中央研究所のハンスフィールド（G. Hounsfield）は，「放射線（初期にはγ線，のちにX線）を用い物体の多方向からの投影データを収集し，このデータを基に再構成する」研究に従事していた。幾多の変遷を経て，Atkinson Morley病院のアンブローズ（J. Ambrose）医師らとと

もに種々の基礎実験を行ったのちに，最も臨床的価値の高いと考えられた頭部用CTスキャナのプロトタイプをイギリス保健福祉省と共同で開発し，1971年10月にAtkinson Morley病院にて臨床試験を開始した。

　このプロトタイプの成果は1972年4月にイギリス放射線医学会（British Institute of Radiology）年次総会，さらに1973年11月に開催された北米放射線学会（Radiological Society of North America；RSNA）において発表され，以後はますますその評価が高まり，その頭部断層撮影像が持つ診断価値に対して，放射線医学における革新的な発明であると賞賛された。また，この頭部用EMIスキャナと臨床テストの結果は，British Journal of Radiology（1973年12月号）に初めて報告されている。EMI社はその後，最初の商品モデルを5台製造し，1973年夏にMayo Clinic（アメリカ），マンチェスター大学病院（イギリス）などに据え付けられた。

〔3〕　X線CT装置の進歩

　1972年のEMIスキャナの発表に引き続き，数年を経ずして多くのメーカや研究グループの手によって，このCTスキャナの性能は大幅に向上していった。新たなCTがつぎつぎと開発され，CTは猛烈なスピードで普及していった。このCT誕生のインパクトは大きく，やがてPETやSPECT，MRIといったほかの画像再構成技術の開発ラッシュを引き起こしていったのである。

　そして，CTそのものの技術も進化し続けていった。コンピュータ技術やディジタル画像処理技術の進歩，X線検出技術の発達などに後押しされて，例えば，CTスキャナのスピードも大きく短縮された。初期には1スキャンに4〜5分かかっていたのが，現在では0.5秒にまで縮まった。これにより患者に与える負担が少なくなるだけでなく，人体や臓器の動きによる画像の劣化もきわめて小さいものとなってきている。

　1985年にはまた，スリップリング技術をベースとした新たな技術が導入されて，ヘリカルCTが誕生した。従来のCTでは1スキャンごとに1断面の画像を得る方式がとられていたが，ヘリカルスキャンでは，患者を一定速度で動かしながら連続的にスキャンを行うことによって，患者の体の周囲を頭から足までらせん状に撮影し，幅広い範囲のデータを一度にとってしまう方式である。これにより連続する3次元データが得られるようになり，検査効率も飛躍的に向上した。さらに，スキャンしたデータをリアルタイムに表示する高速再構成技術も登場した。例えば患者の体内に入れた穿刺針の先をモニタ画面に映しだされたCT画像を見ながら検査が行えるのである。CTを使った臨床応用の新たな可能性がまた展開されていった。

　そしてつい最近には，マルチスライスCTと呼ばれる多列の検出器を使った新しい技術が実用化された。従来の数スキャン分の画像データが一度に収集できるような装置である。スキャンスピードの高速化とともに，総合的な検査効率が大きく向上し，ほとんどの部位での検査が短時間の1回の息止めで可能になった。この技

術からも，多くの新しい臨床応用の可能性が開けてくると予想される。

### 9.1.2 X線CT装置の原理[4]

**〔1〕 基本原理**

前述のように，CTの基本原理はオーストラリアの数学者ラドンが数学的に証明した定理に立脚している。すなわち「2次元あるいは3次元の物体は，その投影データの無限集合から一意に再生できる」というものである。

このことは言い換えると，X線，放射線などの照射線を，物体にあらゆる方向から照射し，これが物体を通過したあとの投影データを観測すれば，物体内の目的とする物理量の分布をこの投影データから再生することができるということである。図9.1にこの原理に基づくCT画像の再構成法を単純化した例を示す。

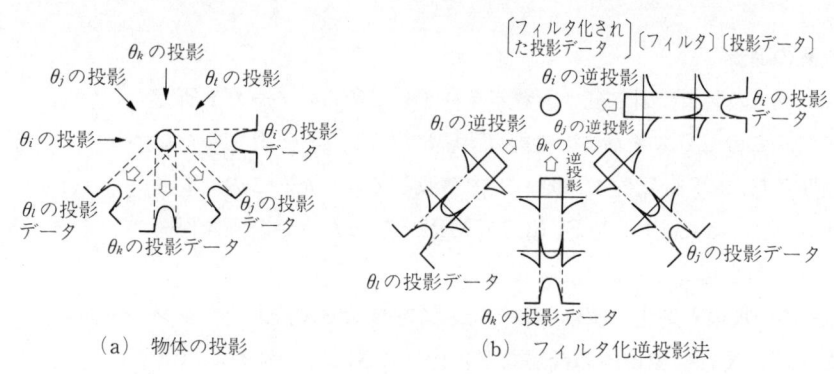

（a） 物体の投影　　　　（b） フィルタ化逆投影法

図9.1　CT画像の再構成法

**〔2〕 画像再構成**

つぎに，画像再構成法（image reconstruction）の詳細について述べる。これについては，これまでにも多くの著作物で述べられている。

**（a） 投　影**　　均質な物質に強度 $I_0$ のX線を入射させたとき透過してきたX線の強度 $I$ は

$$p = -\log_e \frac{I}{I_0} = ft \tag{9.1}$$

で与えられる（図9.2）。ここに $f$ は物質の線吸収係数（1/cm），$t$ は厚み（cm）である。この $p$ をこのX線ビームに沿った $f$ の投影という。

物体が均質でない場合，位置 $s$ における線吸収係数を $f(s)$ と書くことにすれば，$p$ は $f(s)$ を積分したものを表す（図9.3）。

$$p = -\log_e \frac{I}{I_0} = \int_{-\infty}^{\infty} f(s)\,ds \tag{9.2}$$

一般に物質が均質でない場合を考え，位置 $(x, y)$ における線吸収係数を $f(x, y)$ とする。図9.4のX線ビームLに沿った $f$ の投影を $p(r, \theta)$ と書くと，線吸収係数の分布 $f$ と投影 $p$ との関係は式(9.3)のようになる。

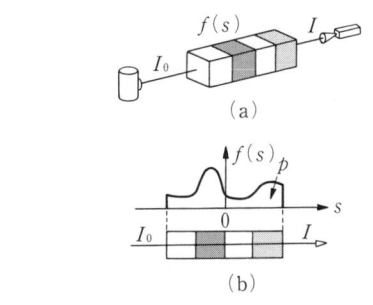

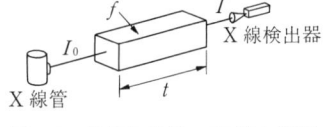

図 9.2 均質な物体に X 線を照射する

図 9.3 均質でない物体に X 線を照射する

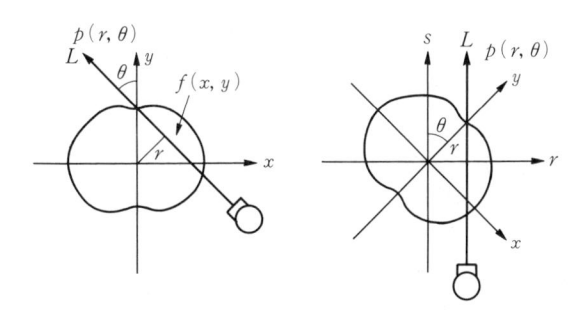

図 9.4 被検体の投影

$$p(r,\theta) = \int_{-\infty}^{\infty} f(x,y)\,ds$$
$$= \int_{-\infty}^{\infty} f(r\cos\theta - s\sin\theta, r\sin\theta + s\cos\theta)\,ds \tag{9.3}$$

ここで，座標系 $x$-$y$ から $\theta$ だけを回転した直行座標系 $rs$ との関係は式(9.4)，(9.5)となる。

$$x = r\cos\theta - s\sin\theta \tag{9.4}$$
$$y = r\sin\theta + r\cos\theta \tag{9.5}$$

**（b） コンボリューションバックプロジェクション法** 投影 $p$ から画像 $f$ を再構成する方法にはいろいろあるが，ほとんどの X 線 CT 装置はコンボリューションバックプロジェクション (convolutionbackprojection；CBP) 法，もしくはその変形を使っている。

CBP 法は，その名のとおり，コンボリューション（畳込み）演算とバックプロジェクション（逆投影）演算の二つの段階を経て画像再構成を行うものであるが，計算量が小さく，投影 $p$ に紛れ込んでいるノイズに対して安定であるなど，数値計算に向いたよい性質を備えている。本項では，CBP 法だけについて述べる。

はじめにコンボリューションそのものについて少し準備をしておくことにする（図 9.5）。コンボリューションの一般形は

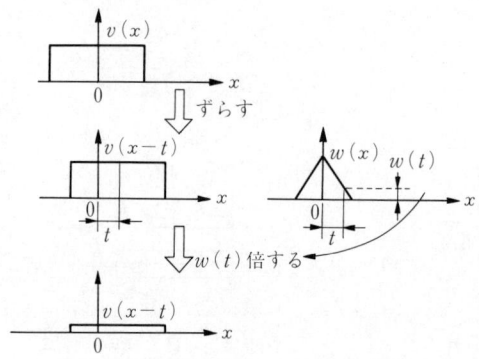

(a) $v(x)$ を横軸上で $t$ だけずらしたもの $v(x-t)$ に倍率 $w(t)$ を掛ける

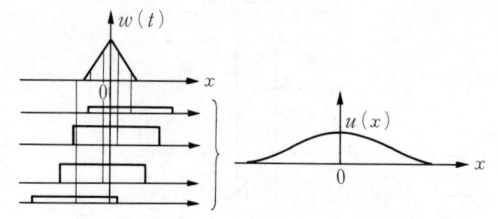

(b) いろいろな $t$ について $w(t)v(x-t)$ を作り，足し合わせる

図 9.5 コンボリューション

$$u(x) = \int_{-\infty}^{\infty} v(x-t)w(t)\,dt \tag{9.6}$$

である。この式を「$v$ と $w$ をコンボリューションしたものが $u$ である」と読む。右辺の積分のなかにある式は，$t$ を定数とみなせば，「$v(x)$ を横軸上で $t$ だけずらしたもの $v(x-t)$ に倍率 $w(t)$ を掛ける」ということを意味する。積分自体は「ずらす量 $t$ をいろいろに変えて，それらすべてを加え合わせる」ことを表す。$w(t)$ は「$t$ だけずらした場合の倍率」を表す倍率表のようなものだと考えればよい。

さて，CBP 法の最初の段階はコンボリューション演算である。

$$q(r,\theta) = \int_{-\infty}^{\infty} h(r-t)\left\{\frac{1}{2}p(t,\theta)\right\}dt \tag{9.7}$$

つまり，$h$ を $t$ だけずらして倍率 $(1/2)p(t,\theta)$ を掛けたものを，あらゆる $t$ について全部加え合わせたのが $q$ である。ここに $h$ は再構成関数と呼ばれ，グラフに書けるような普通の関数ではない。$\varepsilon$ を無限小とすると，$h$ はつぎのように書ける (**図 9.6**)。

(a) 再構成関数 $h(x)$  (b) コンボリューション

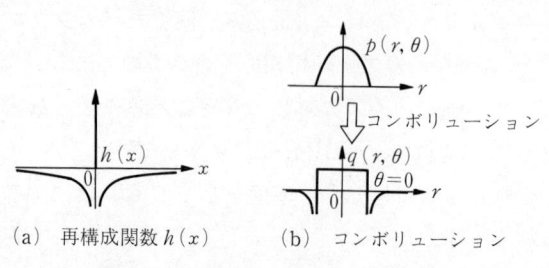

図 9.6 CBP 法のコンボリューション

$$h(t) = \begin{cases} \dfrac{2}{\pi\varepsilon} & |t| < \varepsilon \text{ のとき} \tag{9.8} \\ \dfrac{-1}{\pi t^2} & \text{そのほかのとき} \tag{9.9} \end{cases}$$

CBP法の第二の段階であるバックプロジェクション演算によって，$q$ は再構成画像 $f$ に変換される。

$$f_\theta(x, y) = q(x\cos\theta + y\sin\theta, \theta) \tag{9.10}$$

$$f(x, y) = \frac{1}{2\pi}\int_{-0}^{2\pi} f_\theta(x, y)\,d\theta \tag{9.11}$$

$f_\theta(x,y)$ は $q(r,\theta)$ を座標系 $x$-$y$ に移し替えたものだが，これだけで一つの画像と考えることができる（図9.7）。すべての $\theta$ について画像 $f_\theta$ を平均したものが再構成画像 $f(x,y)$ である。

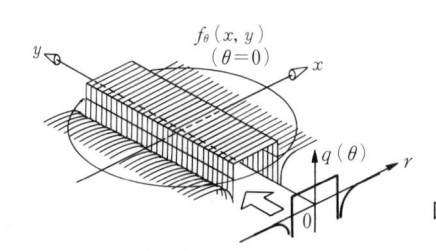

**図9.7** $q(r,\theta)$ を $x$-$y$ 座標系に移し替える

〔3〕 **データ収集方式の違いによる分類**[4]

X線CT装置にはデータ収集方式の違いにより，以下に記述する translate-rotate 方式（T-R方式），rotate-rotate 方式（R-R方式），stationary-rotate 方式（S-R方式）の三つに大別される。またT-R方式はX線ビーム形状の違いにより，ペンシルビーム（pencil beam）型，ナローファンビーム（narrow fan beam）型に分類することができる。ペンシルビーム型T-R方式を第一世代，ナローファンビーム型T-R方式を第二世代，R-R方式を第三世代，S-R方式を第四世代と呼ぶこともある。

（a）**translate-rotate（T-R）方式**　被検体を挟んで対向しているX線管とX線検出器を一組みとして，被検体の求めようとしている断層面（スライス面）に平行に直線運動（translate）を行い，等間隔で投影データの収集を行う。1回の直線動作のあとに，断層面に直交する軸（rotation center）を中心にX線管と検出器の対を一定微小角度回転させる。この直線運動と回転運動を交互に繰り返すことで，被検体について多方向から均一なデータを得る方式である。

なお，この方式ではX線ビームの形状によって二つのタイプがあり，それぞれ ① ペンシルビーム型，② ナローファンビーム型に分けられる。

① は文字どおりペンシルビームと呼ばれる細くコリメートされた1本のX線ビームを用いる方式で，図9.8に示したものである。CTの理論に忠実で，しかも原理上散乱線の影響を受けにくいなどの長所もあるが，スキャン時間に200〜300秒

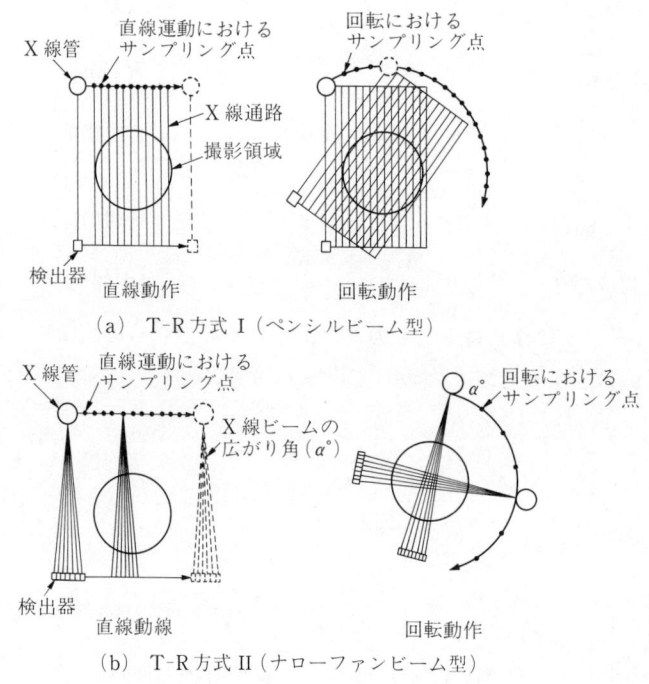

図9.8　T-R方式

(a) T-R方式I（ペンシルビーム型）

(b) T-R方式II（ナローファンビーム型）

も要し，体動のない頭部用にしか適用されなかった。

②はペンシルビームの代わりに多少の広がりを持った扇状のナローファンビーム（3〜15°）を用い，検出器もX線形状に対応して複数個を並べる。直線動作では1サンプリング点で検出器数個分のデータが得られる。ファン角度が$a$で検出器の個数が$a$個とした場合，回転動作を$a°$ごとに行っても，ペンシルビーム方式と等価のデータが得られる。このことは，translate-rotateの動作回数を$1/a$に減じ，したがって撮影時間を減じることができることを意味する。撮影時間として10秒程度が達成され，世界初の全身用CTも本方式で実現された。

いずれもこの二つの方式は初期のCT装置に採用された方式であり，現在は生産されていない方式である。

**（b）rotate-rotate（R-R）方式**　本方式は，現在生産されている実用機に最も一般的に採用されている。図9.9に示すように，撮影領域を一度に覆うだけの広がりを持つ扇状のX線ビーム（通常30〜60°）が用いられる。通常，検出器は円弧状に緻密に配列された数百に及ぶ検出器素子群で構成されている。検出器は被検体を挟んでX線管に対向して配置されており，検出器素子の数に対応した数の放射状に分布するX線通路が得られる。撮影は，X線管と検出器が一体となって被写体の回りを360°回転するときに一定角度ごとに投影データを得ることで行われる。このように，本方式では回転動作だけで撮影が行われるため，T-R方式に比べて機械的信頼度が高く，撮影時間も短くできるため，現在では0.5秒までのス

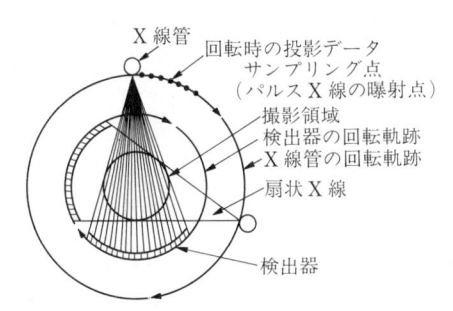

**図 9.9** R-R 方式

キャン時間が実現されている。

本方式の長所としては，回転動作だけですむために高速スキャンに適する点や検出器数が少ない割に，高い空間分解能が得られる点があげられる。

また，短所としては，リングアーチファクトが発生しやすい点や，空間分解能を向上させることがT-R方式や後述するS-R方式に比較して困難な点があげられる。

**（c） stationary-rotate（S-R）方式** 被検体を囲んで多数（1 000〜5 000個）の検出器が円周上に固定（stationary）配置され，検出器と被検体の間にX線管配置されている。一般に広がり角度 30°〜50°の扇状の X線ビームで，かつ連続X線が用いられる。**図 9.10**のようにX線管は被検体の周りを360°回転し，この間に一定角度ごとに投影データが収集される。検出器の位置は固定されているため，特定の検出器に着目すると図(b)に示すように，検出器を中心として扇状に広がるX線通路が存在することがわかる。

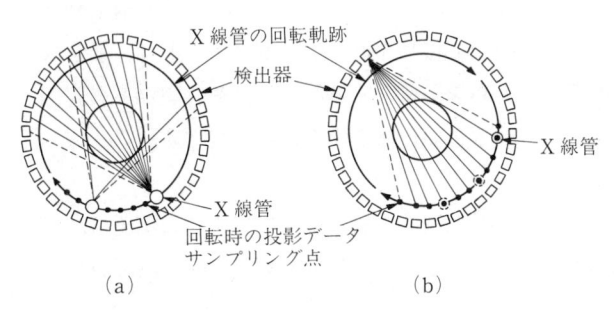

X線管の回転に伴い，個々の検出器がそれぞれ被検体全域に分布する投影データを取り扱いうる。ただし，本図には1個の検出器が取り扱う投影データのみが描かれている。

**図 9.10** S-R 方式における投影データの分布

本方式の長所としては，X線管の回転（rotate）動作のみでスキャンが行われるため，R-R方式同様の高速スキャンに適する点や回転時の投影データのサンプリング点数を増やすことにより，比較的容易に空間分解能を向上させることができる点などがあげられる。一方，短所としては，X線のコリメーションが難しく散乱線の影響を受けやすい点や，多数の検出器が必要でありコストがかかる点などがあげられる。

## 9.2 システム仕様と性能

### 9.2.1 概　　説

X線CT装置の仕様および性能を決めるパラメータは非常に多く，かつたがいに密接な関係を持っている。ここでは，CTの代表的な性能と特徴について概要を述べる。

〔1〕 **スキャン時間**

スキャン時間は被写体の体動，臓器の呼吸性移動，消化管の蠕動などによるアーチファクトを避けるだけでなく，小児や重篤な患者を拘束させないためにも短いにこしたことはない。最短スキャン時間としてはハーフスキャンにより定義される。現在の高級機クラスのCTでは，ハーフスキャンで0.3秒，フルスキャンで0.5秒が最高である。また，実用普及機クラスのCTでもフルスキャンで0.75～1秒の性能である。

なお，ハーフスキャンとは，X線源の移動が1回転の約半分回転したところでスキャンが完了するモードのことである。回転角度は180°＋ファン角度分が最低必要であり，通常210～240°程度である。また，フルスキャンとは，360°回転するスキャンモードのことである。

〔2〕 **再構成時間とスキャンサイクル**

再構成時間は通常スキャン終了後から画像表示開始までの時間で定義される。現在のCTでは0.5～3秒程度である。スキャン時間とこの再構成時間を加えた時間は，通常スキャン＆ビューサイクルと呼ばれ，スキャンと画像表示を繰り返す動作モードである。一方，スキャンと寝台の天板移動を繰り返す動作モードは，通常スキャン＆スキャンと呼ばれ，患者の息止めを必要とする胸部検査や肝臓などの腹部造影検査など，短時間で検査を完了させる必要がある場合に有用である。

〔3〕 **撮影領域とスライス厚**

全身用CTでは，通常検査部位ごとに撮影領域を選択して撮影する。例えば，頭部用には240 mm，胸腹部用には400 mmの撮影領域を使用する。最大撮影領域としては500 mmが主流である。

スライス厚としては通常0.5～10 mmの範囲で数種類の選択が可能である。通常は10 mmまたは5 mmスライスが使用されるが，肺野でのHRCT（薄いスライス厚で高分解能モードを使用する），耳小骨レベルや頭部血管の3次元画像処理などには0.5～2 mmスライスが不可欠である。

〔4〕 **X線出力と管球容量**

X線出力は通常管電圧と管電流の積で表され，高級機クラスで48～60 kW，実用普及機クラスで24～36 kWの出力を持つ。例えば，36 kWでは120 kVで300 mAの出力が可能である。管球容量は通常，陽極熱容量をHU (heat unit) 単位で表示する。現在の高級機クラスで4.0～7.5 MHU，実用普及機クラスで0.75～

3.5MHU のものが使用されている。

### 9.2.2 空間分解能（高コントラスト分解能）

空間分解能とは，ある物体とその周囲との X 線吸収差が大きいとき，画像上でその物体を識別できる能力を意味する。

空間分解能を決定する第一の要因は，X 線検出器の開口幅によって決まるサンプリングピッチであり，スキャン中心における実効開口幅制限周波数は

$$a(f) = \frac{\sin(\pi af/M)}{\pi af/M} \tag{9.12}$$

$a(f)$：スキャン中心における実効開口部制限周波数，$a$：検出器開口幅，$M$：拡大率，$f$：サンプリング周波数

で与えられる。拡大率は焦点と検出器間距離（focal spot-detector distance；FDD）を焦点とスキャン中心間距離（focal spot-center distance；FCD）で除した値である。

第二の要因としては，X 線焦点が有限な面積を持つことによりぼけが生じることであり，スキャン中心における実効的な X 線焦点寸法によって制限される焦点制限周波数は

$$A'(f) = \frac{\sin(\pi A(M-1)f/M)}{\pi A(M-1)f/M} \tag{9.13}$$

$A'(f)$：スキャン中心における実効的な X 線焦点制限周波数，$A$：X 線焦点寸法，$M$：拡大率

である。

第三の要因としては，再構成関数の設計によりシステムの $MTF$ が大きく変化することである。周波数応答の高域を強調することは有用であるが，雑音を増やしアーチファクトが目立つことになる。また，高分解モードとして対向ビームを用いて実効サンプリングピッチを 2 倍にする再構成モードも使われている。

### 9.2.3 密度分解能（低コントラスト分解能）

画像ノイズは，入射 X 線中に本質的に含まれているフォトンノイズが支配的であり，ノイズの大きさは関心領域における CT 値の標準偏差を用いて表される。一方，密度分解能は低コントラスト分解能とも呼ばれ，通常その物体の検出可能なサイズ（mm）とコントラスト差（％）の積で示す。これはノイズの概念と低コントラスト時の空間分解能の概念を同時に表現しており，例えば 1％・mm のコントラスト分解能といえば，0.5％ のコントラスト差の直径 2mm の物体が識別可能ということになる。

画像ノイズと低コントラスト分解能に影響を与える因子としては，入射 X 線量，X 線検出効率，X 線利用効率，再構成関数，スライス厚，システムノイズなどが

考えられる。画像ノイズ（標準偏差）を $\sigma$ とすると

$$\sigma^2 = \frac{B}{w^3 h D} \tag{9.14}$$

　　$B$：比例定数，$w$：ピクセルサイズ，$h$：スライス厚，$D$：入射X線量
と表される。

### 9.2.4　スループット

　患者スループットとは，単位時間当り何人の患者の検査を行うことができるかという検査処理能力を示す指標である。これは単にX線CT装置の性能だけで決まるわけではなく，検査の内容，病院側の体制により大きく変化する。

　装置側から見た患者スループットの要因としては，第一にスキャン時間と再構成時間であるが，現在のX線CT装置のスキャン時間は速いもので0.5秒，実用機クラスでも0.75～1秒と高速化が図られており，スキャン時間そのものはスループットの制約にはなっていない。

　第二にはX線管の能力によるX線管の冷却待ち時間である。特に画質を重視した高mAs条件を使用する場合や，単純撮影と造影検査の組合せ，薄いスライス厚での広範囲検査の場合などにはスループット上問題となってくる。

　第三には，一連の検査における操作性も重要な要因となる。撮影プロトコルがプリセットされてワンタッチでスキャンできるだけでなく，スキャン計画（スライス位置設定，チルト角度設定，スキャン範囲設定など）が容易に行えることが望ましい。また，画像処理やオートフィルミングとの並列処理もスループット向上に必要な技術である。

### 9.2.5　被曝線量

　患者への被曝線量はできるだけ少ないほうがよいが，画質，特に画像ノイズと密度分解能に直接関係するため，被曝線量と画質を両立させることは非常に難しい問題である。また，同一の画質性能を得るために必要な被曝線量は装置によって差が認められる。これは，その装置におけるジオメトリ設計（管球と撮影中心間距離など），X線光学フィルタ，X線検出効率，再構成関数などが異なるためである。現在，広く実用化されている固体検出器は，従来のXe検出器に比べてX線検出効率が優れており，被曝線量の低減に寄与するものである。

　被曝線量の評価は，CT線量指数（computed tomography dose index；CTDI）がおもに用いられる。実際の測定例をあげると，腹部条件（120 kV，200 mA，2 sec，10 mmスライス，$\phi$320 mmファントム）にて，ファントム中心で21 mGy，ファントム周辺にて平均35 mGyとの報告がある。

### 9.2.6 性能評価

X線CT装置の性能評価法は医学放射線学会の"X線コンピュータ断層撮影装置の性能評価に関する基準"（第2次勧告）が基本的に利用されている。さらに，放射線技術学会のX線CT装置性能評価に関する基準（案）（日放技学誌，47(1), 1991）が提案されている。

ここでは，これらの基準案やX線CT用ファントムのJIS規格（JIS Z 4923-1989）などを参考にして，X線CT装置の性能評価法について述べる。

#### 〔1〕 ノイズ（雑音）

ノイズ（雑音）とは，水ファントム画像の特定区域内のピクセル（画素）のCT値変動の標準偏差を意味する。測定は，5か所の標準偏差を加算平均した値を $\sigma_{AV}$ とすると，ノイズの大きさは水の吸収係数に対するパーセントとして

$$\%\sigma_{AV} = \frac{100 \cdot CS \cdot \sigma_{AV}}{\mu_w} \qquad (9.15)$$

で与えられる。ここで，$\mu_w$ は水の吸収係数で，$0.195\,\mathrm{cm}^{-1}$ の値を用いる。$CS$ は次項で述べるコントラストスケールである。

#### 〔2〕 コントラストスケール

コントラストスケールとは，二つの物質のX線吸収係数の差とそれぞれのCT値差の比を意味する。測定は，空気を密封した部分の平均CT値 $CT_{air}$ と，水の平均CT値 $CT_{water}$ より，コントラストスケール（$CS$）は式(9.16)で与えられる。

$$CS = \frac{\mu_{water} - \mu_{air}}{CT_{water} - CT_{air}} \quad (\mathrm{cm}^{-1}/\mathrm{CT}\,\text{値}) \qquad (9.16)$$

#### 〔3〕 空間分解能

空間分解能とは，画像評価において物体の大きさを識別できるX線CT装置の能力を意味し，スライス面における空間分解能を $MTF$（modulation transfer function）により評価する。$MTF$ の測定には，ワイヤ法，エッジ法，コントラスト法などがある。ワイヤ法による測定は，ワイヤ周辺のCT値の分布から2次元フーリエ変換を行い，その任意方向のプロファイルが通常の1次元 $MTF$ である。

#### 〔4〕 スライス厚

スライス厚とは，X線透過データが収集されるスライス面の中心でとらえた感度プロファイルの半値幅を意味する。感度プロファイルとは，スライス面に垂直な線に沿い，直線方向の位置の関数としてCT装置の相対的なレスポンスを表したもので，線量分布を表した線量プロファイルとは異なる。測定は，斜めにおいたアルミニウム板のCT像からスライスプロファイルを求め，スライス厚を計算する。スライスプロファイルは各アルミニウム板のCT像の中心を通る直線に沿ってCT値をプロットして求める。

#### 〔5〕 高コントラスト分解能

高コントラスト分解能とは，ある物体とその周囲とのX線吸収差が大きいとき，

画像上でその物体を識別できる X 線 CT 装置の能力を意味する。測定は，どこまで小さい穴が独立して見えるかで判定する。

JIS ファントムでは，0.3 mm 径を最小として，0.4 mm，0.5 mm，0.7 mm，1.0 mm，1.5 mm，2.0 mm の各径の穴列を有している。

〔6〕 低コントラスト分解能

低コントラスト分解能とは，ある物体とその周囲との X 線吸収差が小さいとき，画像上でその物体を識別できる X 線 CT 装置の能力を意味する。測定は，どこまで小さい円柱が見えるかで判定する。

JIS ファントムでは，周囲の物質より CT 値で 5±1 低い物質で満たされた 2 mm，3 mm，4 mm，5 mm，10 mm の各径の穴列を有している。

〔7〕 被 曝 線 量

CTDI（CT dose index）の測定は，線量計を挿入したファントムを公称スライス厚が T mm であれば，測定位置を中心に前後 7 T mm（合計 14 T mm）の区間をピッチ T mm で撮影する。そして，全区間の線量分布の積分値を 14 T mm で除したものが CTDI となる。14 スライスの根拠はかならずしも明確でないが，近傍スライスの影響を考慮する場合，±7 スライスが適切との判断よりきているものと思われる。現在，アメリカ FDA 規格などがこの値を被曝線量の指標としている。

また，ヨーロッパでは IEC 規格に基づいているため CTDI の定義が若干異なり，測定位置を中心に前後 50 mm，合計 100 mm の区間について，1 回のスキャンで得られる線量分布の積分値をスライス厚 T mm で除したもの（$CTDI_{100}$）を被曝線量の指標として用いることが多い。この両者について，定義・測定方法に若干の違いはあるものの，測定結果はほぼ同等となる。

## 9.3 アーチファクト

アーチファクト（artifact；偽像）とは，「本来臨床的にないものが CT 画像上に現れるもの」を意味し「偽像」と日本語では表現される。おもな要因としては，CT の原理的制約によるものと CT 装置自体の故障・調整不良によるものがあげられる。通常の CT 検査において，アーチファクトがあると読影，診断のうえで大きな障害となる。

### 9.3.1 CT の原理から発生するアーチファクト

（a） モーションアーチファクト　　CT では，一般的に 360° 方向の X 線投影データから CT 画像を再構成する。この再構成は，スキャン中に被検体は動かないという条件で行われる。したがって，もしスキャン中に被検体が動いてしまうと，図 9.11 のようなモーションアーチファクトが発生してしまう。この対策としては，患者の固定や呼吸管理を確実に行うこととスキャン時間を必要に応じて短く設定す

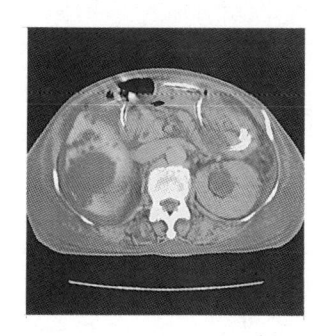

図 9.11 モーションアーチファクト 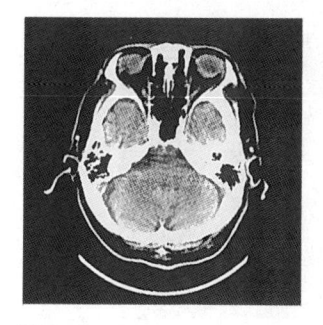　　図 9.12 パーシャルボリューム
　　　　　　　　　　　　　　　　　　　　　　　アーチファクト

ることがあげられる。

**（b）　パーシャルボリュームアーチファクト**　　後頭蓋窩のように骨構造が複雑な部位では，ストリーク状アーチファクトが発生しやすい。これはパーシャルボリューム効果によるもので，スライス厚方向に構造の変化が激しい場合に現れるアーチファクトである。この対策としてはできるだけ薄いスライス幅で撮影する（図 9.12）。

**（c）　ビームハードニング**　　エネルギー方向に幅を持った多色 X 線（連続 X 線）が被検体を透過すると，エネルギーの低い X 線が多く吸収される性質がある。これがビームハードニング現象で，X 線の減弱と透過した厚さの関係がリニアになっていないことによってアーチファクトが発生する（図 9.13）。頭蓋骨の内側の CT 値が高くなり，骨が溶け出したかのように白っぽくなるカッピングアーチファクトや，骨と骨の間に黒い帯状アーチファクト引くブリッジアーチファクトがこれにあたる。

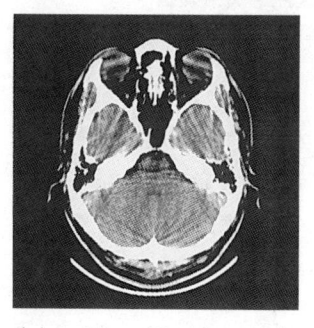

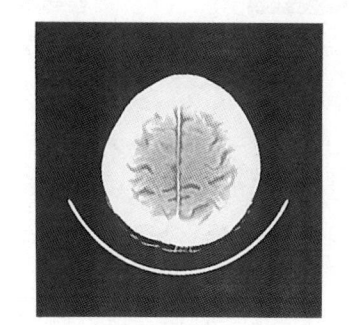

（a）ブリッジアーチファクト　　（b）カッピングアーチファクト
図 9.13 ビームハードニングによるアーチファクト

**（d）　メタルアーチファクト**　　X 線 CT 装置は線吸収係数の測定器であるが，測定対象は人体を想定して設計されている。したがって，一般的にその測定範囲（dynamic range）は空気から骨を対象としている。被検体にヘアピンや外科用クリップのように異常に CT 値の大きい物質があると，データ収集系，再構成系はその CT 値の正確な計算ができず，図 9.14 に示すようなメタルアーチファクトが発生してしまう。

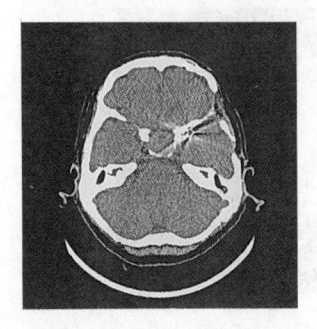

図 9.14　メタルアーチファクト

### 9.3.2　CT 装置の故障・調整不良によるアーチファクト

（a）　**リング状アーチファクト**　　いわゆる第三世代の CT では，データ収集方式よりリング状アーチファクトが発生しやすい。検出器・データ収集系の感度ドリフトや故障が主原因である。このリング状アーチファクトは，発生するとほとんど全スライスにわたって見られる（図 9.15）。

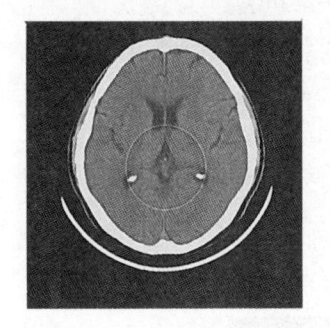

図 9.15　リング状アーチファクト 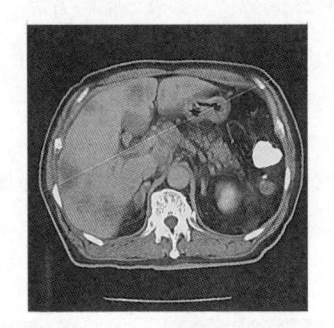　　図 9.16　故障によるストリーク状アーチファクト

（b）　**ストリークおよびシャワー状アーチファクト**　　原因として，突起状の骨からでるような CT の原理に起因するものと CT 装置側のトラブルで発生するものがある。CT のトラブルの場合，X 線系あるいは検出器・データ収集系の故障が考えられランダムに再現性なく起きることが多い（図 9.16）。

## 9.4　CT のハードウェア

### 9.4.1　CT のハードウェア構成

現在の主流である R-R 方式のヘリカル CT での基本構成を図 9.17 に示す。本例では，電力用スリップリングに高電圧型スリップリングを用いた例を示してあるが，ほかに低電圧（大電流）型スリップリングを用いる方式があり，主流になりつつある。この方式では，X 線高電圧装置はガントリーの回転部に搭載される。スリップリングを有しない従来型 CT もスリップリングを除けば，ほぼ同じ構成になる。

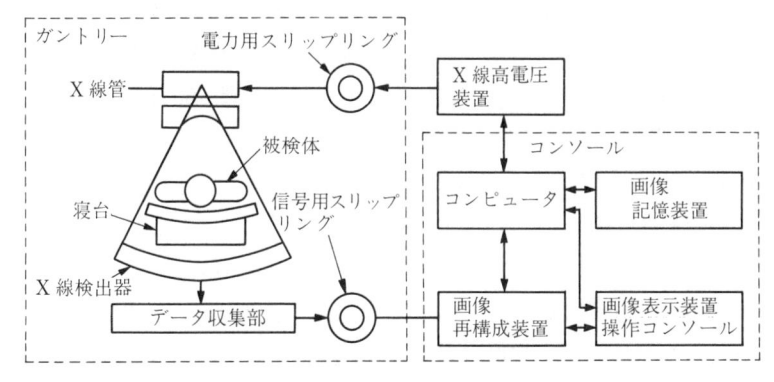

図 9.17 CT の基本構成

### 9.4.2 X線発生装置

〔1〕 X 線 管

CT用X線管も，X線診断装置用X線管と基本的には同じであるが，いくつかの点でCT用としての特徴を有している。それらを以下に示す。

（a） **大きい陽極熱容量**　ヘリカルスキャンで数十スキャンを短時間に行うには，必然的に陽極熱容量の大きいことが要求され，最近では7.5MHUもの大容量のX線管も実用化されている。図9.18に，7.5MHU X線管の外観図を示す。

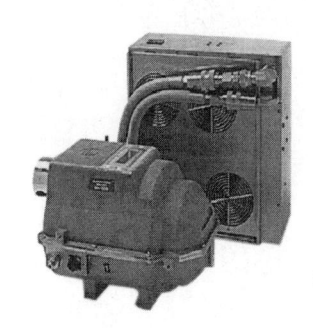

図 9.18　7.5MHU X線管の外観図

（b）　**高い冷却率**　いかに陽極熱容量が大きくとも冷却率が劣っていては，1人ないし数人分のスキャンを行うだけで，陽極熱量定格に達することによる冷却時間が発生することが考えられ，冷却率が高いこともCT用X線管として要求される重要な性能の一つである。

冷却率には，X線管本体の構造で決まる陽極冷却率と絶縁油などを冷却する外部冷却器で決まる平均冷却率があるが，どちらも重要である。

（c）　**高い安定性**　X線管は150kVもの高電圧で使用される真空管の一種であるから，当然，高い耐電圧特性（安定性）が要求される。また，X線高電圧装置の性能とも関係するが，管電圧，管電流に関しても，精度，再現性，リップルな

どにおいて高いレベルが要求される。機械的にも，焦点位置については高い精度が要求される。例えば，ガントリーの性能に依存するところもあるが，重量バランスが関係するガントリー回転による変位や，X線管自体の熱膨張による変位，陽極回転による微少な変位，振動に関して精度を保つことは重要である。これらが劣化するとアーチファクトの発生などの画質劣化を招くこともある。

　**（d）高速スキャンに耐えられる構造**　スキャン時間が3秒程度までならばそれほど考慮も必要とされなかったが，1秒程度の高速スキャン用には，構造面でもかなり特別な考慮が払われている。例えば，X線管によっては，強固な構造とするためにガラス材の代わりにセラミックスを採用したり，陽極軸を保持するベアリングに特殊なものを採用されているなどの工夫がなされているものもある。

〔2〕 X線高電圧装置

　X線高電圧装置（X-ray high voltage generator）は，パルスX線がCT用X線装置として主流であった頃は，商用電源（50/60 Hz）を単に昇圧し整流する三相全波整流方式がほとんどであったが，連続X線がCT用として広く普及した現在では，高周波インバータ方式がCT用X線高電圧装置として広く用いられている。図9.19にその例を示す。図においてチョッパを用いず，インバータ部に共振型インバータを採用する方式も広く実用化されている。

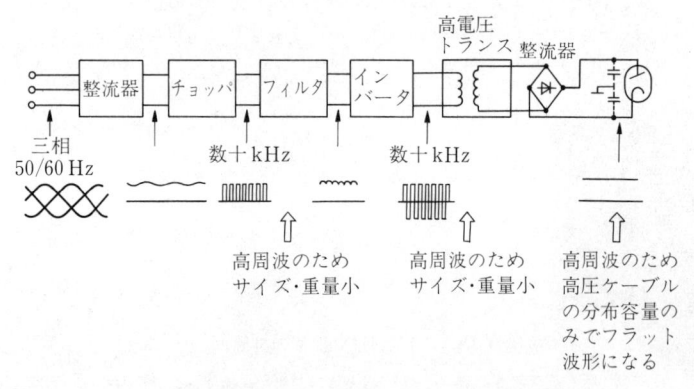

図9.19　高周波インバータ方式X線高電圧装置

　高周波インバータ方式X線高電圧装置は，商用電源をいったん整流し直流に変換した後，インバータで数十kHzの周波数の交流に再度逆変換してフラットな高電圧を得る方式で，装置の大幅な小型軽量化が図られ，高精度制御が容易になるなどの長所を有する。

　技術的には，汎用電源に用いられるスイッチングレギュレータ技術のX線高電圧装置への応用である。通常，汎用電源が数百W以下であるのと比較してX線高電圧装置は数十kWもの大容量であることがおもな相違点であり，また難しい点である。

　スリップリングを有するCTにおいて，低電圧大電流型スリップリングを用いる

場合には，X線高電圧装置のすべてまたはほとんどをガントリー回転部に搭載する必要があるため，小形・軽量化は必須条件であり，高周波インバータ方式が一般的である。CT用として求められる具体的性能としてはつぎの点があげられる。

① 管電圧はリップルが十分に小さく，安定性，再現性が良好なこと。リップルを抑えるため平滑用高圧コンデンサの接続や，リップルの高周波化などが行われる。また，電源電圧変動などの影響を除去するために，管電圧を安定にするためのフィードバック制御が行われることも多い。

② 管電圧波形の立ち上がり，立ち下がり時間が，管電圧フラット部時間に比べて十分小さいこと。

③ 管電流の安定性，再現性がよいこと。このために通常，管電流フィードバック制御が行われる。

④ 一般診断用X線装置と比較して，使用頻度が高く平均出力も大きいため，熱的に十分余裕のある容量を有すること。

### 9.4.3 検出器とデータ収集系

検出器とデータ収集系（data acquisition system）は，被検体を透過してきたX線を線量に比例する電荷に変換し，さらにそれを適当な大きさに増幅してanalog-to-digital変換（A-D変換）するものである。このディジタル情報が再構成装置に送られて，画像が作られる。

〔1〕 **検出器とデータ収集系に求められる性能**

① 高い検出効率　人体を透過したX線を検出器がどれだけ検出できるかでCT画像のSN比（signal-to-noise rate；信号雑音比）が決まる。CT装置にとって最も重要な設計要素といえる。

② 安定性のよいこと　CT装置では通常，定期的にキャリブレーション（校正）が行われる。これは検出器とデータ収集系，X線光学系などの時間的な変動成分をすることが目的である。

③ 十分に広いダイナミックレンジ　人体を対象としたCT装置では，被検体がまったくないビームから，最大50 cm厚の水相当の透過までをカバーしなければならない。ダイナミックレンジは，検出可能な最大信号量と最小信号量の比をいう。一般的にCT装置で使われているX線では，最大50 cm厚の水相当の透過でおよそ1/10 000程度になる。それ以外にスライス幅やX線管電流の可変範囲などが変動要素になるので，$10^6：1$（20ビット）以上のダイナミックレンジが求められる。

④ 入力直線性がよいこと　再構成された画像のCT値が信頼できる数値であるためには，検出器に入射したX線の線量に対して，検出器とデータ収集系からの信号との間には直線性が求められる。

⑤ 過渡特性（パルス応答性）のよいこと　例えば，一つの検出器素子で1秒の間に1 000回，つまり1サンプル当り1ミリ秒でデータを収集するとする。検出

器とデータ収集系は，直線性やダイナミックレンジを維持しながら，この速度に対して十分な過渡特性（パルス応答性）が求められる。また，現在のCT装置では，多素子の検出器として使われることがふつうなので，つぎのような特徴も重要である。

1）素子が小形に作りうる。
2）素子間の特性ばらつきが小さい。
3）素子間のクロストークが小さい。
4）製作が容易である。

特に，素子間の特性ばらつきが重要な要素となる。直線性特性，X線の線質特性，安定性の素子間ばらつきがある一定範囲を超えると，R-R方式のCT装置ではリング状アーチファクトとして知られる偽画像を容易に作ってしまう。

〔2〕検　出　器

X線の検出器には，たくさんの種類がある。そのうちCT装置に使えるものはいくつかに限定される。ここでは，CT用として使われているものから3種類だけを紹介する。

（a）**NaIシンチレータと光電子増倍管**　製品化されたCT装置に初めて使われた検出器は，NaIシンチレータと光電子増倍管の組み合わせであった。初期のEMIのMark-Iスキャナでは，シンチレータ結晶と光電子倍増管の組合せが使われた。十分低いフォトンノイズとダイナミックレンジを確保するためと，これまでの放射線検出で使われた放射線強度に比べて数桁大きな放射線強度が求められたため，それまでのフォトンカウンティング方式とは違い，電流積分方式が採用された。この方式は，T-R方式のCT装置で採用された。これを**図9.20**に示す。

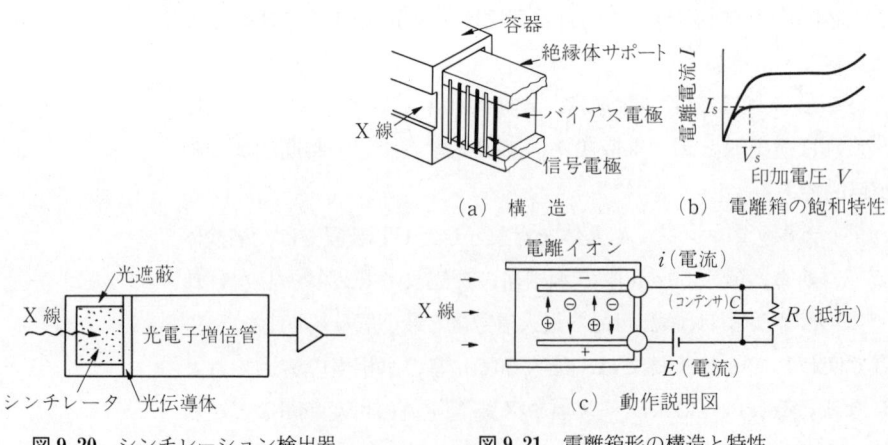

**図9.20**　シンチレーション検出器

**図9.21**　電離箱形の構造と特性

（b）**キセノンガス封入型平行平板電離箱**　技術が進み，つぎのR-R方式のCT装置では，円弧状に配列された数百チャンネルの検出器が求められた。この検出器が，X線管と一緒に被検体の回りを1～10秒で回転し，その間にチャネル当り500～1000のデータを収集する。なおかつ，リング状アーチファクトを避けるために安定性とリニアリティ素子間のばらつきの小ささが求められた。そのために

シンチレータと光電子増倍管の組合せで実現することは困難になり，キセノンガス封入型平行平板電離箱が採用された。これにもいくつかのタイプがあるが，基本的には高圧のキセノンガス中に平行な薄い金属電極板を配置したものである。

　固体検出器に比較すると検出効率で妥協してはいるが，非常に簡単な構造をしているために素子の均一性や安定性を得るには最も優れた方法である。図 9.21 にこの方式の構造を示す。

　（c）　**シンチレータとホトダイオードによる固体検出器**　　一方，検出器が全周に固定配置され X 線管だけが回転する第四世代といわれる S-R 方式では，シンチレータと光電子増倍管の組合せが継続して使われたが，空間分解能を向上させようという要求により検出器の数を増やそうとしたときに，光電子増倍管のサイズを小さくすることとコストが見合わなくなり，光電子倍増管の代わりにホトダイオードが使われるようになった。この場合，R-R 方式用検出器に比べると素子間の均一性に求められる要求レベルはさほどでもなかった。

　最近では，シンチレータとホトダイオードによる組合せで素子の均一性や安定性を得ることができるようになったため，R-R 方式の CT 装置でも固体検出器が採用されるようになった。検出効率に優れており，CT 用検出器としては理想的な検出器であり，現在の CT 装置の主流となりつつある。図 9.22 に R-R 方式用固体検出器の外観と構造を示す。

(a) 外観　　　　　　　　(b) 構造図

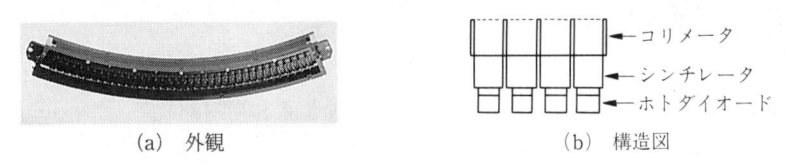

図 9.22　R-R 方式固体検出器の外観と構造

〔3〕　**データ収集系**

　データ収集系（data acquisition system）の役割は，検出器からの出力（電流信号）をコンピュータで処理できるように，アナログ信号をディジタル信号に変換するものであり，DAS と呼ばれることが多い。

　一般的な DAS のブロック図を図 9.23 に示す。従来，A-D 変換器は高価であったため，マルチプレクサという切り替え器で複数の素子（チャネル）を受け持つよ

図 9.23　データ収集系ブロック図(従来)

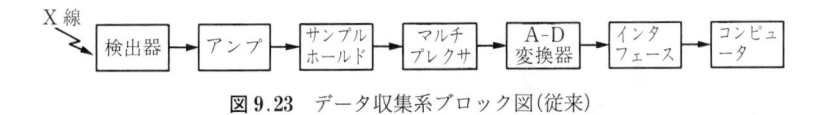

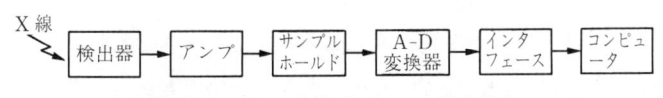

図 9.24　データ収集系ブロック図(近年)

うになっていた。近年では，A-D変換器が安価になってきたため，1素子に対して1A-D変換器という組合せが主流となってきている。ブロック図を**図9.24**に示す。

アンプ（増幅回路）では，電流を増幅してサンプル時間の電荷を電圧に変換する。CTでは，大きく分けて積分器を使った積分方式とローパスフィルタによる方式が使われる。

### 9.4.4 ガントリーと寝台
#### 〔1〕 ガントリーの機能と構造

近年開発されているガントリーは，高画質はもとより，被検者へのアクセス性や圧迫感のない形状，安全性の向上，低騒音，低振動など多岐にわたる設計が重要になっている。**図9.25**に被検者への圧迫感をなくしアクセス性を向上させた丸型ガントリーの例を示す。

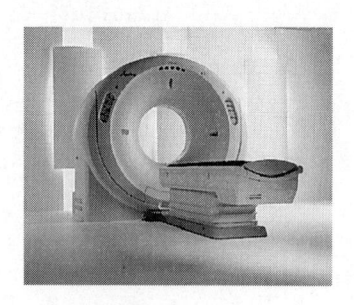

図9.25 丸型ガントリーの例

**（a） ローテーション動作** ローテーションとは，X線管とこれに対向して設置されている検出器が被検者のまわりを回転させる機能である。スリップリングCTでは3〜0.5秒/1回転が基本的な性能になっている。これまでの駆動方式はサーボモータにてベルト駆動する方式が一般的であったが，0.5秒/1回転もの高速回転になるとベルトの歯当り騒音が大きくなるため，ダイレクトドライブ方式が使用されてきている。ダイレクトドライブ方式とは**図9.26**に示すように，ガントリー内に直接モータを取り付けることにより回転させる方式である。

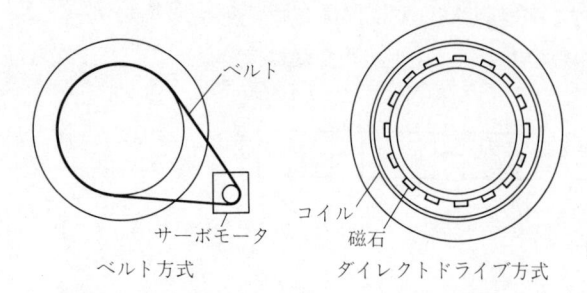

図9.26 ローテーション駆動方式

**（b） チルト動作** チルトとは，断層面を被検体の体軸方向に傾斜させる動きであり，現在ではCT装置により各種工夫されているが，大きく分けて実支点方式と仮想支点方式に分けられている（**図9.27**）。実支点方式とはガントリーの両側に

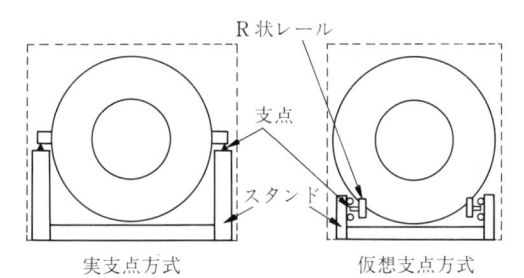

図 9.27 チルト支点方式

スタンドを配置し，スタンド上にチルト動作の中心（支点）を配置した方式である。構造的には簡単な方式である。仮想支点方式とは R 状のレールをローラで保持した構造になっている。実支点方式に比べ構造はやや複雑であるが，両側にスタンドがないため幅寸法を最小化することができる。小形 CT ガントリーのような，設置面積を抑える必要のある場合有効となる方式である。

〔2〕 寝台の機能と構造

X 線 CT 用寝台として求められる機能は，被験者をガントリー内に送り，撮影部を位置決めする機能と，位置決め後被検者の体動を抑え保持する機能がある。前者のために寝台は上下動および水平動，後者のためにヘッドレストやマット，ベルトなどが用意されている。寝台の上下動は，被検者の乗り降りを容易にするため，座って乗り降りできる位置まで下降するタイプが一般的である。そのため上下動機構にはリンク機構を使用し，油圧駆動されている例が多い。水平動は，ヘリカルスキャンの一般化により，非常に低速（0.5 mm/秒）から高速（100 mm/秒）まで精度よく駆動されることが必須となっている。そのためサーボモータによる駆動方式が一般的になっている。

### 9.4.5 コンピュータシステム

〔1〕 CT のコンピュータシステム

CT のコンピュータシステムは，先に述べた断層像を作るというおもな役割のほかに，スキャンのシーケンス制御というもう一つの大切な役割を担う。前者は，断層像を作ったあとの種々の後処理を含めてデータ処理部で行い，後者はシステム制御部で行う。

データ処理部は，独立したユニットとしてほかのユニットと明確に分けられる。システム制御部は，人間の神経が全身にはりめぐらされているように，CT の各ユニットに入り込んでいる。どこまでをいわゆるコンピュータシステムと定義するかは難しい面があるが，コンピュータシステムを理解するうえではユニットの制御部まで含めて考えるほうがよい。

〔2〕 制御のためのコンピュータシステム

スキャンシーケンスの流れを考えてみよう。図 9.28 のように，CT にはデータ処理部の中核にあるメインコンピュータと各ユニットの制御を分担しているサブコ

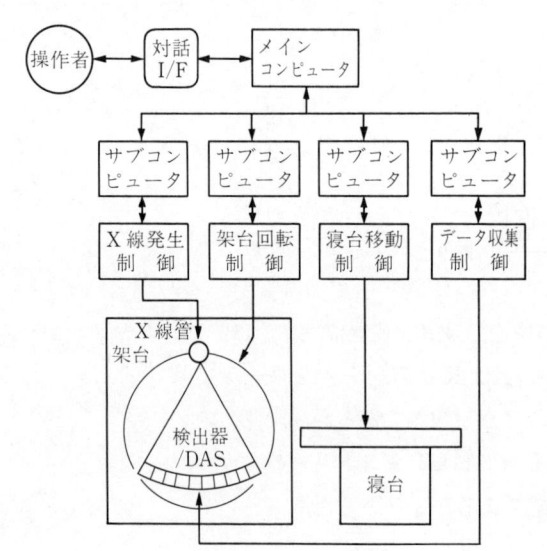

**図9.28** スキャンシーケンス制御

ンピュータがある．操作者はそのCTで使える条件，すなわちX線出力，スライス厚，撮影サイズ，撮影枚数などを対話によってメインコンピュータに指示する．メインコンピュータはそれをサブコンピュータにコマンドとして渡す．サブコンピュータはそのコマンドを自分の制御下の回路で制御信号に変換して実際にX線を出したり，架台回転用のモータを回したりするのである．

実際にスキャンを行いデータ収集を正しく行うためには，それぞれのユニットが同期をとって動く必要があるが，メインコンピュータがサブコンピュータを介して各ユニットの動作環境を監視しながら全体の同期をとる．

各ユニットを動かすサブコンピュータは制御対象の動作が十分遅いため，それほど高い能力を必要としないが，複合した動作が安全に正しく行われているかを監視し，場合によっては動作を中断させなければならない．そのため，ある程度のリアルタイム性が要求される．リアルタイム性はコンピュータの能力というよりソフトウェアの能力であるが，最近ではROM (read only memory) ベースでリアルタイム制御できるOSがあり，比較的容易にリアルタイム制御が実現できるようになった．

〔3〕 CT内部のデータの流れ

図9.29にCTのデータの流れを示す．DASでA-D変換された収集データは，非連続回転型のCTならケーブルで，連続回転型のCTならスリップリングや光伝送などの非接触伝送システムを経由してデータ処理部へ転送される．連続回転型における回転部から固定部へのデータ伝送経路は，いずれの手段を使うにしても一般に高価であるため，パラレルデータをいったんシリアルデータに変換してデータの経路を極力少なくし，データ処理する前にパラレルデータに戻す．データは再構成装置によって処理され，画像が作られる．画像データは磁気ディスクにファイルされると同時に，表示装置でアナログ信号としてモニタに表示される．データ処理部

9.4 CTのハードウェア　189

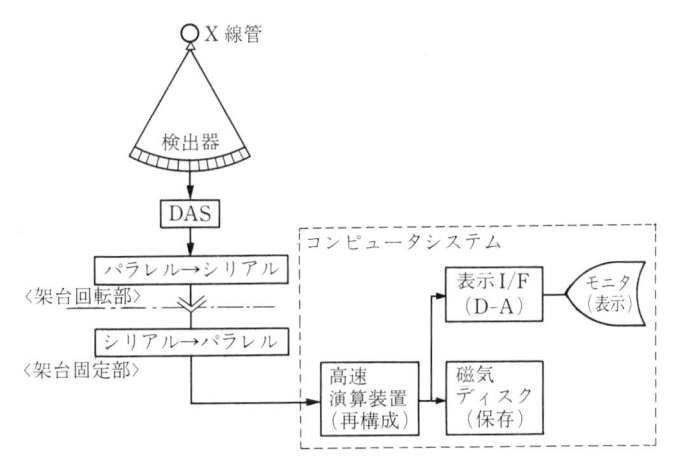

図9.29　CTのデータの流れ(連続回転型)

内にも個々の役割を担うサブコンピュータがあり，メインコンピュータとの通信によってデータの流れを制御している。

〔4〕データ処理

コンピュータシステムの中核をなすのはデータ処理部である。図9.30にデータ処理部の構成例を示す。この例では，データ処理部，再構成部，データ表示部，スキャン制御部などよりなるが，それ以外に後処理専用の画像処理装置を備えているものもある。メインコンピュータ部はシステム制御部の中核でもあり，マイクロプロセッサ，メモリ，磁気ディスクなどの周辺機器および対話インタフェースや外部とのオンライン通信インタフェースなどからなる。

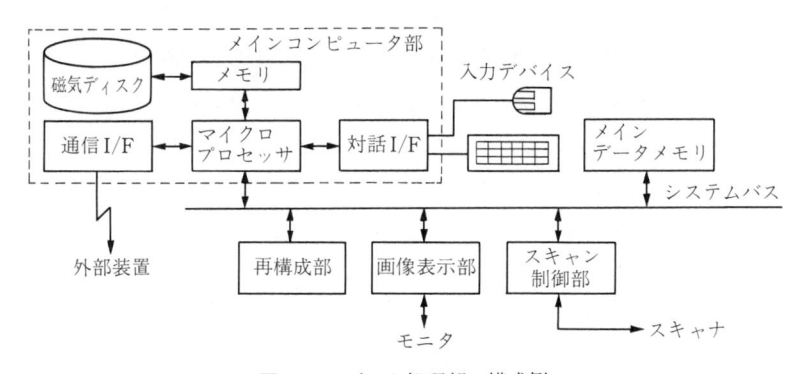

図9.30　データ処理部の構成例

磁気ディスクにはCTを動かすためのプログラムや画像データなどが格納される。磁気ディスクに格納されたプログラムはシステム起動時にメモリ上に読み込まれるが，すべてのプログラムをメモリ上におくことはできないため，使用頻度の高いもの，重要度の高いものがメモリ上に常駐することになる。反対に使用頻度の低いものはそのつどディスクより読み出し，使用しないプログラムとの入れ替えを行う。この入れ替えが頻繁に発生するほどCTの動作速度（操作者にとっての応答速

度）は遅くなり，これを防ぐには，① メモリの容量を増やす，② プログラムのサイズを減らす，③ ディスクキャッシュを使うなどの工夫が必要となる。

CTにおけるデータ処理能力は再構成処理の速度が一つの指標となる。かつて大規模なハードウェアを必要とした再構成装置は，半導体の技術進歩により数枚のプリント基板で構成されるほどコンパクトになっているが，その高速性はスキャンと同じ速度で再構成画像を作ること（すなわち，リアルタイム再構成）が可能なレベルまでなってきている。ここまで速くなってくると，その高速性は再構成装置のハードウェアのみならず，再構成のアルゴリズム，メモリシステムを含めたデータ転送の速度や経路，複数の処理を効率よく切り替えるといったシステム全体のアーキテクチャに負うところがますます大きくなっている。

いったん画像作ってからの処理にもさまざまなものがある。画像フィルタ，拡大，回転，画像加減算など，例をあげればきりがないほどであるが，これらは一般的には再構成装置とは別の処理装置またはメインコンピュータで行われる。また最近では，複数枚のCTスライス画像からできる3次元画像をCT本体で高速に作成することもふつうに行われるようになってきており，そのための専用演算装置もコンピュータシステムの一部として組み込まれるようになってきた。

〔5〕 **対話用入力デバイス**

世の中のコンピュータ応用システム同様，CTで使われる対話用入力デバイスも変化している。キーボード，トラックボール，ロータリースイッチは基本的なものとして以前よりよく使われていたが，機械的なスイッチ類は姿を消し，代わりにソフトウェアでいくつも選択画面を切り替えるソフトウェアスイッチが一般的となっている。スキャン条件などの表示はプラズマディスプレイ，EL (electro luminescence)，液晶パネルなどが使われ，入力のためのタッチパネルスイッチと組み合わされる。プラズマは大きな画面を構成できる，ELは解像度がよく見やすい，液晶は価格が安いというメリットがそれぞれあり，装置のグレードやメーカの思想などによって使い分けがなされている。またパソコンやワークステーションですでに定着しているCRTモニタにアイコンやプルダウンメニューを表示し，マウスで選択するという方式も，キーボードのファンクションキーに代わって登場し使われてきている。

これらの入力デバイスは装置の操作性と密接な関係にあるが，デバイスによる違いは一長一短があり，また使用者の好みや施設での使われ方の違いもあるため，一概に善し悪しを決めることはできないし，100%操作者の要求を満たすことはなかなか難しい。広く使われ方を知ることとシステムのフレキシビリティを高めることが，操作者の要求に応えることにつながっていくであろう。

〔6〕 **画像の表示**

再構成装置で作られた画像は表示I/Fの表示メモリに転送されD-A変換後CRTモニタに表示される。CT像は水を0，空気を$-1000$として基準化されてお

り，人体の断面像を表すには＋側も通常は1 500程度の値までで十分であるが，骨などの構造を見る場合，2 000以上の値が必要となってくる。したがって，画像データとしては通常，符号付き16ビットのデータとなる。表示I/Fではこれを256階調（8ビット）に変換して画像表示している。

16ビットのフルデータからどのように8ビットのウィンドウデータに変換するかはウィンドウ変換テーブルの内容によって決められる。操作者は，自分の見たい部位が最も見やすいようにウィンドウレベル，ウィンドウ幅を設定することができ，同じ断面像でも肺に注目した場合と肝臓に注目した場合ではまったく異なった表示画像になる。

図9.31に原データとウインドウ変換テーブルを介した表示データとの関係を示す。

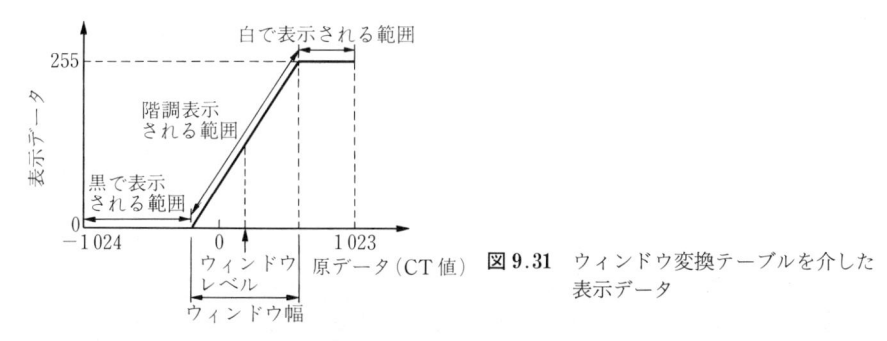

**図9.31** ウィンドウ変換テーブルを介した表示データ

CTにおける表示は，単に静止画像を表示するという基本性能に加えて，異なるスライスや同一スライスの時間的変化を連続的に表示するシネ表示，3次元画像の回転表示，さらには先に述べたリアルタイム再構成による連続断面表示などのように，動きを表現することも多くなってきている。

一方，CTの画像は512マトリックスのものが最も一般的であるが，最近は画像モニタに大型の1 024マトリックス表示のものを採用するメーカが増えてきている。これは，画像そのものを大きく映すというよりは，対話メニューやファイルリストを画像と同時に見やすく表示するために用いられる場合が多い。カラーモニタも，対話部分をより見やすく表示できるというメリットがあり，普及しつつある。

〔7〕 データの保存と周辺機器

コンピュータシステムには周辺機器がつきものであり，CTでも種々の周辺機器が用いられている。なかでも，磁気ディスクは最も普及した周辺機器として高速，大容量，安価という大きな特徴があり，CTでは必要不可欠なものである。

磁気ディスクには，CTを動かすためのプログラムやデータが格納されているほか，収集された生データや画像データが一時的に保存される。磁気ディスクに関しては容量の大きさにとかく目を奪われがちであるが，ヘリカルスキャンが一般的に使われるようになってきている今日，短時間で大量に発生する収集データを速やかに磁気ディスクへ格納する技術も重要である。なぜなら，収集データはいったんメ

モリ上におかれるが，メモリは高価で容量を増やすにしても限界があり，メモリから収集データをディスクに格納する速度が遅いと，メモリ上にデータが溢れるため結果的に連続スキャン時間を制約することになるからである。

そのほかに，着脱可能な媒体を持つ周辺機器としてフロッピーディスク，磁気テープ，光ディスク，光磁気ディスクなどがあり，主として画像データの保存のために用いられている。保存の期間は**表 9.1**に示すように媒体の性質や目的によって異なる。

表 9.1 データの保存目的と保存期間

| データの保存目的 | 保存期間 | 保存媒体 |
| --- | --- | --- |
| 他装置とのデータ受け渡しの媒体 | 小 | フロッピー<br>光磁気ディスク |
| 患者のカルテとして再利用する<br>研究用として個人で使用する | 中 | フロッピー<br>光磁気ディスク<br>光ディスク |
| 患者の記録として半永久的に保存する | 大 | 光ディスク<br>磁気テープ<br>光磁気ディスク |

フロッピーディスクは，取扱いが簡単で安価であることから一時はかなり普及したが，容量が小さく大容量のデータ保存，長期の保存に不向きであり，最近ではあまり使用されなくなってきている。磁気テープは，安価で容量も大きく大量のデータを保存するのに向いているがランダムアクセスができないという欠点があり，データを再利用する場合には使いにくい。光ディスクはやや高価ではあるが，大容量でランダムアクセスができ，長期保存に適しているため普及し，今もかなり使われている。ただし，再書き込みができないという欠点がある（データを壊さないという意味では利点でもあるが）。これに再書き込みができるようにしたものが光磁気ディスクである。

光磁気ディスクは容量当りの価格が光ディスクと比べて安く，また 5.25 ないし 3.5 インチのコンパクトなサイズで扱いやすいく用途も広いため，現在の主流となっている。

〔8〕 **データ転送**

PACS や医用ワークステーションが発達し，CT とほかのモダリティからの画像を同時に表示したり，DT のスライス画像から 3 次元画像への加工をしたり，あるいは治療計画装置に CT のデータが使われるなど，装置間でデータの受け渡しが頻繁に行われるようになってきている。この場合，フロッピーディスクや光磁気ディスクなどの可搬型の媒体を介して行う方法と，ケーブル接続により直接データ転送を行う方法があり，後者を一般的にオンライン転送と呼んでいる。オンライン転送は操作の簡便さの点で圧倒的なメリットがあり，ニーズが高くなってきている。**図 9.32**にオンライン接続されたシステムの例を示す。

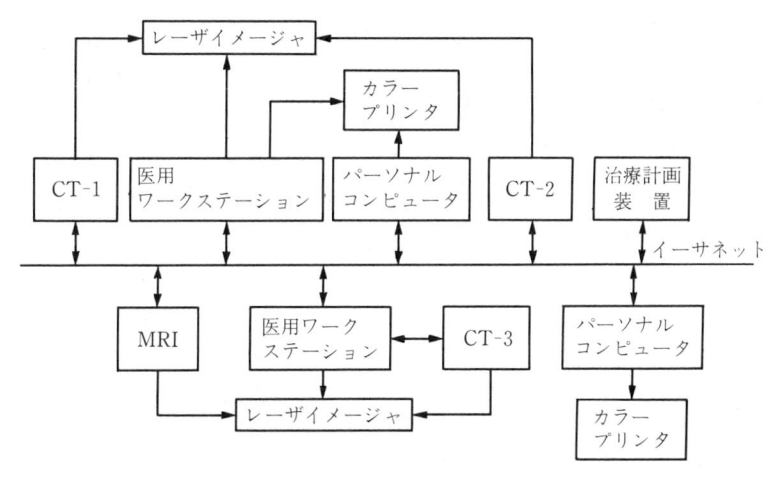

**図9.32** オンライン接続システムの例

　オンライン転送システムにはCT本体とワークステーションを1対1で接続するといった，ごく小規模なシステムから大病院のネットワークシステムに至るまで，その規模はさまざまである。1対1接続の場合は専用ラインでよく，通信の際の手続きも簡単にすますことも可能であるが，システムの規模が大きくなるにつれ，通信相手が増え，複数の通信を同時に扱う必要がでてくるためシステムは複雑化する。また，データの種類も増えてくるので，それに付随する情報もCT固有の情報だけでなく，ほかのモダリティと区別するための情報が必要になってくる。画像のデータフォーマットはもともとメーカやモダリティ固有のものであるが，オンラインで情報の交換を行うのであるから，それを共通にしないとシステムが成り立たない。そこで，ACR-NEMAやDICOMといった標準プロトコルに準拠してデータを送受信を行うことになる。

　オンラインネットワークは非常に便利で使いやすいものであるが，注意すべき点もいくつかある。例えば，あるシステムにおいては単位時間当りに転送できる情報量が一定であるため，不可が適正なものでないとデータを送りたいときに送れないという効率の悪いシステムになってしまう。また，簡単にデータが行き来し処理できてしまうことは非常に便利である反面，扱われるデータの性格を考えれば，取扱いに十分注意しなければならないことはいうまでもない。

## 9.5　ヘリカルCT（らせんCT）

### 9.5.1　ヘリカルスキャン

　1990年にヘリカルスキャン機能を持つCT，すなわちヘリカルCTが製品として登場した。ヘリカルスキャンが有する"短時間で広い範囲のスキャンが可能"，"体軸方向に連続したデータが得られる"特徴により，臨床的価値が広く認められ，驚くべき早さで普及し，現在はCTの主流になっている。ヘリカルスキャンはスパイ

ラルスキャン（spiral scan）と呼ばれることもある。

〔1〕 原　　理

ここでは，従来のCT装置と対比しながらヘリカルスキャンについて説明する。

図9.33（a）に従来の撮影方式を示す。この図に示されるように，寝台を停止させた状態で1回のスキャンを行い，その後スキャンを休止し，寝台をout方向（またはin方向）に移動させ，寝台停止後に再びスキャンし，これらの動作を繰り返すのが従来の方式であった。

　　　　　　（a）従来CT撮影方式　　　　　　　　（b）ヘリカルスキャン方式

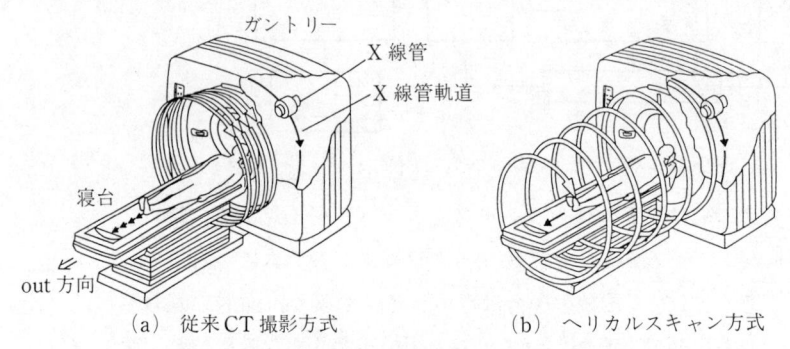

図9.33　ヘリカルスキャン方式と従来方式の比較

一方，ヘリカルスキャンは撮影中に積極的に撮影位置を移動させることで広範囲から多層の撮影にかかる時間を大幅に短縮，3次元CT撮影を実用化した。図（b）にヘリカルスキャンの原理を示す。ヘリカルスキャンはその名"らせん走査"が示すとおり，X線管が相対的に被検体の周囲をらせん状に運動しながらX線を連続照射し，投影データを収集する。

実際のCT装置では，図に示すように，固定したスキャナ本体が連続回転スキャンを行うと同時に，寝台が体軸方向に連続移動する。これによりX線管は被検体に対し相対的にらせん運動を実現する。

このように，ヘリカルスキャンは撮影中，連続回転スキャンと並行して撮影位置も変えているため，全体の撮影時間が短縮される。また，ヘリカルスキャンは撮影中に対軸方向にも連続走査しているため，3次元データを収集していることになる。

〔2〕 **画像再構成法（補間再構成法）**

従来のCT装置では，一つの断層面上で収集した1回転分の投影データから，その面の断層像を再構成する。ヘリカルスキャンでの収集データを従来と同じ方法で再構成すると，体動によるのと同様なアーチファクトが生じる。これは，ヘリカルスキャンの撮影中に積極的に被検体を移動させるために体動アーチファクトと同様な原因で発生するものである。

このアーチファクトを除去するために，通常の体動補正と類似の手法，すなわち補間法が用いられる。いくつかの方式が実用化されているが，代表例としては360

度補間法と180度補間法とがある。**図9.34**に360度補間処理の説明図を示す。360度補間法の場合には，720度分のデータを用いて1枚の画像を得る。

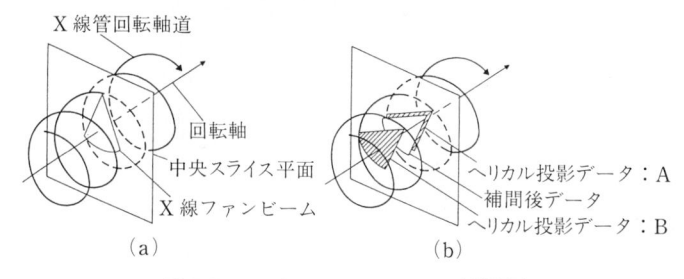

**図9.34** ヘリカルスキャン360度補間法

〔3〕 **ヘリカルスキャンの特徴**

ヘリカルスキャンの第一の特徴は，撮影の高速性である。**図9.35**に従来撮影方式とヘリカルスキャンの撮影手順を示す。

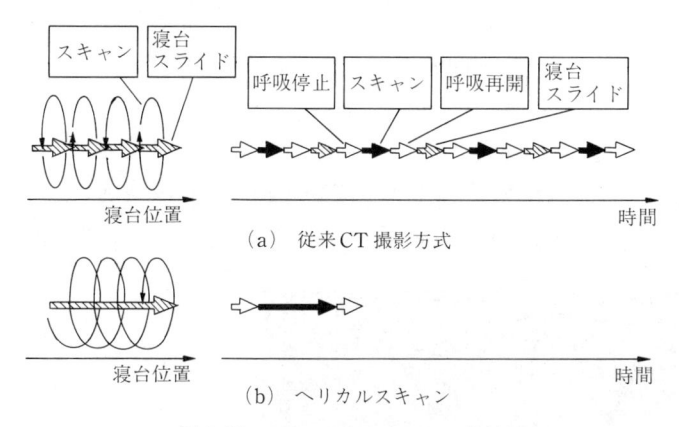

**図9.35** スキャンシーケンスの比較

従来撮影方式では，撮影と寝台移動を交互に行う。かつ各撮影前後に患者の息止め／再開の指示が入るため，全体の撮影時間は長い。したがって，肺全体を撮影する場合，従来撮影方式では約2,3分かかる。一方，ヘリカルスキャンは寝台移動を撮影中に行うため広い範囲を短時間に撮影でき，肺ならば15～30秒で完了できる。このように，ヘリカルスキャンは1回の息止めで臓器全体が撮影できるという大きい特徴を持っている。

また，連続回転ができない従来CTでは，例えば肝臓などを造影して臓器全体を一通り撮影した場合，撮影時間が長いために撮影中に臓器中の造影剤濃度（造影タイミング）が変化してしまう。したがって，撮影開始時と終了時では臓器の造影コントラストが異なってくる。しかしヘリカルスキャンでは臓器全体を短時間に撮影可能なため，臓器全体を同じ造影タイミングで撮影できる。さらに，この撮影時間の大幅な短縮により，1回の造影中における同じ臓器の繰り返し撮影も可能となった。これにより，異なる造影タイミングでの臓器全体の観察が可能になる。

第二の特徴は，データの連続性と加工性である。従来撮影方式では個々の撮影は独立し，断層像の位置は撮影時に決まる。ヘリカルスキャンでは，データが連続しており，任意の位置で再構成することができる。例えば，膵臓は比較的小さく，呼吸動の影響が大きい位置にある。そのため従来撮影方式では各撮影間の呼吸ごとに膵臓の位置が変わるため，撮り逃しの可能性がある。しかしヘリカルスキャンの場合，一呼吸停止期間内に膵臓をカバーするように撮影できるため撮り逃す可能性はない。データの一部を切り出して任意位置の断層像が再構成できるため，撮影後に膵臓に合わせて断層像を再構成し直すことも可能であり，再検査の必要が少なくなる。

第三の特徴は，高精度の3次元データが得られることである。体軸方向の連続性，呼吸ごとの位置ずれがないことなどにより，ヘリカルスキャン画像を用いての3次元画像は従来画像に比較してはるかに優れている。

### 9.5.2 リアルタイム技術

X線CTでは，従来，スキャン終了後に画像再構成を行い，画像観察を行っていた。リアルタイム技術を導入すると，スキャンにより得られたデータをただちに画像にすることができ，スキャン中に画像観察が行えるようになる。スキャン中に撮影の状態を認識できることで，撮影位置，造影状態の確認や穿刺時の針の位置の確認（図9.36）などが可能になり，検査がより容易に行えるようになる。

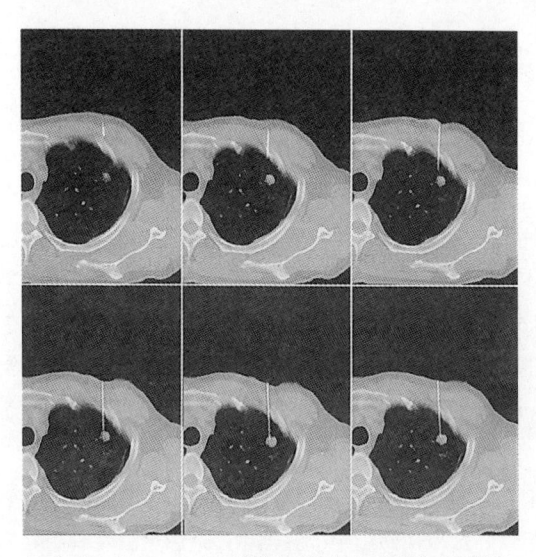

図9.36　リアルタイム技術を利用した穿刺(CT透視)

〔1〕 基 礎 技 術

リアルタイム技術は，大きくは三つの技術の進歩により生まれたものである（図9.37）。一つは，ヘリカルスキャンを可能にした高速連続スキャン技術で，これにより時間的・空間的に連続したデータが得られるようになった。つぎに，従来は専

9.5 ヘリカルCT（らせんCT）　197

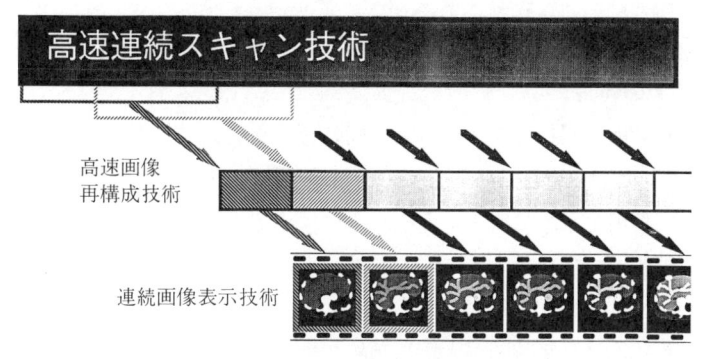

**図9.37　基　礎　技　術**

用の演算装置を使用しても数秒～数十秒かかっていた再構成を1回転する時間より短い時間で行う技術である。最後に，再構成された画像をただちに連続表示する技術である。これらの技術により毎秒数フレーム～数十フレームの画像をスキャン中に生成することができる。

〔2〕 画像再構成法

通常，CT画像は，1回転で収集されたデータを再構成して得られる。このデータを6分割して考えると，**図9.38**に示す1～6のデータを再構成して画像が得られる。つぎに，1分割分回転が進んだ（時間が経過した）画像は，2～7のデータを再構成することで得られるが，前の画像との差違は，1と7のデータであり，前のデータから1のデータを減算して，7のデータを加算することで得られることになる。つまり，新たに1分割分のデータにみを再構成すればよいことになり大幅に再構成時間を短縮することができる。

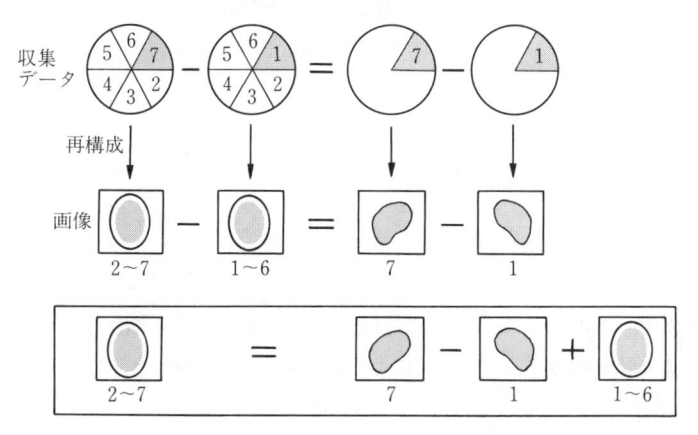

**図9.38　高速再構成アルゴリズム**

## 9.6 マルチスライス CT

### 9.6.1 マルチスライス CT の特長

現状のマルチスライス CT では 1 回転で 4 スライスの同時データ収集が可能となり，0.5 秒回転の高速スキャンと組み合わせることにより 1 秒間に 8 スライスの同時データ収集が可能な CT が実用化されている。今後さらに検出器の多列化が進むと考えられるが，ここでは最新のマルチスライス CT を例にあげてその特長を述べる。

① シングルスライス CT に比べ撮影時間が大幅に短縮できる。例えば従来の肺野の検査では，全肺野の撮影では 10 mm スライス厚で 30 秒かかっていたが，マルチスライス CT ではわずか 4 秒に短縮できる。これにより肺ガンのスクリーニング検査への応用が期待されている。また全身のスクリーニング検査も可能となる。わずか 28 秒で約 1 000 mm の体躯部の範囲が検査可能となり救急医療への応用も期待されている（図 9.39）。

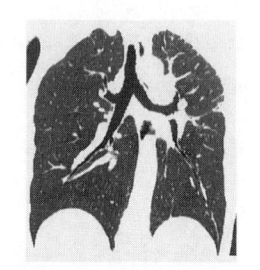

図 9.39 胸腹部 3 D 画像（3 mm スライス）

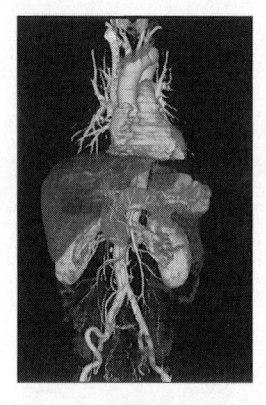

図 9.40 全肺 MPR 画像（1 mm スライス）

② 従来の thin slice 検査をルーチン検査に使用することが可能となる。例えばシングルスライス CT では 300 mm の領域では 10 mm スライス厚で 30 秒かかるが，マルチスライス CT では 3 mm スライス厚で 15 秒で撮影可能である。thin slice での検査がルーチン検査に広く応用されることが期待できる。その結果 MPR (multi planner reconstruction) 画像や 3 D 画像の画質も大幅に向上し，従来のアキシャル画像に代わり高精度な MPR 画像や 3 D 画像による画像診断が期待できる（図 9.40）。

③ 撮影後の画像スライス厚を任意に選択できる。例えば 3 mm の撮影スライス厚で撮影を行ってルーチン検査やフィルミング用に 10 mm の画像スライス厚，3 D 精密検査用に 3 mm の画像スライス厚の画像を再構成することが可能となる。

④ マルチヘリカル CT における再構成法のメリットとして多点補間による SN

比の向上をあげることができる。従来，シングル補間法は 2 点補間であるがマルチスライスの再構成法は多点補間であり，同じ SN 比を維持するために必要な線量に注目すると被曝線量を約 40% 低減することができる。

### 9.6.2 マルチスライス用検出器

マルチスライス用検出器の例を示す。このタイプでは 1 チャネル分の検出器が体軸方向に 34 分割されており合計で 3 万以上の検出素子がマトリックス状に配列されている。体軸方向 34 素子の中央 4 素子は 0.5 mm スライス，外側の各素子が 1 mm スライスの幅を持ち，これらの素子と 4 スライス分のデータ収集装置（data acquisition system）との間にスイッチ回路を設け，体軸方向に加算する検出器素子数を変えることにより撮影スライス厚を制御する。撮影スライス厚は 0.5 mm×4 列から 8 mm×4 列まで設定可能である（**図 9.41**）。

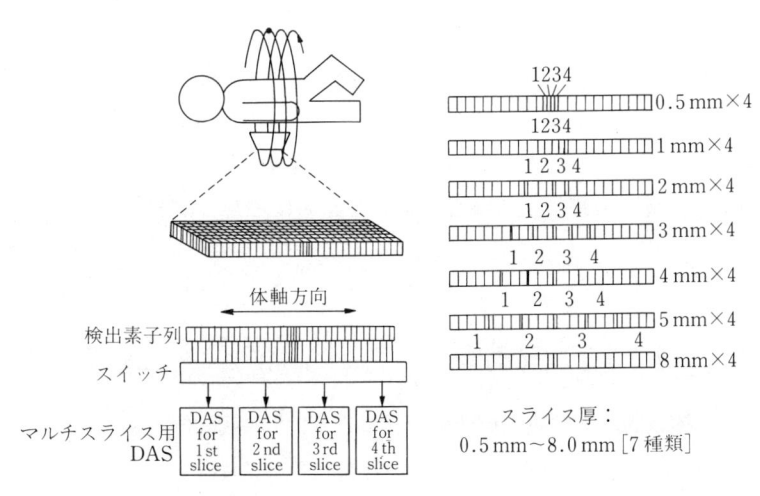

**図 9.41** マルチスライス用検出器

### 9.6.3 マルチスライス用再構成法

マルチスライス CT では各スライスに対応する X 線ビームがスライス面に対しておのおの異なる角度で傾斜している。このため従来の再構成法を単純に拡張するとこの傾斜角（コーン角）に起因したアーチファクトが発生し良好な画質が得られない。そこでコーン角やスライス位置の違いによる差異を平均化させる重み付け多点補間のフィルタリング処理を行い，体軸方向のサンプリング密度を上げた高密度サンプリングスキャンと組み合わせることによりアーチファクトを大幅に軽減させる再構成法が開発されている（**図 9.42**）。

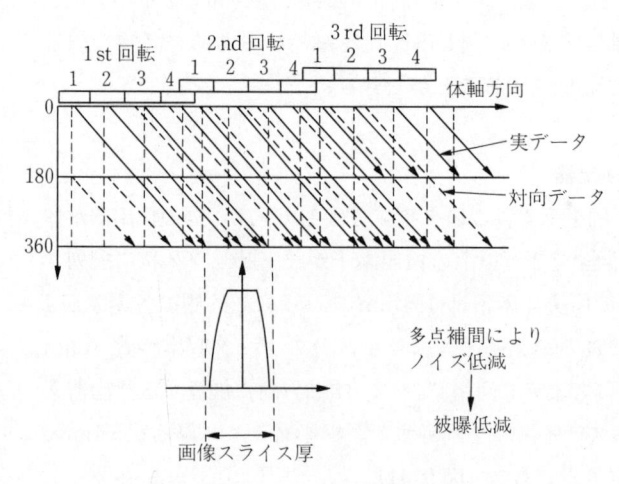

図 9.42　マルチスライス用再構成法

#### 9.6.4　新しい臨床応用

マルチスライス CT の実用化によりさまざまな臨床応用が期待されている。時間分解能向上による心臓領域への応用，thin slice による胸腹部検査への適用，肺ガンスクリーニングへの適用，リアルプレップによる造影検査の精度向上と造影剤の低減，CT 透視における同時多断面観察による精度向上などをあげることができる。

## 9.7　3 次元画像

X 線 CT 装置の普及，計算機技術，画像処理技術の発展により，3 次元画像の臨床応用が一般的となりつつある。近年ではヘリカル CT の普及，さらにはマルチスライス CT の出現によって，3 次元画像の臨床応用への期待がさらに高まってきている。

3 次元画像処理とは，複数の体軸上の位置の異なる CT 画像を用いて，その各ピクセルの 3 次元位置と CT 値を，立体座標に配置描画する処理である。そのおもな目的は，スライス画像ではわかりにくい立体的な構造の観察，対象部位の大きさの把握，他の臓器との位置関係の立体的な把握などがあげられる。3 次元画像処理にはいろいろなものがあり，目的に応じて処理を選択する。立体的な画像を表示する

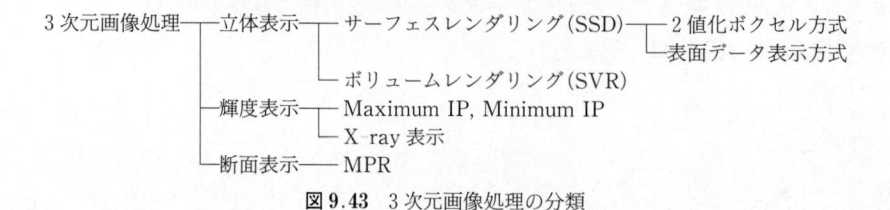

```
3 次元画像処理 ─┬─ 立体表示 ─┬─ サーフェスレンダリング (SSD) ─┬─ 2 値化ボクセル方式
                │             │                                    └─ 表面データ表示方式
                │             └─ ボリュームレンダリング (SVR)
                ├─ 輝度表示 ─┬─ Maximum IP, Minimum IP
                │            └─ X-ray 表示
                └─ 断面表示 ── MPR
```

図 9.43　3 次元画像処理の分類

手段，輝度（intensity）情報を3次元的に表示する手段，断面画像を表示する手段に大きく分類できる（図9.43）。

### 9.7.1 立体的な画像表示

立体的な画像を表示する手段としては，サーフェスレンダリング（表面表示，以下 SD：surface display）とボリュームレンダリング（ボリューム表示，以下 VR：volume rendering）がある。SD，VR とも単数または複数の光源を使用して影付けし，立体的に表示する SSD（shaded SD），SVR（shaded VR）が一般的である。

SSD には，2種類の方法がある。設定されたしきい値によって各ボクセル（3次元処理では描画に使用する単位画素をボクセルと呼ぶ）を2値化し0の値を持つボクセルを透明に，1の値を持つボクセルを不透明に表示し，結果として閾値で抽出した物体の表面が観察できる。もう一方の手段は，抽出した物体の表面をポリゴンなどの手段を用いて表現するものである。SSD では表面上の指定された点を使用した距離や角度の計測が可能である。前者は物体が中身の詰まった物体として抽出されるため体積の計測も可能である。SSD では表面しか観察できず，得られる情報は限られているが，従来は計算機の性能も低かったため，SSD が多く用いられた。

SVR は，CT 値に対して透明度と色を設定する描画方式である。各ボクセルはその CT 値によって設定された透明度と色を持つ。例えば，皮膚の透明度を上げ，筋肉，骨を不透明に設定することによって半透明の皮膚を通して筋肉や骨を観察することができる（図9.44）。計算機の進歩とともに多くの情報を一度に表現できる SVR が一般的となりつつある。

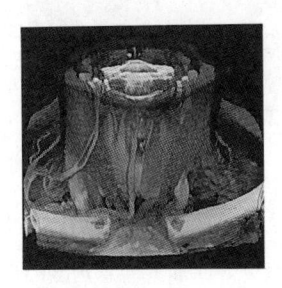

**図 9.44** 頸部の SVR 画像

SSD や SVR は，対象部位の立体的な構造の観察，他の臓器との位置関係の立体的な把握に有効である。一方で透明度の設定の変更によって対象部位の形，大きさが変化する。したがって，造影血管での動脈瘤，骨など対象部位の CT 値が周囲の部位の CT 値と区別できる場合には有効であるが，腹部などの腫瘍のように周囲の部位と CT 値が類似している場合には有効な描画は難しい。また，視点に近い部位が描画され，視点から遠い部位が隠れて見えない場合は，切削や回転などによって関心部位を観察する操作が必要となる。

### 9.7.2 輝度による画像表示

輝度（intensity）による画像表示法には，最大値投影法（maximum intensity projection，以下 MIP），最小値投影法（minimum intensity projection，以下 Min IP），累積加算平均法（以下 X-ray）などがある。いずれも観察角度からの CT 値投影画像であるが，それぞれ画素ごとの最大値の投影であり，最小値の投影であり，累積加算平均値の投影である。いずれも観察方向の奥行き方向の情報は表現できないが，回転観察することによって 3 次元的な観察ができる。

MIP はおもに造影血管など CT 値が高い部位の観察に用いられ（図 9.45），Min IP は肺の気管支など CT 値の低い部位の観察などに用いられる。X-ray は任意角度から見た X 線写真と同様の画像を観察するのに用いられる。CT 画像同様に window level-window width（WL-WW）を調整する以外特別な設定を必要としない。

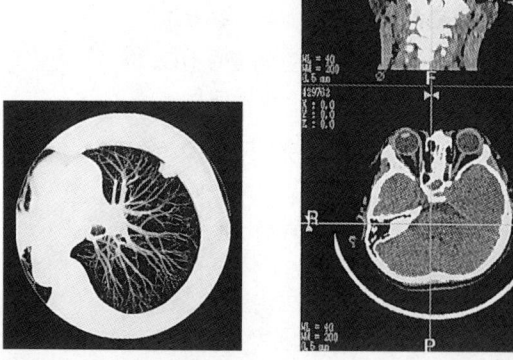

図 9.45 肺野部の MIP 画像  　　　図 9.46 頭部の MPR 画像

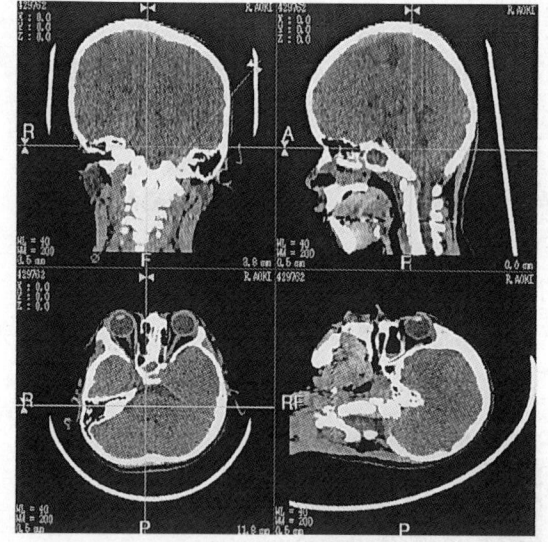

### 9.7.3 断面画像表示

サジタル画像，コロナル画像，アキシャル画像などの直行 3 断面や任意角度のオブリーク断面，ある断面上で指定された曲面上の断面を表示するものである（図 9.46）。表示されている断面の位置は，他の断面画像上に表示されており，断面位置の移動によってその立体構造を把握する。断面位置意外には CT 画像と同じ扱いが可能である。WL-WW の変更によって注目する CT 値の範囲を強調して観察することが可能であり，腫瘍など CT 値が周囲の臓器と類似している部位の範囲の観察に有効である。

## 9.8 X線CTの臨床応用

X線CTは，複数の断層像をもとに作られた3次元像や，それぞれの断層像を観察して診断を行う以外にも，種々の目的に応用されている。

### 9.8.1 体積測定

体積は，CT画像上であるCT値範囲の面積を求め，これにスライス厚を考慮のうえ，連続した複数画像で計算することにより求められる。

脳内血腫の体積測定はあとで述べる定位的血腫吸引術において，吸引すべき血液の量を知るのに必要である。また，臓器移植においては臓器が体腔に納まるかどうかが重要なチェックポイントになる。

一方，臓器あるいは特定の組織の体積を病態を表現する指数（index）として用いる試みも数多い。腫瘍の体積変化を経時的に追えば進行度合いを表現することができる。脳室の体積で水頭症の程度を示したり，脳実質と頭蓋内腔の体積比で脳萎縮の程度を表す試みがある。また，皮下脂肪・内臓脂肪の量や肥大した臓器の体積を測れば，病態を客観的数値で患者にわかりやすく説明でき，慢性疾患の生活管理に役立つ。

### 9.8.2 密度測定

骨塩定量（bone mineral densitometry, QCT；quantitative CTと称することもある）は腰椎海綿骨のCT値を定量測定し，CT値から単位体積当りの骨塩密度を算出する。

この値は個人差が大きいので，密度からただちに診断ができるわけではないが，同一患者での測定値の再現性は高いので，骨塩量の変化を長期にわたってフォローするには適している。

### 9.8.3 ダイナミックCT

〔1〕 ダイナミックCTとは

同一部位を反復してCT撮影することを総称してダイナミックCT（dynamic CT）という。関節や筋肉の動きを動的に観察する場合を除き，ふつうは造影剤を投与して撮影部位での造影効果の動的変化［時間-濃度曲線（time-density curve）］を観察，計測する。

SPECTやPETにおけるダイナミックCTと比較すると，施行が容易であり時間分解能，空間分解能に優れているが，その分患者の動きの影響を受けやすいこと，また，被曝線量が大きくなりがちであることが弱点である。さらに後述するキセノンCTを除いて，ダイナミックCTの検査，解釈のプロトコルは十分に確率，普及しているとはいえない。

撮影にあたっては総被曝線量を通常のCT検査（20スライス程度）と同等以下に抑え，代わりに画像を平滑化してノイズを減らす．平滑化には患者の体動の影響を抑える効果もある．得られた時間-濃度曲線を解釈する際には，単に曲線の形をパターンに分類して確定診断との相関を云々するのでなく，対象とする組織の解剖，生理学的モデルに基づいて考察すべきである．

〔2〕 脳のダイナミックCT

脳は動きがないので正確に同一部位を反復撮影できる．さらにヨード造影剤は血液脳関門を通過しないため，脳では造影効果は血管床体積と血中造影剤濃度の積に比例する．これらの事実が脳ダイナミックCTの解釈を明解にしている．

ヨード造影剤を経静脈的に注入し，0.5秒から数秒周期で20〜40秒程度の間ダイナミックCTを行うことによって，脳血管障害における血流動態を調べることができる．例えば，梗塞部に側副血行がある場合，造影剤はいったん分水嶺領域の毛細血管を通過したのちに塞栓部の末梢側にある動脈に逆行性に入るため，造影効果のタイミングに明らかな遅延が現れる．

一方，脳腫瘍のなかには，血液脳関門が破綻した血管を持つものが多く，20〜30分間にわたって間欠的にダイナミックCTを行うと造影剤が血管外に溢出，貯留し，再び血流で洗い出される過程をとらえることができる．この時間-濃度曲線を計算処理すると，血管透過性や細胞外液腔体積を定量測定することも可能である．

〔3〕 キセノンCTによるCBF測定

脳キセノンCTは30〜50％のキセノンガス吸入下に30〜60秒周期でダイナミックCTを行うもので，キセノンが容易に血液脳関門を通過する造影剤であることを利用して，CBF（cerebral blood flow：脳血流量）を定量測定する．数分の検査なので手軽であり，しかも20分程度時間を置けば反復して検査できるので，アセタゾラミド負荷をはじめとする種々の負荷試験に応用できる．また，撮影周期が長いので，ヘリカルCTやマルチスライスCTによって，3次元的キセノンCTを行うこともできる

### 9.8.4 CTを用いたインプラントの設計

3次元的CTはひずみがなく，空間分解能も高いので，立体形状の測定に適している．さらに自動工作機や光硬化樹脂自動成形機を使ってCT像から自動的に立体模型を製作することができる．この技術は欠損した頭蓋骨弁や下顎弁などを置換するインプラントを製作するのに適している．

骨の鋳型の形をしたテンプレートを製作することも容易である．CTの測定データからその鏡像の鋳型をコンピュータ上で設計する．このテンプレートは骨折した骨片を整列したり股関節や頭蓋を形成するなどの骨形成術などに用いることができる．

### 9.8.5 CT誘導定位脳手術

定位脳手術では，専用のフレーム（固定具）を頭蓋骨に固定してフレームごとCT撮影をし，フレーム上の座標系における標的点の座標値を計測する。

CT誘導定位脳手術では，CTで測定した座標へ1mm以内の精度で探針を打ち込む。直径数mmの小さな穿孔から針を通すので局部は術者には見えない（blind surgery）。脳内血腫吸引や脳腫瘍のバイオプシーに用いられ，また脳基底部神経核を破壊する機能脳外科手術に必須である。

## 9.9 X線CTの応用システム

### 9.9.1 X線CTの応用分野

1972年にEMIスキャナが発表されてから40年近くが経過したわけであるが，X線CT装置は数回の段階を経て進化を続けてきた。特に，1985年以降から発表されたヘリカルスキャン技術はX線CT装置の性能を急速に向上させることになった。短時間で多くのボリュームデータを取得することが可能になったCT装置は通常の検査，診断という使われ方だけではなく，治療の分野で広く使われるようになった。短時間にボリュームデータを収集し，短時間に画像再構成することのできるCT装置は，即時性の要求される治療の分野にも受け入れられ広く普及した。

X線CT装置を応用した治療の分野としては，おもに以下のものがあげられる。放射線治療の分野，interventional radiology（以下IVRと称す）の分野，脳外科手術などの外科的分野などである。

### 9.9.2 放射線治療へのX線CT装置の応用

放射線治療を行ううえで，治療部位（ターゲット）の中心（アイソセンタ）を決定したり，照射野形状を決めるなどの治療計画は必要不可欠である。この放射線治療計画にCT画像を用いることはかなり以前から行われている。

現在，ほとんどの施設にはCTシミュレータという名称で放射線治療計画用のCT装置が導入されている（図9.47）。最新のCTシミュレータではCT装置のガントリー内部にアイソセンタを患者の体表にマーキングするためのレーザマーカを搭載している。CTの断層像上でターゲットのアイソセンタを指定すると，CT画像中心との位置の差をコンピュータが計算して，レーザマーカをアイソセンタと同一座標軸上に移動するように制御する。患者の体表に写し出されたレーザマーカの位置にマーキングをすれば，患者の体内にあるターゲットのアイソセンタ位置を外部から知ることができる（図9.48）。このマーキングを放射線治療器側の中心座標に合わせれば，アイソセンタを中心に放射線治療が行われる。

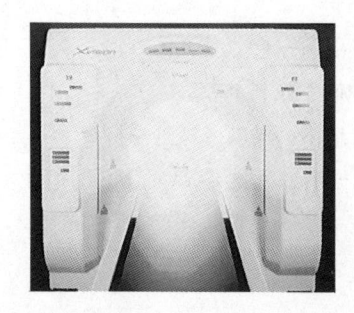

図 9.47　CT シミュレータの外観図

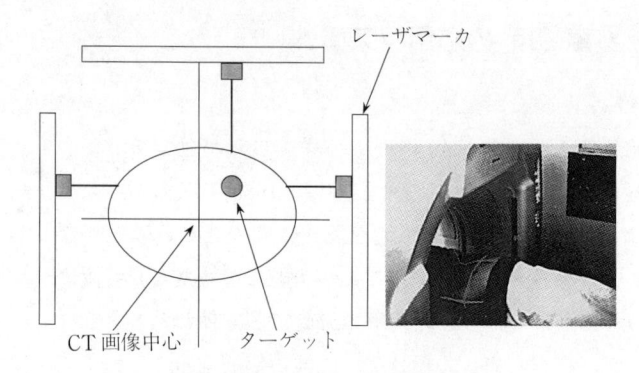

図 9.48　マーキングの概念図

### 9.9.3　IVR への X 線 CT 装置の応用

IVR と呼ばれる術（手技）は多彩でありすべてをあげることはできないが，ここでは，肝細胞癌の血管塞栓術という手技について，どのように CT 装置が用いられているか説明する。**図 9.49** は IVR-CT という最新のシステムの外観図で，CT 装置とアンギオ装置が組み合わせされて同一の部屋に設置されているものである。

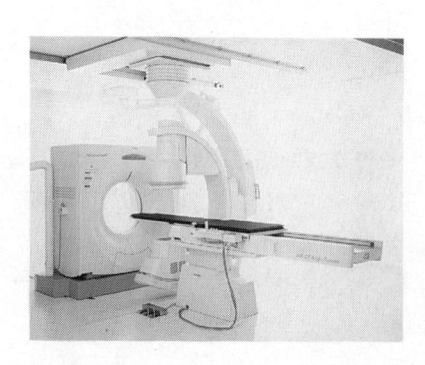

図 9.49　IVR-CT システム外観図

肝細胞ガンの血管塞栓術ではアンギオ装置という X 線装置を用いてカテーテルという細い管を血管の中に進めていく。カテーテルから血管内に造影剤を流しながら X 線撮影を行い，肝細胞ガンを養っている栄養血管を同定していく。アンギオ装置で得られる X 線画像は 2 次元の平面画像であり，奥行き方向では血管の重なりを把握しにくい場合がある。そこで，CT の断層像を併用することで 3 次元的に

ガン腫瘍を把握して，より正確な治療を行うことができる。

CT装置とアンギオ装置を組み合わせて使用するが，CT装置が不要なときは，CT装置を壁側に移動させておくことができるように，ガントリーが移動できるようにガントリー移動ベースを有する方式のものが開発されている。

### 9.9.4 脳外科手術へのX線CT装置の応用

脳外科手術の術中にCT撮影が行いたいというニーズはかなり以前からあり，現在では手術室（オペ室）にCT装置が導入されている。開頭を伴う脳外科の手術では，手術室にCT装置がないかぎり術中にCT撮影を行うことは不可能である。しかし，手術室にCT装置があれば腫瘍の除去状況を手術中に確認できるので，頭部を縫合する前に十分な確認ができ，手術の精度も大幅に向上する。

術中用CT装置では通常のCT装置の寝台は使えず，手術台との組合せとなるためヘリカルスキャンなどの機能を手術台に持たせることが必要になる。しかしながら，手術台は患者にさまざまな体位をとらせられるように可動部も多く，CT撮影用のヘリカルスキャンの機能を有するのは難しい。そこで，最新の術中用CT装置にはCTガントリー本体が自走してスキャンする架台自走スキャン方式を採用しているものが開発されている。

術中用CT装置では3次元画像表示の技術も応用される（図9.50）。最新のCT装置では，3次元画像表示のスピードも向上しており，手術中に造影撮影した血管や腫瘍を3次元表示させ，手術の状況の確認や血管走行の把握などにも有用である。

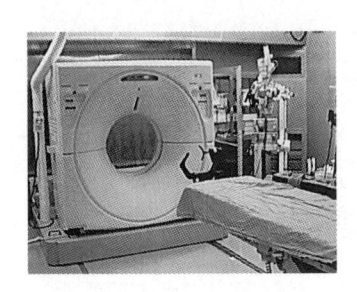

図9.50 術中用CT装置外観図

# 10 検診用装置

## 10.1 検診システムの概要

集団検診は疾病予防のため，集団の診断学の考え方から疾病の早期発見をめざし，多項目健診，健康の評価，健康予測などが行われている。したがって病気でないと思われる人びとに早期受診と健康管理に役立たせることを目的に検診用装置（システム）が用いられる。

集団検診の種類としてつぎのようなものがある。
- 年齢別：乳幼児検診，学童検診，成人病（生活習慣病）検診そして老人病検診
- 臓器別：消化器検診，循環器検診，呼吸器検診，婦人病検診

以上の集団検診を行うには以下のようなシステムが一般に利用されており，このなかでおもにX線を用いて行うものに＊印を付けた。
- 消化器検診システム＊
- 胸部検診システム＊
- 乳房検診システム＊
- 子宮検診システム
- 学童検診システム
- 循環器検診システム

また最近では，上記検診システムで得た個々の健康に関する情報を過去の検診結果と比較して診断するためのデータベースを構築した総合健康管理システムがある。

## 10.2 消化器検診（胃集検）システム

### 10.2.1 システムの概要

わが国のガンの部位別パターンは変化しつつあるが[1]，胃ガンに侵される率は依然として高く，さらに食道や大腸などを対象とした消化器検診が広く行われている。検診において内視鏡検査が普及してきたがX線による検査は多く使用されている。

現在，消化器検診用に用いられるおもなX線撮影装置として必要なことは
- 診断精度を上げるため高画質であること

- 対象者は健康人の大集団であり，X線の被曝をできるだけ避けること
- 多くの被検者を撮影するために操作性が簡単で能率が高いこと
- 被検者集団に便利なように，自動車搭載も可能であること

胃集団検診用としてのX線撮影装置として，ミラーカメラ間接撮影方式，イメージインテンシファイア（以下I.I.）＋スポットカメラ方式，さらに最近では高精細I.I＋TVカメラによる実時間ディジタルラジオグラフィが使用されている。

### 10.2.2　I.I.＋スポットカメラ（I.I.間接）方式

本装置の外観を**図10.1**に，基本構成を**図10.2**に示す。X線高電圧装置は波形がほぼ一定なインバータ方式が用いられ，小焦点大容量のX線管でX線を発生する。被検者を透過したX線は，高解像高DQEメタルI.Iで光増倍して出力蛍光面に結像し，TVカメラ（従来はビジコンなどで最近ではCCD撮像素子）により透視像を得，撮影時には光分配器のミラーを回転し，100mmロールフィルムスポットカメラで撮影する。

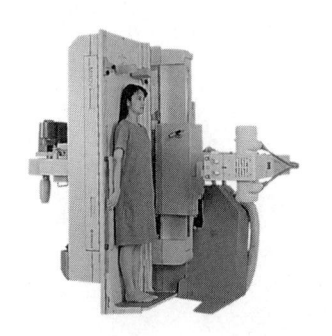

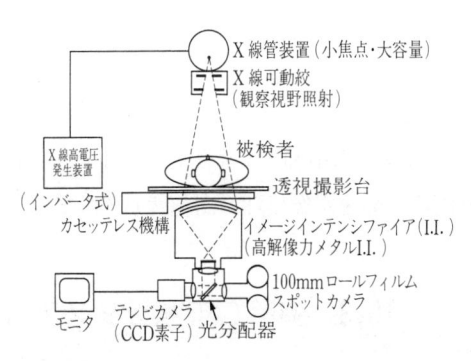

**図10.1**　消化管診断用X線装置の外観例　　**図10.2**　I.I.＋スポットカメラ(I.I.間接)方式

現在胃集団検診装置として施設検診だけでなく自動車搭載にも広く利用されている。なお図10.1に示した装置は，直接撮影用カセッテレス機構を備えており精密検査にも使用できる。

### 10.2.3　実時間ディジタルラジオグラフィ装置

高精細画像が要求されるX線消化管診断にもディジタル化が進展し始めている[2]。ディジタル化の特長は

- リアルタイム表示による即時診断
- 画像処理とモニター診断による診断精度向上と検査の効率向上
- 画像の検索・保管が容易で病院情報システムとの連携ができる

などがあり，検診施設や自動車搭載で集団検診に利用されている。

実時間ディジタルラジオグラフィ装置の基本構成を**図10.3**に示す。X線透視撮影台と組み合わせ，イメージインテンシファイアの出力画像をTVカメラで撮像出力し，A-D変換器でディジタル化して画像処理装置に取り込み，階調処理や空

210    10. 検診用装置

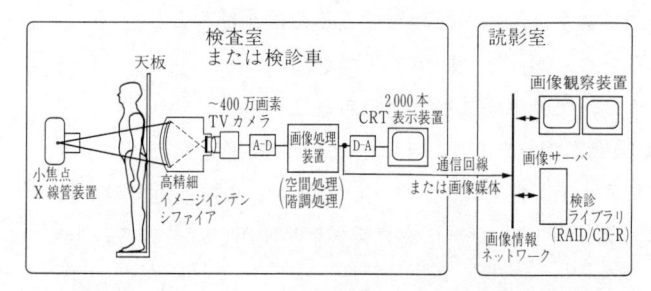

図10.3 ディジタルラジオグラフィ装置と読影システム

間処理を施し見やすくした後，D-A変換器でビデオ信号としてCRTで表示する。実時間ディジタルラジオグラフィシステムは検査室での即時診断も可能であるが，読影室の画像観察装置や医用画像管理システム（PACS）との接続し過去画像との対比読影も可能となる。

ここで実時間ディジタルラジオグラフィシステムが従来フィルムと同等以上の高精細画像を得るための新しい要素技術は以下のようなもので，従来フィルム法をしのぐ診断能が得られるようになってきた。

- I.I.の高精細化のための入力部針状シンチレータ，出力蛍光面の大口径化と光散乱防止構造
- 100万～400万画素，高精細広ダイナミックレンジCCDカメラ
- 2 000×2 000画素の高速画像処理と高輝度CRTモニタ

## 10.3 胸部CT検診システム

従来の胸部X線検査による肺ガン検診の多くは間接X線を用いたものが多かったが，診断精度の向上を図る必要があることから，集団検診へのCT装置の導入などがなされてきた。また平成10年には，「がん検診の有効性評価に関する研究班報告書」では高速らせんCTの導入など一層の早期発見の研究が必要であることが勧告された[3]。ここでは最近の胸部CT検診システムについて記す。

### 10.3.1 要求される性能

現在，肺ガン検診CT装置に要求される基本性能が以下のように提案されている[4]。

- 呼吸停止下で全肺スキャンができるのが望ましい
- 1 cmの肺ガンを確実にとらえる
- スクリーニング検査であるためX線の被曝低減，コスト低減が必要である
- 被検者集団に便利なように，自動車搭載も可能であること

現在，胸部CT検診システムは，施設検診用および車載検診用がある。基本性能はほぼ同じであるため，車載の例を10.3.2項で記す。

## 10.3.2 CT検診車の構成と運用例

〔1〕構　　　成[5]

CT検診車による集団検診システムの例を図10.4に示す。CT検診車は従来からある胃集検車と同じようにバスシャーシが利用され，法規制から車体寸法は制限され，限られた容積の中にCT装置や電源設備等が配置される。CT装置は，らせんスキャンCTを搭載し，電力供給用としてディーゼル発動電動機を備え，CT操作室は検診者の誘導とスキャン検査中の観察が容易と配置となっている。

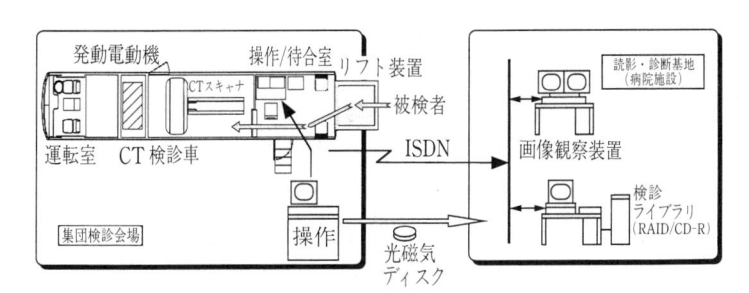

スキャン条件の例
らせんスキャン：1秒／回転
スライス厚：10 mm，20 mm テーブル送り
X線条件：120 kV，25～50 mA
画像メモリ：画像4 000枚以上

図10.4　CT検診車による集団検診システム

〔2〕運　用　例[6]

1秒スキャンのらせんCT装置で胸部CT検査の時間は約5分/人程度（CTスキャン自体は約15秒）で，4時間稼働で約50人が可能である。そこで得た画像は光磁気ディスクに記録し，読影，診断基地にある画像観察装置で薄いスライスで補間再構成し，画像観察装置でシネモード表示で複数の専門医師により読影される。ここで「要精検」と診断された場合は，精密検査としてthin-slice CT検査が行われる。

集団検診は被曝低減と検査時間の短縮は重要で，X線管電流を25～50 mAに押え，さらに図10.5に示すようにスライス厚さ対しテーブル速度を2倍したスキップらせんスキャン方法が行われる。その結果従来CTスキャンに比較して約1/10程度の被曝線量で行われている。このため画質は劣化するが検査は存在診断であり，疑いがある場合は精密検査が行われる。

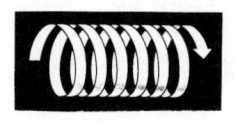

(a) スキップらせんスキャン　　(b) 精密らせんスキャン

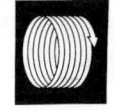

図10.5　CT検診におけるらせんスキャンの例

## 10.4 検診システム

〔1〕 システム概略

X線装置，CT装置，MRI装置などのディジタル画像の進歩は著しく，トータル的な画像診断を行う検診システムに医用画像管理システム（PACS）として組み込まれるようになってきた。各種画像診断装置との通信から画像記録保管は，医用画像ネットワークの世界標準規格DICOM (digital imaging and communication in medicine)が確立され，総合的診断システムの構築は容易となってきた。

検診用画像管理システムの構成例を図10.6に示す。集団検診では消化管，胸部，腹部，脳などがさまざまなモダリティで検査され，そこで得た画像はネットワークを通じて画像サーバに記録保管される。画像観察装置では記録された画像を表示し，医師により総合的に診断読影がなされる。前回画像の表示参照も容易となり，画像処理により見やすくなり診断精度の向上，フィルム管理の手間の省力化，読影の迅速化が図れるなどのメリットは大きい。さらに血液や尿などの検診データ処理装置との接続もできる。

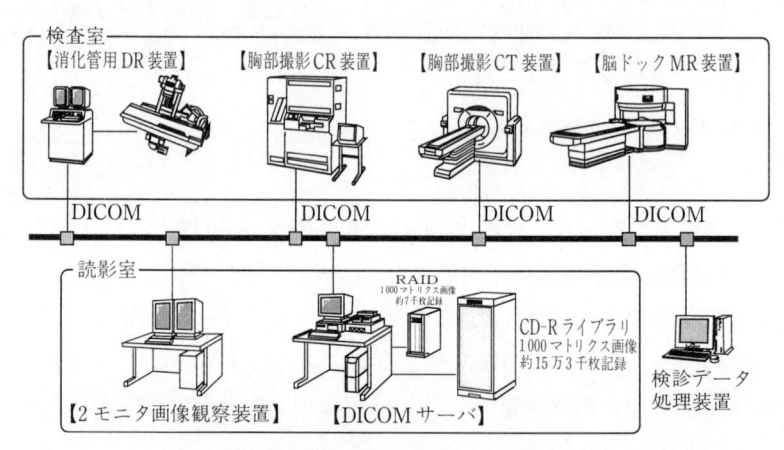

図10.6 検診用画像管理システムの構成例

〔2〕 運用方法

各施設の運用スタイルに合わせるように，画像の配送システムとして以下のようなものがある。

・フロー制御（自動配送制御）：各種画像診断装置からの画像を指定された場所（読影装置）へ自動的にオンライン配送する。

・プリフェッチ制御（過去画像の事前配送）：検査予約情報や受付情報に基づき，画像保管装置にある過去画像（前回画像）を指定された場所（読影装置）へ自動的にオンライン配送し比較観察ができる。

・マイグレーション制御（階層記憶管理）：撮影または観察した画像など使用頻度の高いデータをアクセス速度の速いディスクアレイ上に保管し，時間短縮が可能。

# 11 放 射 光

放射光は，光速近くまで加速した電子が磁場で曲げられるときに，その接線方向に発生する赤外からX線にわたる強烈な電磁波である。メディカル分野にも応用できるX線源として注目され，先端的な研究開発が進められている。

## 11.1 放射光とは

荷電粒子が加速度を受けると電磁波を放射する。円形の軌道を回る電子（または陽電子，以下同様）は中心に向かう加速度を受け，回転速度に対応した振動数の電磁波が発生する。電子が光速に近い放射光は軌道の接線方向に指向性が強いパルスになり，波長は赤外からX線領域の連続スペクトルとなる[1]。

図11.1は放射光装置の模式図である。電子は線型加速器で加速された後，円形の軌道（蓄積リング）に閉じ込められた蓄積電子ビームとして回転する。蓄積リングには，電子軌道を曲げる偏向電磁石間に直線部を設け，そこにウイグラ，アンジュレータなどの挿入装置が設置される。ウイグラは超伝導電磁石により電子軌道を急激に曲げて，短波長の放射光を取り出すものである。アンジュレータは多数の永久磁石を磁場の向きを交互に逆向きに並べたもので，その磁極間を通る電子ビームを蛇行させ，各磁極間で発生する光を干渉させて，特定の狭い帯域の強度を100～1000倍強くする準単色光源である。また，磁極間の間隔を狭くして磁場を強くすると，発生する光の発散角が大きくなって干渉が起こらず，短波長領域までカバーする多極ウイグラになる。

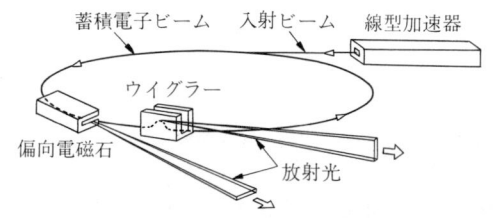

図11.1 放射光装置における放射光発生の模式図

X線撮影用としての放射光の特徴は，波長が連続な白色光であること，輝度がX線管の$10^3$～$10^{10}$倍以上高いこと，ビームの形状は扁平で，指向性がよく，分光結晶を用いて単色X線を生成できること（図11.2）である。

214    11. 放　射　光

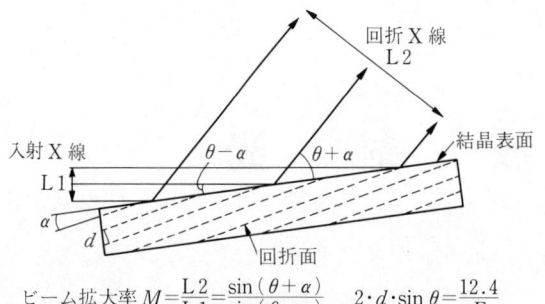

$$\text{ビーム拡大率 } M = \frac{L2}{L1} = \frac{\sin(\theta+\alpha)}{\sin(\theta-\alpha)} \quad 2 \cdot d \cdot \sin\theta = \frac{12.4}{E}$$

ただし $\theta$ はブラッグ反射角，$E$ は X 線エネルギー

図は非対称反射。対称反射ではビーム幅は変化しない。
**図 11.2**　分光結晶による単色 X 線生成，ビーム幅変更の原理

## 11.2　単色 X 線撮影：吸収コントラスト法

　X 線管を用いる X 線撮影では帯域の広い白色 X 線が利用される。放射光の利用により単色 X 線撮影が可能となった。

〔1〕　造影剤の高感度撮影

　単色 X 線を利用し薄い造影剤の高感度画像化技術の開発が進められている。**図 11.3** は生体組織とヨウ素の X 線質量吸収係数の X 線エネルギー依存性を示す。血管造影剤の主成分であるヨウ素は 33.17 keV のエネルギー（K 吸収端）で X 線の吸収係数が急激に変化する。吸収端の上と下でそれぞれ X 線吸収像を計測し，その差分像を求めると，ヨウ素造影剤を含む血管部分のみが他の生体組織に比べて非常に高感度で画像化できる（K 吸収端エネルギー差分法）[2]。

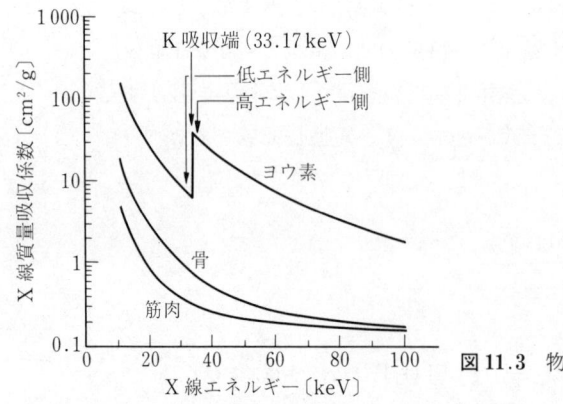

**図 11.3**　物質の X 線質量吸収係数

　この原理を用い，冠状動脈の低侵襲撮影を目的とする研究は，放射光の医学診断応用をめざす研究のなかで最も早く 1970 年代の後半から関連技術の開発が進められ，1986 年から臨床評価が開始された歴史がある[2]。冠状動脈は心臓の筋肉に血液を供給している動脈で，動脈硬化が進むと狭心症および心筋梗塞の原因となる。現

在行われている冠状動脈検査では，カテーテルを直接冠状動脈に挿入し，そこからヨウ素造影剤を注入してX線像が撮影される（選択的冠状動脈造影）。静脈からの造影剤注入など，身体への負担や危険性が少ない方法の開発が期待されている。

**（a）　1次元検出器を用いる静止画撮影**　　図11.4に撮影系の例[3]を示す。2組の分光結晶で吸収端上下の単色X線のペアを作り，被写体の位置で交差させる。透過したX線を2組の1次元検出器配列で同時に計測する。被写体を上下方向に移動しながら撮影し2次元画像を得る。静脈から造影剤を注入すると造影剤は冠状動脈に達するまでに約25倍に希釈されるので，低濃度の造影剤の画像化が必要になる。これに対応するため，ダイナミックレンジが非常に広いシリコン半導体検出器などを用いる。1回の計測に2秒を要し，1回の造影剤注入で2〜4枚の静止画差分像が得られる。

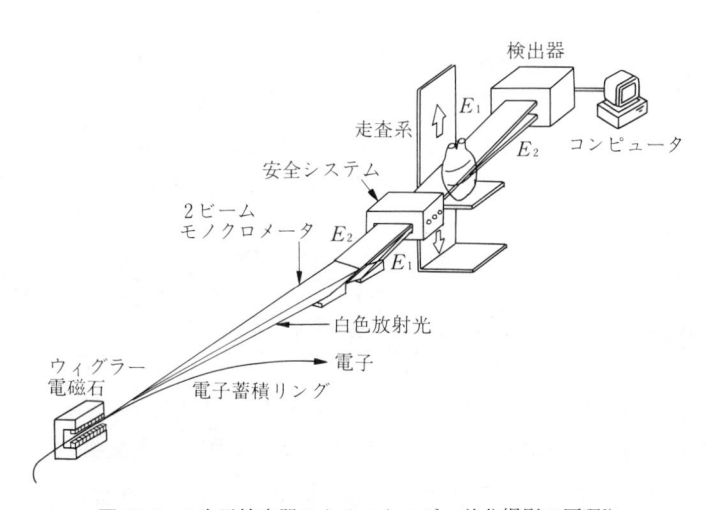

**図11.4**　1次元検出器によるエネルギー差分撮影の原理[3]

**（b）　2次元検出器を用いる連続撮影**　　非対称反射結晶（図11.2）で2次元の単色ビームを生成し，2次元の検出器を用いて被検体の移動なしで，リアルタイムの2次元画像撮影が可能である。**図11.5**は蛍光板‐高ダイナミックレンジTVカ

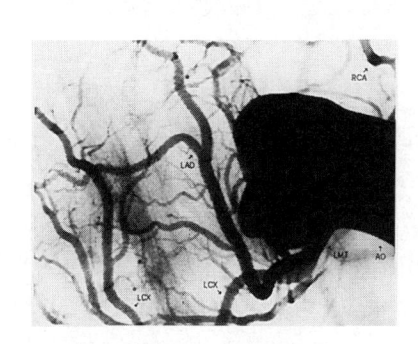

**図11.5**　2次元検出器によるイヌ冠状動脈の単色X線画像（0.1mm画素）[4]

メラ系を用いて撮影されたイヌの冠状動脈造影像で，大動脈起始部からの注入に対し，吸収端より高いエネルギーの単色X線で撮影された[4]。侵襲性がより低い大動脈起始部注入で，選択的冠状動脈造影に準ずる画像が得られている。

〔2〕 **高分解能CTおよび高コントラストCT**

生体組織の微細構造の視覚化を目的として，2～100μmの空間分解能を持つ高分解能CTの開発が行われている。また，低-中原子番号の元素分布の画像化や，局所血流量などの機能の定量評価のための低濃度非放射性造影物質の検出のための高コントラストCTの開発が行われている[5]。

## 11.3 蛍光X線，散乱X線利用CT

生体試料中の微量で非放射性の重元素造影剤の検出を目的とし，目的元素の蛍光X線の検出に基づく超高感度蛍光線X線CTの研究が行われている。

コヒーレント（Thomson）散乱は生体試料における物質に固有の小さい角で観測される。二つの異なる角度で撮影されたCT画像の差分から固有の物質の分布が示される。インコヒーレント（Compton）散乱は電子密度の情報を持ち，画像化が確認されている。吸収コントラスト法に基づくCTにこれらの機能を付加した複合CTシステムの研究が行われている[5]。

## 11.4 位相差X線撮影および位相差X線CT

X線の屈折率は1よりわずかに小さく，屈折率の1からの減り分$\delta$は物質の密度にほぼ比例する。X線は物質を通過すると位相がシフトする。位相シフトは被写体内部の屈折率の差を敏感に反映する。位相シフト$\delta$によるコントラストの相違を画像化するのが位相差X線撮影および位相差X線CTである。

従来のX線撮影およびCTはX線吸収係数$\mu$によるコントラストの相違を画像化するのに対し，位相シフト$\delta$は軽元素に対しては$\mu$の1000倍近く大きいので，位相型CTは軽元素からなる生物試料には従来のX線撮影およびCTより約1000倍高感度となる。したがって，従来の撮影で用いられていたX線吸収係数の大きな造影剤は用いない。

位相差X線CTは，放射光から得られる指向性の高い単色X線を利用し，被写体を透過してくるX線の位相シフト分布をX線干渉計を用いて計測し，CT像再生処理を通して被写体内部を屈折率分布で観察するものである[6]。図11.6は位相差X線CTの光学系を示す。シリコン単結晶から切り出したX線干渉計が用いられる。二結晶分光器を通ったX線ビームが干渉計の回折条件を満たすと図11.6のように物体波と参照波が形成される。両波は干渉計を構成する第3番目の結晶で重ね合わされて干渉する。物体波中に試料が挿入されると，この試料による位相シフ

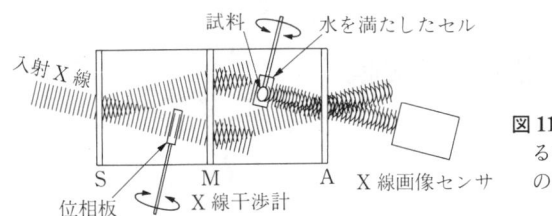

図11.6 X線干渉計による位相型X線CT撮影の原理[6]

ト分布に対応して干渉縞が観察される。

図11.7に，ガン化したウサギの肝臓組織の観察例（画素サイズ12μm）を示す[6]。図(a)に示すように，腫瘍（中央から左）が正常肝組織（右）に比べて暗いコントラストで識別できる。腫瘍の内部構造として壊死した組織や繊維組織も描出されている。

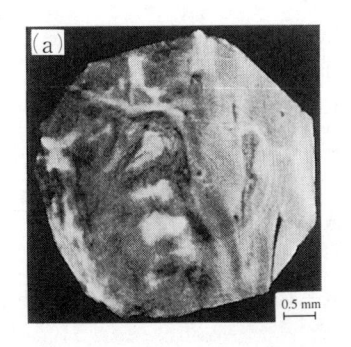

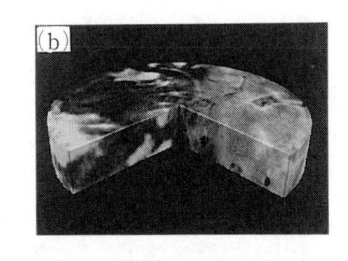

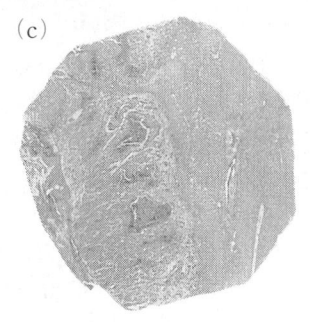

（a）位相型X線CT像
（b）3次元表示
（c）実験後に作成した切片標本の写真
図11.7 ガン化したウサギの肝臓組織の観察例[6]

## 11.5 放射光利用の将来

本節で紹介した以外にも，放射光の特長を医学診断に活かすべく，医学者と工学者の連携により多様な最先端の研究が行われている。X線撮影の高解像度化，超高感度化，元素分布や機能の画像化等，X線イメージング技術の革新が期待される。

# 引用・参考文献

### 第2章

1) Johns H. E. and Cunningham J. R.: The Physics of Radiology, 4th Ed., 51, Charles C. Thomas Springfield, Illinois (1983)
2) 尾内能夫, 坂本澄彦：改訂 放射線基礎医学, 13, 日本出版サービス (1997)
3) Stafne E. C. and Gibilisco J. A.: Oral Roentgenografic Diagnosis, 4th Ed., 454, W. B. Saunders, Philadelphia (1975)

### 第3章

1) 遠藤泰男, 高橋宏一：蛍光板〔連続講座-3〕, 極光 X-ray, 20, pp. 24/43 (1966)
2) 清水悦雄, 鈴木優二郎, 鈴木尚生：希土類蛍光板, 極光 X-ray, 27, pp. 30/40 (1989)
3) 日本放射線技術学会編：放射線画像情報工学（II）, pp. 241/303, 通商産業研究社 (1980)
4) 蛍光体同学会編：蛍光体ハンドブック, pp. 284/299, オーム社 (1987)
5) 化成オプトニクス(株)技術資料：増感紙・蛍光板, pp. 1/64 (1996)
6) 青柳泰司, 安倍真治, 小倉 泉, 清水悦雄：改訂 放射線機器工学（I）, pp. 231/233, コロナ社 (1998)
7) 富士メディカルシステム(株)技術資料：富士メディカルイメージングフィルム MI-FA（間接撮影用）(1994)
8) キヤノン(株)技術資料：胸部ミラーカメラ用希土類蛍光板について (1979)
9) 三浦典夫, 青木雄二, 堀内英長：感度補償増感紙・蛍光板, 極光 X-ray, 26, pp. 1/33 (1987)
10) キヤノン(株)技術資料：胸部ミラーカメラ用グラデーション蛍光板について (1984)
11) 山崎達也：キヤノン X 線デジタルカメラ CXDI-11, 日放技師会誌, **46**, 1, pp. 1/4 (1999)
12) 鈴木尚生ほか：希土類増感紙 I, 極光 X-ray, 25, pp. 1/34 (1986)
13) 三浦典夫ほか：高画質増感紙 B シリーズの開発, 極光 X-ray, 24, pp. 3/36 (1985)
14) L. H. Brixner: New X-ray Phosphors, Mat Chem. Phys., 16, pp. 253/281 (1987)
15) 松田照美：Fuji ADSystem の開発, 富士メディカルレビュー, 3, pp. 4/31 (1994)
16) 四宮恵次：増感紙の X 線エネルギー有効利用に関する研究, 日放技学誌, **43**, pp. 1435/1450 (1987)
17) James, T. H.: The Theory of the Photographic Process, Chap. 13, Macmillan Publishing Co., Inc. (1977)
18) James, T. H.: The Theory of the Photographic Process, Chap. 5, Chap. 10, Macmillan Publishing Co., Inc. (1977)
19) James, T. H.: The Theory of the Photographic Process, Chap. 1, Macmillan Publishing Co., Inc. (1977)
20) Dickerson, R. E., Kelly, J. E., Diehl, D. R. and Factor, R. E.: United Sates Patent, 4, 803, 150 (1989)
21) 岩崎信之ほか：特開平 6-67365
22) 日本写真学会編：写真工学の基礎, 非銀塩写真編, 第9章, 第10章, コロナ社 (1982)
23) Sonoda, M., Takano, M., Miyahara J. and Kato, H.: Computed Radiography Utilizing Scaning Laser Stimulated Luminescence, Radiology, **148**, p. 833 (1983)

24) Urbach, F., Pearlman, D. and Hemmendinger, H. : On Infra-red Senstive Phosphors, J. Opt. Soc. Am., **36**, p. 372 (1946)
25) Przibram, K. : Iradiation Colours and Luminescence, London Pergamon Press Ltd. (1956)
26) 特公昭 59-44333 (1978.7.12 出願)
27) Iwabuchi, Y., Mori, N., Takahashi, K., Matsuda, T. and Sionoya, S. : Mechanism of Photostimulated Luminescence Processin BaFBr : $Eu^{2+}$ Phosphors, Jpn. J. Appl. Phys., **33**, p. 178 (1994)
28) Umemoto, C., Kitada, A., Takahashi, K. and Matsuda, T. : High-speed Stimulable Phosphor X-ray Detector for Computed Radiography Exteded Abstracts, the 174th Electrochem. Soc. Meeting, p. 918 (1988)
29) 長谷川和宏，舟橋真人，森　信文，梅本千之，高橋健治：イメージングプレート (IP) 用 14 面体 BaFBr：Eu 蛍光体の開発，第 261 回蛍光体同学会講演予稿 5 (1996)
30) Arakawa, S., Itoh, W., Kohda, K. and Suzuki, T. : Novel Computed Radiography System with Improved Image Quality by Detection of Emissions from Both Sides of an Imaging Plate, Proc. SPIE, **3659**, p. 134 (1999)
31) 宮原諄二：イメージングプレートとその応用固体物理，**30**，7，p. 674 (1995)
32) (社)日本放射線機器工業会：医用画像・放射線機器ハンドブック，pp. 17/19，(有)電子計測出版社 (1995)
33) 飯沼　武，舘野之男：ディジタル X 線映像法と演算画像の新しい命名法とその定義，映像情報メディカル，**14**，1，pp. 65/67 (1982)
34) Tesic, M. M., Mattoson, R. A., Barnes, G. T., Sones, R. A. and Stickney, J. B. : Digital Radiography of the Chest ; Design Features and Considerations for a Prototype Unit, Radiology, **148**, pp. 259/264 (1983)
35) 石田，浮田ほか：量子計数型 X 線撮影装置の開発 (Quantum Radiography : QR)，島津評論，**51**，pp. 5/9 (1994)
36) Martin, J. G. and Yaffe, M. J. : The Effect of Phosphor Persistence on Image Quality in Digital X-ray Scanning Systems, Medical Physics., **25**, pp. 2440/2454 (1998)
37) Fujimura, O., Kiritani, S. and Ishida, H. : Computer Controlled Radiography for Observation of Movements of Articulatory and Other Human Organs., Comput. Biol. Med., **3**, pp. 371/384 (1973)
38) Bjorkholm, P. J., Annis, M. and Frederick, E. E. : Digital Radiography, Appl. of Opt. Instru. in Med. VIII, SPIE, **233**, (8 章 3 参照) pp. 137/144 (1980)
39) 藤井正司：X 線イメージング技術の動向，非破壊検査，**44**，5 (1995)
40) (社)日本放射線機器工業会：医用画像・放射線機器ハンドブック，pp. 124/125，(有)電子計測出版社 (1995)
41) 山崎達也，山田真一，御所窪淳：フラットパネルディテクタの特長と臨床，日放技師会誌，**46**，1，pp. 101/105 (1999)
42) 内田　勝：ディジタル放射線画像，pp. 195/201，オーム社 (1998)
43) 小寺吉衛：放射線受光系の特性曲線，医療科学社 (1994)
44) 鈴木八十二：液晶ディスプレイ光学入門，pp. 1/25，日刊工業新聞社 (1998)

### 第 4 章・第 5 章
1) 青柳泰司，阿倍真治，小倉　泉，清水悦雄：改訂　放射線機器工学(I)，コロナ社 (1990)
2) (社)日本放射線機器工業会：医用画像・放射線機器ハンドブック，(有)電子計測出版社 (1995)

3) 立入 弘ほか：放射線医学体系，1A，放射線診断学，総論I，中山書店（1988）

## 第7章

1) 植松博明：医用放射線科学講座第13巻放射線診断機器工学（瓜谷富三・岡部哲夫），pp. 166/177，医歯薬出版（1977）

## 第8章

1) Sonoda, M. et al.: Computed Radiography Utilizing Scanning Laser Stimulated Luminescence, Radiology, **148**, 3, pp. 833/838 (1983)
2) Kluger, R. A. et al.: A Digital Video Image Processor for Real-time Subtraction Imaging, Optical Engineering, **17**, 6, pp. 652/657 (1978)
3) Arnord, B. A. et al.: Digital Radiography, an Overview, Appl. of Opt. Instru. in Med. IX, SPIE, **273**, pp. 215/226 (1981)
4) Tesic, M. M. et al.: Digital Radiography of the Chest, Radiology, **148**, pp. 259/264 (1983)
5) 足立 晋ほか：量子計数型X線撮像法の開発，島津評論，**49**，pp. 185/189（1992）
6) 吹抜敬彦：画像のディジタル信号処理，p. 75，日刊工業新聞社（1981）
7) White, M. H. et al.: Characterization of Surface Channel CCD Image Arrays at Low light Levels, IEEE J. of Solid-State Circuits, **SAC-9**, 1, pp. 1/13 (1974)
8) 遠藤哲郎：高解像度リアルタイムDR対応12インチ高解像度イメージインテンシファイアV3733Pの開発，映像情報（M），**26**，15，pp. 854/858（1991）
9) Takahashi, M. et al.: Real-time Digital Radiography System and its Clinical Applications, Hitachi Review, **41**, pp. 187/192 (1992)
10) Takahashi, F. et al.: Devalopment of a High Definition Real-time Digital Radiography System using a 4 Million Pixels CCD Camera, SPIE (Madical Imaging), **3032**, pp. 364/375 (1997)
11) 石川 謙：最近のDR装置の技術的進歩，日放技学誌，**54**，12，pp. 1386/1391（1998）
12) Ikezoe, J. et al.: Dynamic Range Control Processing of Digital Chest Images, Acta Radiologica, **37**, pp. 107/115 (1996)
13) Honda, M. et al.: A Technique of Scattered-glare Correction Using a Digital Filteration, Med. Phys., **20**, 1, pp. 59/69 (1993)
14) 馬場理香ほか：X線I.I.-テレビカメラ系における拡散光及び散乱光の解析及び補正，Medical Imaging Technology，**14**，4，pp. 383/384（1996）
15) 浜川純一ほか：FCRによる胸部のOne Shot Dual Energy Subtractionについて，日放技学誌，**41**，7，pp. 1070/1076（1985）
16) Maravilla, K. R. et al.: Digital Tomosynthesis Technique for Electronic Recomstructive Tomography, AJR, **141**, pp. 497/502 (1983)
17) 馬場理香ほか：エリプソイドスキャン：X線I.I.を用いる楕円体視野胸部コーンビームCT計測方法，医用電子と生体工学，33，第9回日本ME学会秋季大会論文集，pp. 115/116（1995）
18) 引地健生ほか：CRT表示画像とイメージャー出力画像の明るさ感覚量の比較，日放技学誌，**52**，9，pp. 1236（1996）
19) 小倉敏裕ほか：DRを用いた上部消化管集団検診―画像圧縮と1kマトリックスモードの検討―，医用電子と生体工学，**31**，3，pp. 289/294（1993）
20) 小塚隆弘ほか：画像情報の電子化に関する研究，厚生省科学研究情報化技術開発研究課題研究成果報

告書，pp. 7/10（1998）

### 第9章
1) 岩井喜典編：CTスキャナ，コロナ社（1979）
2) 岩井喜典ほか：医用画像診断装置，コロナ社（1988）
3) 木村和衛，古賀佑彦監修：ヘリカルスキャンの基礎と臨床，医療科学社（1993）
4) 日本機械学会編：バイオテクノロジー・メディカルエンジニアリング，日本機械学会（1988）
5) 日本放射線機器工業会編：医用放射線機器ハンドブック，p. 339，（有）電子計測出版社，日本機械学会（1986）
6) 診療画像学II：日放技師会誌，**36**（1989）
7) 片田和廣：CTの現状と展望，新医療，**289**（1999）
8) ヘリカルCT画像診断：新医療，**50**（1996）
9) Taguchi, K. ほか：Algorithm for Image Reconstruction in Multi-slice Helical CT, Medical Physics, **25**(1998)

### 第10章
1) （財）厚生統計協会：国民衛生の動向，厚生の指標，**45**，9，p. 53（1998）
2) 石川 謙：400万画素CCDカメラを用いたDR装置の画像特性，メディックス，**28**，pp. 35/40（1997）
3) 久道 茂ほか：がん検診の有効性評価に関する研究班報告書，財団法人日本公衆衛生協会（1998）
4) 飯沼 武ほか：肺癌検診用CT（LSCT）が備えるべき基本性能の試案，胸部CT検診，**5**，2，pp. 29/31，胸部CT研究会（1998）
5) 高木 博；CT検診支援システムの構成，胸部CT検診，**5**，2（1998）
6) 田島廣之ほか：低線量らせんCTを用いた肺癌一次検診―荒川プロジェクトについて―メディックス，**29**，pp. 4/7（1998）

### 第11章
1) 日本物理学会編：シンクロトロン放射，培風館（1986）
2) Rubenstein, E., Hughes, E.B. et al.：Synchrotron Radiation and its Application to Digital Subtraction Angiography, **SPIE 314**, pp. 42/49（1981）
3) Dix, W.-R. et al.：Coronary Angiography Using Synchrotoron Radiation-Studies in Human Subjects with the System NIKOS II, Nucl. Instrum. Meth. in Phys. Res., **A314**, pp. 307/315（1992）
4) Umetani, K., Ueki, H. et al.：High-Spatial-Resolution Medical-Imaging System Using a HARPICON Camera Coupled with a Fluorescent Screen, J. Synchrotron Rad., **3**, 3, pp. 136/144（1996）
5) Takeda, T., Itai, Y. et al.：Medical Applications with Synchrotron Radiation in Japan, J. Synchrotron Rad., **5**, 3, pp. 326/332（1998）
6) Momose, A., Takeda, T. et al.：Phase-contrast X-ray Computed Tomography for Observing Biological Soft Tissues, Nature Medicine, **2**, 4, pp. 473/475（1996）

# 索　引

## 【あ】

青色発光蛍光体用　57
アーチファクト　178
圧迫器　108
圧迫動　137
アナログ対数アンプ　149
アナログ-ディジタル変換器　149
アパーチャ関数　146
アモルファスシリコンセンサ　48
アモルファスセレン　88
アンシャープドマスク　159
アンジュレータ　213
アンダテーブルチューブタイプ　130

## 【い】

胃集検システム　208
位相差 X 線撮影　216
位相差 X 線 CT　216
一次励起　69
一体形 X 線発生部　99
イメージインテンシファイア　10, 46
イメージコンバータ　10
イメージングシステム　133
イメージングプレート　65
　――の構造　71
　――の特性　72
陰　極　15
陰極線　2
インターライン転送型　153
インバータ式 X 線高電圧装置　91
インバータ式回診装置　103

## 【う】

ウイグラ　213
ウィンドウ処理　158
ウェーブレット変換法　165

## 【え】

エアギャップ法　37
エネルギーサブトラクション　36, 160
エネルギー転移断面積　20
エネルギーフルエンス　29
エネルギーフルエンス率　30

エリアシング　147
遠隔操作　133, 134
遠隔操作式アンダテーブルチューブ
　タイプ透視撮影装置　135
遠隔操作式オーバテーブルチューブ
　タイプ透視撮影装置　135
遠隔操作式透視撮影装置　133, 134
円軌道断層　12
円弧運動方式　138

## 【お】

扇ビームを用いる方法　82
オージェ効果　20
オデルカ方式のミラー光学系　110
オーバテーブルチューブタイプ　130
オフセット補正　150
オルソ系フィルム　57
オルソパントモグラフィ　105
オルソ用蛍光体　50
オンライン転送システム　193

## 【か】

外殻電子　20
回診用 X 線装置　101
解像度　79
階調変換　157
回転横断撮影法　12
回転 DSA　118
回転陽極　5
可逆圧縮　164, 165
拡大撮影　39
拡大撮影法　96
拡大率　39
ガス管球　3
カセッテ後面採光方式　92
カセッテ前面採光方式　92
カセッテタイプ　68
カセッテ方式　131
カセッテレス方式　132
画　像
　――データ圧縮　164
　――の鮮鋭度　38
　――の電子保管　162
　――の配送システム　212
　――の表示　190
画像間差分　160

画像再構成法　168
画像情報の伝達特性　67
画像面　38
画素値　149
画素ピッチ　89
硬　い　32
硬い X 線管　3
カーディアックネットワーク　125
カーマ　30
ガラスプレート　8
管球前後動　137
干渉性散乱　21
冠状動脈の低侵襲撮影　214
間接撮影法　42
間接撮影用フィルム　58
間接変換方式　87
間接用蛍光板　46
間接用フィルム　46
管電圧　17
管電圧波形　34
感電防止　5
感　度　72
冠動脈解析　126
冠動脈造影　113
感度補償蛍光板　47
感応コイル　6

## 【き】

幾何学的不鮮鋭　39
輝尽スペクトル　70
輝尽性蛍光体　66, 69
輝尽発光　69
　――の読取り　66
傷欠陥補正　150
キセノンガス封入型平行平板電離箱　184
キセノン CT による CBF 測定　204
偽　像　178
起　倒　136
希土類蛍光板　46, 47
キヤノン方式のミラー光学系　111
吸収線量　30
球フルエンス　29
胸部 CT 検診システム　210
胸部用ミラーカメラ　111
曲面断層　12
近接撮影法　96

| | | | | | |
|---|---|---|---|---|---|
| 近接操作式透視撮影装置 | 135 | コンデンサエネルギー蓄積型インバータ式装置 | 103 | 質量干渉性散乱減弱係数 | 27 |
| 均等度 | 33 | | | 質量減弱係数 | 26 |
| | | コンデンサ式 | 91 | 質量光電減弱係数 | 27 |
| **【く】** | | コンデンサ式 X 線装置 | 101 | 質量非干渉性散乱減弱係数 | 27 |
| 空間サンプリング | 146 | コントラストスケール | 177 | 自動露出制御装置 | 92, 95 |
| 空間分解能 | 175, 177 | コントラスト比 | 80 | 自動露出用光量検出器 | 151 |
| 空気カーマ | 32 | コンピュータ断層 | 12 | 写真乾板 | 2, 7 |
| クライン-仁科の式 | 23 | コンピュータ断層撮影 | 166 | 14 面体 BaFBr：Eu 蛍光体 | 75 |
| グラデーション蛍光板 | 42 | コンピューテッドラジオグラフィ | 65 | 主　線 | 16 |
| グラデーション蛍光板 CG-II | 47 | | | 受像装置保持部 | 109 |
| クラマースの式 | 17 | コンプトン効果 | 19 | 出力蛍光面 | 78 |
| グリーン発光希土類蛍光体 | 42 | コンプトン散乱 | 23 | 順次走査型 | 162 |
| グレイ | 30 | コンボリューションバックプロジェクション法 | 169 | 消化管診断用透視撮影装置 | 129 |
| グレーデル法 | 37 | | | 消化器検診システム | 208 |
| クロスオーバ光 | 59 | **【さ】** | | 消　去 | 71 |
| | | 再構成時間とスキャンサイクル | 174 | 硝酸セルロース | 8 |
| **【け】** | | 最小値投影法 | 202 | 照射線量 | 30 |
| 蛍　光 | 1 | 最大値投影法 | 202 | 小焦点 | 39 |
| 蛍光 X 線 | 17 | 最大リップル率 | 35 | 焦　点 | 16 |
| 蛍光線 X 線 CT | 216 | 酢酸セルロースフィルム | 8 | 視力の限界 | 10 |
| 蛍光体型フラットセンサ | 144 | 左心室造影 | 114 | 心血管撮影システム | 115 |
| 蛍光体層 | 49, 71 | 撮影領域とスライス厚 | 174 | 心血管撮影バイプレーンシステム | 116 |
| 蛍光体の耐久性 | 51 | 雑　音 | 177 | 心臓血管撮影システム | 113 |
| 蛍光板 | 2, 9, 42 | 撮像カメラ | 152 | シンチレータとホトダイオードによる固体検出器 | 185 |
| 経皮的冠動脈形成術 | 114 | サーフェスレンダリング | 201 | | |
| ゲイン補正 | 150 | サブトラクション | 160 | 心容積解析 | 127 |
| 外科用装置 | 99 | 差　分 | 160 | | |
| 原子構造因子 | 22 | 残　光 | 44 | **【す】** | |
| 減弱曲線 | 32 | 3 次元 CT 撮影 | 194 | 水銀断続器 | 6 |
| 減弱率 | 32 | 残存エネルギーの消去 | 67 | スキャニングセンサ | 82 |
| 検出量子効率 | 80, 90 | サンプリングアパーチャ | 146 | スキャン時間 | 174 |
| 検診用画像管理システム | 212 | 散乱 X 線 | 36 | スキャンドプロジェクションラジオグラフィ | 82 |
| | | 散乱 X 線除去用グリッド | 109 | | |
| **【こ】** | | 散乱光子 | 23 | スキャンのシーケンス制御 | 187 |
| 高圧撮影 | 95 | 散乱線強度 | 36 | スクリーンクリーナ | 54 |
| 光学系 | 151 | 散乱線除去グリッド | 37 | ストリーク・シャワー状アーチファクト | 180 |
| 光学絞り | 151 | 散乱線除去率 | 37 | | |
| 高コントラスト CT | 216 | 散乱断面積 | 20 | スパイラルスキャン | 194 |
| 高コントラスト分解能 | 175, 177 | 酸硫化ガドリニウム・テルビウム | 43 | スポット撮影装置 | 131 |
| 光　子 | 14 | | | スポット撮影装置上下動 | 137 |
| 光子フルエンス | 29 | **【し】** | | スポット撮影装置前後動 | 137 |
| 高精細 X 線 I.I. | 151 | シェーディング補正 | 150 | スライス厚 | 177 |
| 高鮮鋭度タイプ | 73 | 歯科用装置 | 104 | スループット | 176 |
| 構造モトル | 40 | 時間サンプリング | 145 | | |
| 高電圧 | 6 | 視感度曲線 | 45 | **【せ】** | |
| 光電効果 | 17, 19, 20 | 支持体 | 64, 72 | 静電装置 | 6 |
| 光電子 | 20 | 実効原子番号 | 29 | 制動放射線 | 16 |
| 光電子増倍管 | 184 | 実効焦点 | 16 | 整流器 | 6 |
| 高分解能 CT | 216 | 実時間ディジタルラジオグラフィ装置 | 209 | 鮮鋭化 | 159 |
| 呼吸器系診断システム | 94 | | | 鮮鋭度 | 44, 50, 52, 72 |
| 骨格系診断システム | 95 | | | 全顎総覧 X 線撮影装置 | 105 |
| 固定ノイズ | 74, 150 | | | 線源-画像間距離 | 38 |
| 混合則 | 27 | | | | |

| | | | | | |
|---|---:|---|---:|---|---:|
| 線減弱係数 | 26 | 直線断層 | 12 | 乳剤保護層 | 64 |
| 線源-被写体間距離 | 38 | チルト動作 | 186 | 入射面視野寸法 | 80 |
| 線質硬化 | 33 | | | 入力蛍光面 | 78 |
| 線質指標 | 33 | 【て】 | | 入力窓 | 77 |
| 全質量減弱係数 | 27 | 低圧撮影 | 95 | | |
| 線状焦点 | 5 | 低コントラスト分解能 | 175,178 | 【ね】 | |
| 全身血管撮影システム | 117 | ディジタルサブトラクションアンジオグラフィ | 160 | 熱陰極高真空X線管 | 4 |
| 潜像 | 61 | | | 熱現像感光フィルム | 65 |
| 線像広がり関数 | 41 | ディジタル断層撮影 | 161 | 熱電子 | 15 |
| 染料層 | 62 | ディジタルフルオログラフィ | 123 | | |
| | | ディジタルラジオグラフィ装置 | 141 | 【の】 | |
| 【そ】 | | | | ノイズ | 40,54,177 |
| 増感紙 | 8,49 | ディジタルラジオグラフィ用蛍光板 | 48 | ノイズパワースペクトル | 41 |
| ——の感度 | 52 | データ処理部 | 189 | ノンインターレース | 162 |
| 相互作用 | 19 | データ転送 | 192 | | |
| 像コントラスト | 44 | データの保存 | 191 | 【は】 | |
| 速写撮影装置 | 131 | 電解断続器 | 6 | 肺ガン検診用ミラーカメラ | 111 |
| | | 電子衝突断面積 | 20,22 | 薄膜トランジスタ | 87 |
| 【た】 | | 電子の静止質量 | 23 | パーシャルボリュームアーチファクト | 179 |
| 耐久性 | 44 | 電子ボルト | 14 | | |
| 対数量子化 | 149 | 電子レンズ系 | 78 | 白金シアン化バリウム蛍光体 | 42 |
| 体積測定 | 203 | 点像広がり関数 | 40 | バック層 | 65 |
| ダイナミックCT | 203 | 天板 | 131 | バック増感紙 | 52 |
| ダイナミックレンジ | 90,145 | 天板左右動 | 137 | バック保護層 | 65 |
| 第二半価層 | 33 | 天板上下動 | 137 | 発光強度 | 44 |
| 対話用入力デバイス | 190 | 点ビームを用いる方法 | 84 | 発光効率 | 43,51,53 |
| 高橋信次 | 12 | テンポラルサブトラクション | 160 | 発光寿命 | 70 |
| ターゲット | 4,15 | 電離作用 | 2 | 発光スペクトル | 70 |
| ターゲット角度 | 16,34 | | | バルーン（風船）付きカテーテル | 114 |
| ターゲット放熱率 | 39 | 【と】 | | | |
| 畳込み積分 | 40 | 投影 | 168 | ハロゲン化銀粒子 | 60 |
| 多方向診断装置 | 137 | 透視撮影台 | 130 | 半影 | 38 |
| 単一センサ方式 | 154 | 同時多層断層法 | 12 | 半価層 | 32 |
| タングステン酸カドミウム | 9 | 透視用蛍光板 | 9,45 | 反跳電子 | 23 |
| タングステン酸カルシウム | 8 | 頭部IVR | 120 | パントモグラフィ | 86,105 |
| 断層撮影装置 | 138 | 特性X線 | 17 | | |
| 断層撮影法 | 95 | トムソン散乱 | 21 | 【ひ】 | |
| 断層式パノラマ | 86 | トムソンの古典散乱係数 | 22 | 非可逆圧縮 | 164 |
| 断面画像表示 | 202 | | | 光磁気ディスク | 163 |
| 断面積 | 19 | 【な】 | | 光ディスク | 163 |
| | | 内殻電子 | 17 | 非干渉性散乱 | 23 |
| 【ち】 | | ナイキスト周波数 | 147 | 非干渉性散乱関数 | 24 |
| 蓄積リング | 213 | 並べ替え | 156 | 被写体-画像間距離 | 39 |
| 蓄電池エネルギー蓄積型インバータ式装置 | 103 | ナローファンビーム型 | 171 | 被写体-撮像面間距離 | 37 |
| | | | | 被写体面 | 38 |
| 乳房診断用フィルム | 58 | 【に】 | | ヒストグラム等化処理 | 158 |
| 乳房用X線装置 | 107 | 二次X線 | 20 | ひずみ率 | 81 |
| 乳房用撮影台 | 108 | 二次電子 | 20 | 非接触型管電圧計 | 34 |
| 長手動 | 137 | 二重増感紙 | 9 | 非鮮鋭マスク | 159 |
| 直接撮影台 | 93 | 二次励起 | 70 | 非鮮鋭マスク処理 | 159 |
| 直接撮影用フィルム | 57 | 乳剤支持体 | 8 | 非線型量子化 | 149 |
| 直接変換型フラットセンサ | 144 | 乳剤層 | 61,64 | 泌尿器・産婦人科用装置 | 96 |
| 直接変換方式 | 87 | | | 被曝線量 | 36,176,178 |

| | | | | | | |
|---|---|---|---|---|---|---|
| 微分散乱断面積 | 20 | 防護手袋 | 135 | 【ら】 | |
| ビームハードニング | 179 | 放射光装置 | 213 | ライブ像 | 160 |
| 標準撮影条件 | 154 | ぼかし断層 | 11 | ラプラシアンフィルタ | 159 |
| 標準タイプ | 73 | 補　間 | 157 | 【り】 | |
| 表面表示 | 200 | 補間再構成法 | 194 | リアルタイム技術 | 196 |
| 表面保護層 | 49,71 | 保護層 | 54,60 | 離散コサイン変換 | 165 |
| ヒール効果 | 34 | 細い線束 | 35 | 立体撮影法 | 95 |
| ビルトインタイプ | 68 | ホトタイマ | 92 | 立体視 | 11 |
| 広い線束 | 35 | ボリューム表示 | 201 | 硫化亜鉛カドミウム | 9 |
| ピンホール像 | 39 | ボリュームレンダリング | 201 | 硫化亜鉛カドミウム・銀 | 43 |
| 【ふ】 | | 【ま】 | | 硫化亜鉛カドミウム蛍光体 | 42 |
| フィルムの層構成 | 60 | マスク像 | 160 | 粒　状 | 73 |
| フェーディング | 71 | マトリックス数 | 89 | 粒状性 | 54 |
| 複数センサ方式 | 154 | マルチスライスCT | 167,198 | 量子化 | 148 |
| ブッキー装置 | 94 | マルチスライス用検出器 | 199 | 量子化・各種補正 | 142 |
| ブッキー法 | 37 | マルチスライス用再構成法 | 199 | 量子化ノイズ | 149 |
| フライングスポット方式 | 84 | 【み】 | | 量子化ビット数 | 90 |
| フラットセンサ | 86 | 密着板 | 132 | 量子数ダイアグラム | 144 |
| フラットパネルセンサ | 48 | 密度測定 | 203 | 量子ノイズ | 40 |
| プリサンプリングMTF | 146 | 密度分解能 | 175 | 量子モトル | 40 |
| フルフレーム転送型 | 153 | ミラー | 151 | 利用線錘 | 16 |
| フレーム繰り返し時間 | 145 | ミラー間接撮影 | 47 | 両面集光読取りシステム | 76 |
| フレーム転送型 | 153 | ミラー間接撮影方式 | 111 | 両面乳剤 | 8 |
| フレームレート | 145 | 【め】 | | 緑　色 | 50 |
| フロント増感紙 | 52 | メタルアーチファクト | 179 | 緑色発光蛍光体用 | 57 |
| 分光感度 | 51 | メディアンフィルタ | 159 | リング状アーチファクト | 180 |
| 分光感度特性 | 64 | 面フルエンス | 29 | 【る】 | |
| 粉体特性 | 51 | 【も】 | | 累積加算平均法 | 202 |
| 【へ】 | | モーションアーチファクト | 178 | ルックアップテーブル | 142,150 |
| 平滑化処理 | 158 | モズリーの法則 | 18 | 【れ】 | |
| 平行運動 | 138 | モニタ面間接撮影方式 | 112 | 励起・電離 | 20 |
| 平面検出器 | 122 | 【や】 | | レギュラー系フィルム | 57 |
| ヘリカルCT | 167 | 軟らかい | 32 | レギュラー用蛍光体 | 50 |
| ヘリカルスキャン | 193 | 軟らかいX線管 | 3 | レーザイメージャ | 162 |
| 変圧器式 | 91 | 【よ】 | | レーザ記録用フィルム | 58,63 |
| 変換係数 | 79 | ヨウ化セシウム・タリウム蛍光体 | 48 | レーリー散乱 | 19,22 |
| 変換符号化法 | 165 | 陽　極 | 2,15 | レントゲン | 30 |
| ペンシルビーム型 | 171 | 横手動 | 137 | 【ろ】 | |
| 変調伝達関数 | 41 | | | ローテーション動作 | 186 |
| 【ほ】 | | | | ロードマップ | 120 |
| ポアソン分布 | 40 | | | | |
| 防護エプロン | 135 | | | | |

| | | | | | | |
|---|---|---|---|---|---|---|
| 【A】 | | analog digital converter | 149 | broad beam | 35 |
| | | artifact | 178 | Bucky法 | 37 |
| absorbed dose | 30 | 【B】 | | 【C】 | |
| ADC | 149 | | | | |
| air gap法 | 37 | barn | 20 | Cアーム部機械装置 | 101 |
| aliasing | 147 | Bracewell | 12 | C型アーム構造 | 115 |

## 【C】

| | |
|---|---|
| cardiac network | 125 |
| cathode ray tube | 162 |
| CBP | 169 |
| CCD | 152 |
| CD-R | 125 |
| charge coupled device | 152 |
| CM-II | 47 |
| compact disk recordable | 125 |
| computed radiography | 65 |
| computed tomography | 166 |
| computed tomography dose index | 176 |
| comvolution back projection | 169 |
| conversion factor | 79 |
| convolution | 40 |
| Coolidge 管 | 4 |
| Cormack | 12, 166 |
| CR | 65, 143 |
| CR システム | 67 |
| cross section | 19 |
| CRT | 162 |
| CRT 画像記録用フィルム | 58 |
| CsI：Tl | 48 |
| CT | 12, 166 |
| CT 検診車 | 211 |
| CT シミュレータ | 205 |
| CT 線量指数 | 176 |
| CT 誘導定位脳手術 | 205 |
| CT 用 X 線高電圧装置 | 182 |
| CT を用いたインプラントの設計 | 204 |
| CTDI | 176 |

## 【D】

| | |
|---|---|
| detective quantum efficiency | 80, 90 |
| DICOM 3.0 | 125 |
| digital fluorography | 123 |
| digital imaging and communication in medicine 3.0 | 125 |
| digital radiography | 141 |
| digital subtraction angiography | 117, 160 |
| discrete cosine transform | 165 |
| DPC | 165 |
| DQE | 80, 90 |
| DR | 141 |
| ——の画像収集プロセス | 142 |
| DSA | 117, 160 |
| DVD-RAM | 163 |
| dynamic range | 90 |

## 【E】

| | |
|---|---|
| EMI スキャナ | 166 |
| energy subtraction | 160 |
| eV | 14 |
| exposure | 30 |

## 【F】

| | |
|---|---|
| FFT 型 | 153 |
| fluorescent screen | 42 |
| fluoroscopic screen | 45 |
| frame rate | 145 |
| FT 型 | 153 |

## 【G】

| | |
|---|---|
| $Gd_2O_2S$：Tb | 43 |
| $Gd_2O_2S$：Tb 蛍光板 | 46, 48 |
| Gehler Folie | 9 |
| geometrical unsharpness | 38 |
| Gordon | 13 |
| granularity | 41, 73 |
| gray-scale transformation | 157 |
| Groedel 法 | 37 |
| $Gx$ | 79 |
| Gy | 30 |

## 【H】

| | |
|---|---|
| hard | 32 |
| heel effect | 34 |
| histogram equalization 処理 | 158 |
| Hounsfield | 12 |

## 【I】

| | |
|---|---|
| I.I. | 46, 122 |
| I.I. 間接方式 | 209 |
| I.I.＋スポットカメラ方式 | 209 |
| I.I.-DR | 143 |
| image intensifire | 122 |
| image reconstruction | 168 |
| imaging plate | 65 |
| intensifying screen | 49 |
| interruptorless transformer | 6 |
| interventional radiology | 117 |
| IP | 65 |
| ——の X 線吸収特性 | 75 |
| ——の読取り装置 | 68 |
| IT 型 | 153 |
| IVR | 117 |
| IVR-CT | 206 |

## 【J, K】

| | |
|---|---|
| JPEG | 165 |
| K 吸収端 | 56 |
| K 吸収端エネルギー差分法 | 214 |
| K 特性線 | 18 |
| $K_\alpha$ 線 | 18 |
| $K_\beta$ 線 | 18 |
| kerma | 30 |
| Klein-Nishina の式 | 23 |
| Kramers の式 | 17 |

## 【L】

| | |
|---|---|
| L 特性線 | 18 |
| Laplacian filter | 159 |
| line spread function | 41 |
| live image | 160 |
| look-up table | 142, 150 |
| LSF | 41 |
| LUT | 150 |

## 【M】

| | |
|---|---|
| mask image | 160 |
| maximum intensity projection | 202 |
| median filter | 159 |
| minimum intensity projection | 202 |
| Min IP | 202 |
| MIP | 202 |
| mixture rule | 27 |
| MOD | 163 |
| modulation transfer function | 41, 80, 90 |
| Moseley の法則 | 18 |
| MTF | 41, 80, 90 |

## 【N】

| | |
|---|---|
| NaI シンチレータ | 184 |
| narrow beam | 35 |
| narrow fan beam 型 | 171 |
| noise | 40 |
| noise power spectrum | 41 |
| Nyquist 周波数 | 147 |

## 【O, P】

| | |
|---|---|
| orthochromatic system 用蛍光体 | 50 |
| PACS | 163 |
| parcutaneous transluminal coronary angioplasty | 114 |
| pencil beam 型 | 171 |
| penumbra | 38 |
| photostimulable phosphor | 66 |
| photostimulated luminescence | 69 |
| picture archiving and communication system | 163 |
| pixel value | 149 |

| | | | | | |
|---|---|---|---|---|---|
| point spread function | 40 | stationary/rotate 方式 | 173 | 間接撮影方式 | 112 |
| Poisson 分布 | 40 | structural mottle | 40 | X線可動絞り装置 | 93 |
| PTCA | 114 | subtraction | 160 | X線管 | 15 |
| | | surface display | 201 | X線間接撮影 | 110 |

**【Q】**

**【T】**

| | | | | | |
|---|---|---|---|---|---|
| quantum mottle | 40 | | | X線管保持装置 | 93 |
| quantum noise | 40 | temporal subtraction | 160 | X線吸収 | 3 |
| | | TFT | 87 | X線吸収能 | 43 |
| | | thin film transistor | 87 | X線吸収率 | 51 |

**【R】**

| | | | | | |
|---|---|---|---|---|---|
| R | 30 | T-R 方式 | 171 | X線減弱の指数関数則 | 26 |
| Radon | 12 | translate/rotate 方式 | 171 | X線源装置支持器と走行装置 | 102 |
| Ramachandran | 13 | | | X線高電圧装置 | 91 |
| Rayleigh 散乱 | 22 | | | X線コントラスト | 35 |

**【U, V, W】**

| | | | | | |
|---|---|---|---|---|---|
| regular system 用蛍光体 | 50 | unsharped mask | 159 | X線・シネ用フィルム | 58 |
| RMS 粒状度 | 41 | volume rendering | 201 | X線写真の感度 | 7 |
| Roentgen | 1 | VR | 201 | X線写真複写用フィルム | 58 |
| rotate/rotate 方式 | 172 | Wiener spectrum | 41 | X線遮断特性 | 93 |
| R-R 方式 | 172 | windowing | 158 | X線障害防止 | 5 |
| | | | | X線専用乾板 | 7 |

**【S】**

**【X】**

| | | | | | |
|---|---|---|---|---|---|
| | | | | X線テレビ | 11 |
| sampling aperture | 146 | X 線 | | X線透視 | 9 |
| scanned projection radiography | | ——の強度 | 16 | X線発生装置 | 15 |
| | 82 | ——の散乱 | 3 | X線フィルム | 7 |
| SD | 201 | ——の写真効果 | 7 | X線防護 | 5 |
| sharpness | 72 | ——の波長 | 3 | X線用蛍光体 | 43 |
| soft | 32 | ——の発生 | 2 | X線量子ノイズ | 54, 55, 74 |
| speed | 72 | X線イメージインテンシファイア | | X Strahlen | 1 |
| spiral scan | 194 | | 77 | | |
| S-R 方式 | 173 | X線イメージインテンシファイア | | **【Z】** | |
| | | | | (Zn, Cd)S:Ag | 43 |

―― 編著者略歴 ――

**飯沼　武**（いいぬま　たけし）
1956年　東京大学工学部応用物理学科卒業
1967年　工学博士（東京大学）
1987年　医学物理士認定（日本医学放射線学会）
1994年　放射線医学総合研究所重粒子治療センター研究室長
1998年　埼玉工業大学大学院教授
2000年　放射線医学総合研究所特別研究員
　　　　現在に至る

**舘野　之男**（たての　ゆきお）
1959年　千葉大学医学部卒業
1964年　千葉大学大学院医学研究科博士課程修了
　　　　（内科系放射線医学専攻）
　　　　医学博士（千葉大学）
1964年　千葉大学医学部附属病院勤務
1974年　千葉大学医学部附属病院放射線部長
1975年　放射線医学総合研究所勤務
1996年　放射線医学総合研究所特別研究員
　　　　現在に至る

## X線イメージング
X-Ray Imaging　　　Ⓒ(社)日本エム・イー学会　2001

2001年6月15日　初版第1刷発行

| 検印省略 | 編　者 | 社団法人　日本エム・イー学会 |
| --- | --- | --- |
| | | 東京都文京区本駒込5-16-9 |
| | 発行者 | 株式会社　コロナ社 |
| | | 代表者　牛来辰巳 |
| | 印刷所 | 新日本印刷株式会社 |

112-0011　東京都文京区千石4-46-10
**発行所　株式会社　コロナ社**
CORONA PUBLISHING CO., LTD.
Tokyo　Japan
振替00140-8-14844・電話(03)3941-3131(代)
ホームページ http://www.coronasha.co.jp

ISBN 4-339-07162-5　　（横尾）　（製本：愛千製本所）
Printed in Japan

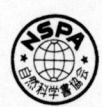

無断複写・転載を禁ずる
落丁・乱丁本はお取替えいたします

## 辞典・ハンドブック

| | | 本体価格 |
|---|---|---|
| 改訂 電子情報通信用語辞典 | 電子情報通信学会 編 | 14000円 |
| 映像情報メディア用語辞典 | 映像情報メディア学会 編 | 6400円 |
| ME 用語辞典 | 日本エム・イー学会 編 | 22000円 |
| 改訂 コンピュータ用語辞典 | 編集委員会 編 | 2300円 |
| 新版 電気用語辞典 | 編集委員会 編 | 6000円 |
| 学術用語集 電気工学編(増訂2版) | 文部省 編 | 4320円 |
| 大電流工学ハンドブック | 電気学会 編 | 7000円 |
| 光通信・光メモリ用語辞典 | 光産業技術振興協会 編 | 2300円 |
| 音響用語辞典 | 日本音響学会 編 | 8000円 |
| 新版 画像電子ハンドブック | 画像電子学会 編 | 18000円 |
| パワーデバイス・パワーICハンドブック | 電気学会 編 | 15000円 |
| 臨床MEハンドブック | 日本エム・イー学会 編 | 25000円 |
| 改訂 ME機器ハンドブック | 日本電子機械工業会 編 | 9000円 |
| 改訂 医用超音波機器ハンドブック | 日本電子機械工業会 編 | 8000円 |
| 新版 放射線医療用語辞典 | 編集委員会 編 | 6300円 |
| 学術用語集 計測工学編(増訂版) | 文部省 編 | 3900円 |

定価は本体価格+税です。
定価は変更されることがありますのでご了承下さい。

図書目録進呈◆

# 臨床工学シリーズ

(各巻A5判)

- ■監　　　修　(社)日本エム・イー学会
- ■編集委員代表　金井　寛
- ■編集委員　伊藤寛志・太田和夫・小野哲章・斎藤正男・都築正和

配本順　　　　　　　　　　　　　　　　　　　　　　　頁　本体価格

1.(5回) **医　学　概　論**　　江部　充他著　208　2500円

2.(3回) **基　礎　医　学 Ⅰ**　伊藤寛志他著　228　2800円

3.(7回) **基　礎　医　学 Ⅱ**　降矢　英他著　274　3000円

5.(1回) **応　用　数　学**　　西村千秋著　236　2600円

7.(6回) **情　報　工　学**　　鈴木良次他著　268　3200円

8.(2回) **医　用　電　気　工　学**　金井　寛他著　254　2800円

9.(4回) **医　用　電　子　工　学**　松尾正之他著　268　3200円

19.(8回) **臨　床　医　学　総　論 Ⅱ**　鎌田武信他著　200　2400円

20.(9回) **電気・電子工学実習**　南谷晴之著　180　2400円

## 以下続刊

- 4. 基　礎　医　学 Ⅲ　玉置憲一他著
- 6. 医　用　工　学　概　論　福井康裕他著
- 10. 生　体　物　性　多氣昌生他著
- 11. 医用機械・材料工学　土肥健純他著
- 12. 生　体　計　測　学　小野哲章他著
- 13. 医　用　機　器　学　概　論　小野哲章他著
- 14. 生体機能代行装置学Ⅰ　都築正和他著
- 15. 生体機能代行装置学Ⅱ　太田和夫他著
- 16. 医　用　治　療　機　器　学　斎藤正男他著
- 17. 医用機器安全管理学　小野哲章他著
- 18. 臨　床　医　学　総　論 Ⅰ　岡島光治他著
- 21. システム・情報処理実習　佐藤俊輔他著

定価は本体価格+税です。
定価は変更されることがありますのでご了承下さい。

図書目録進呈◆

# MEをさぐる−医用工学シリーズ

(各巻A5判，全9巻)

■企画世話人　阪本捷房・岩井喜典・小谷　誠

| 配本順 | | 著者 | 頁 | 本体価格 |
|---|---|---|---|---|
| 1.(1回) | これからのメディカルエンジニアリング | 阿部　裕・岩井喜典<br>大島正光・金井　寛<br>斎藤正男・阪本捷房　共著<br>若林　勲 | 200 | 2500円 |
| 2.(2回) | ＭＥ計測機器 | 高島史路　著 | 170 | 2300円 |
| 3.(3回) | メディカルイメージングシステム | 的崎　健　著 | 248 | 3200円 |
| 4.(4回) | 医用画像処理 | 的崎　健<br>周藤安造　共著 | 178 | 2500円 |
| 5.(6回) | 画像診断<br>—基礎と臨床— | 舘野之男<br>飯沼　武　共著 | 190 | 2500円 |
| 6.(5回) | 臨床検査とＭＥ | 山中　學・大久保昭行<br>亀井幸子・毛利昌史　共著<br>赤塚宣治・宇川義一 | 220 | 2900円 |
| 7.(8回) | 診断とＭＥ<br>—人体を測って診断を考える— | 岡島光治　著 | 208 | 2800円 |
| 8.(7回) | 治療とＭＥ | 都築正和・須磨幸蔵<br>竹中榮一・釘宮豊城　共著<br>小野哲章・歌代一朗 | 264 | 3700円 |
| 9.(9回) | 生体磁気計測 | 小谷　誠・内山義則<br>中屋　豊・森　博愛　共著<br>栗城真也 | 202 | 3000円 |

定価は本体価格＋税です。
定価は変更されることがありますのでご了承下さい。

図書目録進呈◆

# ME教科書シリーズ

(各巻B5判)

- ■(社)日本エム・イー学会編
- ■編纂委員長　佐藤俊輔
- ■編纂委員　稲田　紘・金井　寛・神谷　瞭・北畠　顕・楠岡英雄
  戸川達男・鳥脇純一郎・野瀬善明・半田康延

| 配本順 | | | 著者 | 頁 | 本体価格 |
|---|---|---|---|---|---|
| A-1 | (2回) | 生体用センサと計測装置 | 山越・戸川共著 | 256 | 4000円 |
| B-1 | (3回) | 心臓力学とエナジェティクス | 菅・高木・後藤・砂川編著 | 216 | 3500円 |
| B-2 | (4回) | 呼吸と代謝 | 小野功一著 | 134 | 2300円 |
| B-3 | | 冠循環のバイオメカニクス | 梶谷文彦編著 | | 近刊 |
| C-1 | (7回) | 生体リズムの動的モデルとその解析 ―MEと非線形力学系― | 川上　博編著 | 170 | 2700円 |
| D-1 | (6回) | 核医学イメージング | 楠岡・西村監修 藤林・田口・天野共著 | 182 | 2800円 |
| D-2 | (8回) | X線イメージング | 飯沼・舘野編著 | 244 | 3800円 |
| D-3 | | 超音波 | 千原國宏著 | | 近刊 |
| E-1 | (1回) | バイオマテリアル | 中林・石原・岩崎共著 | 192 | 2900円 |
| F-1 | (5回) | 生体計測の機器とシステム | 岡田正彦編著 | 238 | 3800円 |

## 以下続刊

| | | | | | | |
|---|---|---|---|---|---|---|
| A | 生体信号処理 | 佐藤俊輔編著 | | A | 生体電気計測 | 山本尚武編著 |
| A | 生体用マイクロセンサ | 江刺正喜編著 | | A | 生体光計測 | 清水孝一著 |
| B | 心不全のバイオメカニクス | 北畠・堀著 | | B | 身体運動のバイオメカニクス | 石田明允編著 |
| B | 血液循環のダイナミクスとレオロジー | 菅原・辻編著 | | B | 生体細胞・組織のリモデリングのバイオメカニクス | 林紘三郎編著 |
| B | 循環系のバイオメカニクス | 神谷瞭編著 | | B | 肺のバイオメカニクス ―特に呼吸調節の視点から― | 川上・西村編著 |
| C | 生体リズムとゆらぎ ―モデルが明らかにするもの― | 山本光璋編著 | | C | 脳磁気とME | 上野照剛編著 |
| C | 感覚情報処理 | 安井湘三編著 | | D | 画像情報処理(I) ―解析・認識編― | 鳥脇純一郎著 |
| D | 画像情報処理(II) ―表示・グラフィックス編― | 鳥脇純一郎著 | | D | MRI・MRS | 松田・楠岡編著 |
| E | 電子的神経・筋制御と治療 | 半田康延編著 | | E | 治療工学(I) | 橋本大定著 |
| E | 治療工学(II) | 菊地眞編著 | | E | 人工臓器(I) ―呼吸・循環系の人工臓器― | 井街・仁田編著 |
| E | 人工臓器(II) ―代謝系人工臓器― | 酒井清孝編著 | | E | 生体物性 | 金井寛著 |
| E | 細胞・組織工学と遺伝子 | 松田武久著 | | F | 地域保険・医療・福祉情報システム | 稲田紘編著 |
| F | 臨床工学(CE)とME機器・システムの安全 | 渡辺敏編著 | | F | 医学・医療における情報処理とその技術 | 田中博著 |
| F | 福祉工学 | 土肥健純編著 | | F | 病院情報システム | 野瀬善明著 |

定価は本体価格+税です。
定価は変更されることがありますのでご了承下さい。

図書目録進呈◆

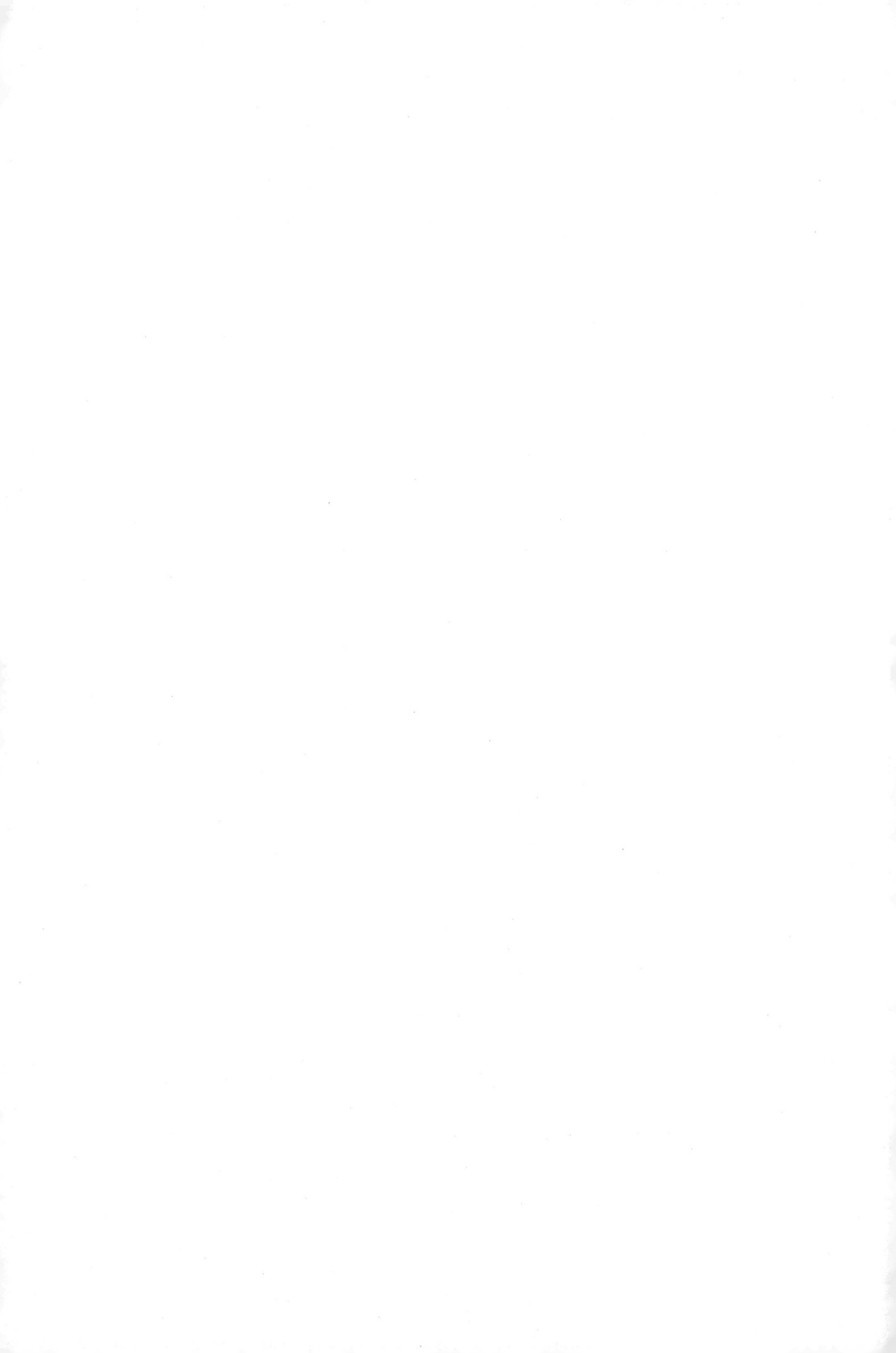